Georg Silló-Seidl

Ärzte ohne Nobelpreis

Georg Silló-Seidl

ÄRZTE OHNE NOBELPREIS

deren Entdeckungen
Millionen Menschen
geholfen haben

23 Kurzbiographien
mit zahlreichen Abbildungen

Ariston Verlag · Genf

Andere Werke aus unserem Verlagsprogramm
finden Sie am Schluß dieses Buches verzeichnet.

Printed in Germany 1978

ISBN 3 7205 1175 8

INHALTSVERZEICHNIS

Übersicht: Ärzte, die Millionen Menschen geholfen haben

Koller, Karl (1857-1944), Wien, 1884: entdeckte die Kokainwirkung als Grundstoff für die Betäubung; Anregung durch Freud.

Schleich, Carl Ludwig (1859-1922), Berlin, 1892: fand die richtige Verdünnung der Kokainlösung zur örtlichen Betäubung.

Freud, Sigmund (1856-1939), Wien, 1893: begründete die Psychoanalyse und enttabuisierte die Sexualität.

Jung, Carl Gustav (1875-1961), Zürich, 1913: begründete die analytische Psychologie.

Neisser, Albert (1855-1916), Breslau, 1879: entdeckte die die Gonorrhö verursachenden Bazillen (Trippererreger).

Schaudinn, Fritz (1871-1906), Hamburg, 1905: entdeckte die die Lues verursachenden Spirochäten.

Wassermann, August von (1866-1925), Berlin, 1906: führte eine Untersuchung ein, mit deren Hilfe die syphilitische Infektion aus dem Blut erkannt wird.

Fick, Eugen (1852-1937), Zürich, 1887: erfand die Haftgläser bzw. Haftschalen als Brillenersatz.

Selye, Hans (geboren 1907), Montréal, 1936: beschrieb die Streßwirkung und deren Ursachen.

Hinselmann, Hans (1884-1959), Hamburg, 1925: konstruierte das Kolposkop, ein Instrument zur Früherkennung des Muttermundkrebses.

Papanicolaou, George Nicholas (1883-1962), New York, 1928: beschrieb eine Färbemethode zur Erkennung von Krebszellen.

Böhler, Lorenz (1885-1973), Wien, 1924: begründete die moderne Unfallchirurgie.

Küntscher, Gerhard (1900-1972), Kiel, 1940: entwickelte einen Stahlnagel zur Knochenmarknagelung bei Knochenbrüchen, durch die ein Gipsverband unnötig wird.

Thoma, Richard (1847-1922), Heidelberg, 1882: konstruierte die Zählkammer zur Auszählung weißer und roter Blutkörperchen.

Petz, Aladár (1889-1956), Györ, 1926 konstruierte die Nähmaschine für die Magen- und Darmchirurgie.

Czerny, Adalbert (1863-1941), Berlin, 1928: erarbeitete revolutionäre Ernährungsvorschriften für Säuglinge und Kinder.

Fraenkel, Albert (1864-1938), Heidelberg, 1906: verabreichte erstmals Strophantin in die Vene, das wichtigste Medikament für Herzkranke.

Quincke, Heinrich (1842-1922), Kiel, 1891: führte die Punktion der Wirbelsäule und damit die Lumbalanästhesie ein.

Bassini, Edoardo (1844-1924), Padua, 1887: führte die heute noch praktizierte Leistenbruchoperation ein.

Cushing, Harvey (1869-1939), Boston, 1912 und 1932: entdeckte, daß Hormone Geschwülste verursachen können, begründete die moderne Gehirnchirurgie.

Moszkowicz, Ludwig (1873-1945), Wien, 1930: fand die einfachste operative Beseitigung von Krampfadern.

Shirodkar, Vithal (1889-1971), Bombay, 1954: führte die Operation ein, die Fehlgeburten verhindert.

Kielland, Christian (1871-1941), Oslo, 1915: führte die gebräuchlichste Geburtszange ein.

VORWORT

Eines Tages rief mich ein schwedischer Freund an: „Willst du einen Nobelpreis?“ fragte er. „Bist du auf den Kopf gefallen?“ war meine Reaktion. „Nein; aber zu uns kommt heute Abend Professor von Euler, der Vorsitzende der Nobelstiftung in Sachen Medizin.“

Damals war es mir noch nicht gelungen, das erste Kind in die Welt zu setzen, das mit tiefgekühlt aufbewahrtem Samen des Ehemannes gezeugt worden war, oder die erste Eileiterübertragung der Welt vorzunehmen. So nahm ich den Anruf nicht ernst. Ob er tatsächlich nur als Spaß gedacht war, weiß ich nicht. Aber einige Jahre später, 1970, erfuhr ich, daß von Euler selbst mit einem Drittel des Nobelpreises ausgezeichnet worden war. Ich hielt das zumindest für sehr erstaunlich . . .

Nun fing ich an, die bis 1901 zurückreichende Liste der Nobelpreisträger für Medizin zu studieren. Es zeigte sich, daß die meisten der Ausgezeichneten Theoretiker waren. Nur 21 der 121 (bis 1978) haben Entdeckungen gemacht, die halfen, Menschenleben zu retten, Menschen die Gesundheit zurückzugeben. Weitere acht sind wenigstens indirekt diesem Ziel nahegekommen. Es war eine traurige Bilanz. Die Zahlen gaben mir zu denken und die Namen auch. Es fiel mir auf, daß andererseits zahlreiche bedeutende Ärzte, die mit ihrer neuen Operationstechnik, mit der Entdeckung von Medikamenten oder diagnostischen Maßnahmen Millionen von Menschen das Leben gerettet haben, für den Medizin-Nobelpreis nicht einmal vorgeschlagen worden sind.

Ich nahm mir vor, ihre Leistungen festzuhalten, damit sie nicht in Vergessenheit geraten. Ihr Schicksal soll uns eine Lehre sein. Wir sollten Dankbarkeit denjenigen gegenüber zeigen, die es ermöglichten und ermöglichen, unseren Leib und unsere Seele ins Gleichgewicht zu bringen. Und es drängt sich auch die Fragwürdigkeit von Autorität und Position, von Titeln und Ehrungen auf.

Über Geschmäcker steht nichts geschrieben;
aber es gibt Geschmäcker, die Prügel verdienen.
Cervantes: *Don Quijote*

1. ÄRTZE MIT UND OHNE NOBELPREIS – EINE ANALYSE

Die Verleihung des ersten Literaturpreises 1901 wurde zum handfesten Skandal. Es bekam ihn der französische Lyriker Sully-Prudhomme und nicht, wie erwartet, der weltberühmte Romancier Emile Zola. Die Protestwellen schlugen hoch, die Beschimpfungen der Nobelpreis-Kommission wollten nicht aufhören. Sie scheinen auch im nachhinein berechtigt. Wer kennt heute noch Sully-Prudhomme? Zolas Bedeutung aber blieb trotz der für ihn ungünstigen Entscheidung unangefochten. Doch auch Ibsen, Strindberg, Tolstoi, Paul Valéry, Rilke (um nur einige zu nennen) erhielten den Nobelpreis nicht. Wenn bedeutende Schriftsteller wie Strindberg gegen die Entscheidungen polemisierten und meinten, daß die „Verteilung nicht von der guten Laune oder den Gallensteinen von einundeinhalb Dutzend selbsterwählter Koryphäen abhängen darf", so war das nicht erstaunlich. Die Kritik scheint scharf, aber sie ist nicht ungerecht. Wer kennt zum Beispiel heute noch Namen wie Pontopiddan, Eucken, Karlfeldt, Gjellerup? Es sind die einstigen Literatur-Nobelpreisträger . . .

Die Verleihung des Friedenspreises ist noch häufiger kritisiert worden als die des Nobelpreises für Literatur. Die Uneinigkeit über die Entscheidung ist bei den Kommissionsmitgliedern häufig so groß gewesen, daß sie siebenmal keine Entscheidung fällen konnten. Während jeder Bürger einigermaßen beurteilen kann, ob der Friedenspreis richtig vergeben worden ist, kann die Bewertung der Entscheidung über die Vergabe des Literaturpreises nur durch einen wesentlich kleineren Kreis literarisch gebildeter Fachleute erfolgen, wobei auch der Publikumserfolg des Autors eine Rolle spielt. Die Kritiker der Entscheidungen im Falle des Literatur-Nobelpreises behaupteten nicht selten, solche Fehlverleihungen könnten bei den Preisen für Naturwissenschaften nicht passieren. Die Erklärung dafür wäre nach Theodor Heuss, daß „die Entdeckung eines physikalischen Gesetzes, die Entwicklung einer chemischen Verbindung überall überprüfbar sind". Diese Auffassung ist an sich durchaus richtig. Was aber, wenn die Überprüfer sich irren, weil sie nicht informiert oder objektiv genug sind?

Es interessierte mich nun, an wen die Nobelpreise für Medizin verliehen worden sind. Als ich die Liste der Preisträger studierte, fiel mir auf, daß ich eine Reihe von Namen nicht kannte, geschweige denn, daß mir ihre Erfindungen etwas sagten. Ich konnte mich des ersten Eindrucks nicht erwehren, daß es bei der Auswahl der angeblich preiswürdigen Leistungen auf dem Gebiet der Medizin oder Physiologie nicht anders ist als im Falle der vielkritisierten Friedens- und Literaturpreise.

Um der Sache auf den Grund zu gehen, las ich zunächst das Testament von Alfred Nobel. Darin steht ein schlichter Satz:

„*Der Preis für Medizin oder Physiologie soll dem zugeteilt werden, der im verflossenen Jahr der Menschheit den größten Nutzen erwiesen hat.*"

Dieser Satz enthält also zwei Bedingungen: Erstens eine zeitliche Einengung, nämlich *im verflossenen Jahr*, und zweitens, daß die Entdeckung oder Leistung der *Menschheit den größten Nutzen erwiesen* haben soll. Dann ging ich die Namensliste nochmals durch, und mir wurde klar, warum mir die meisten Preisträger und deren Leistungen nicht bekannt waren: sie hatten entweder nichts mit der praktischen, d. h. helfenden und heilenden Medizin zu tun, oder ihre Entdeckung war längst überholt. Dabei fiel mir auf, daß häufig theoretische Entdeckungen ausgezeichnet worden sind; das steht im krassen Widerspruch zu Nobels Testament. Die Anweisung „größter Nutzen" wird nicht aufgehoben, wenn in dem Testament an anderer Stelle über „die wichtigste Entdeckung im Bereich der Physiologie und Medizin" gesprochen wird; „wichtig" heißt auch dort: was der Menschheit nützt. So hatte es sich der praktisch denkende Alfred Nobel, Erfinder des Dynamits und Besitzer von 355 Patenten, gedacht, und daran sollten sich die Preisverleiher auch halten.

Mir fielen Namen ein wie Selye, Wassermann, Papanicolaou. Sie erhielten den Nobelpreis nicht, obwohl ihre medizinischen Großtaten von größtem Nutzen für die leidenden Menschen waren. Ich nahm daher die Entscheidungen der Nobelpreis-Kommission nach den Kriterien der Testamentsbedingungen einmal näher unter die Lupe.

Nobels erste Bedingung, daß die Entdeckung nicht älter als ein Jahr sein soll, wurde nur in einem einzigen Fall erfüllt! F. G. Banting und Ch. H. Best entdeckten 1922 das Insulin, für das Banting und sein Chef J. J. R. MacLeod 1923 ausgezeichnet wurden (Best ungerechterweise nicht). Zwei Jahre nach seiner preiswürdigen Arbeit bekam der Kieler Professor der Physiologie, Otto Meyerhof, den Nobelpreis. In allen anderen Fällen liegen viele Jahre zwischen der Entdeckung und der Auszeichnung. Bei Ch. Eijkman dauerte es 33 Jahre, bei C. Golgi 36 und bei E. Th. Kocher gar 39 Jahre. Das ist wichtig zu wissen, zumal die Kommission andererseits Entdeckungen nicht selten mit der Begründung ablehnte, sie könne den Preis nicht verleihen, weil die wissenschaftliche Veröffentlichung schon viele Jahre zurückliege. Dies war zum Beispiel der Fall bei Heinrich Quincke, dem Internisten aus Kiel, der u. a. die Rückenmarkpunktion erfunden hat (1891). Quincke wurde 1909 und 1918 für den Nobelpreis vorgeschlagen, aber mit dieser Begründung abgelehnt. In derselben Weise wurden die Entdeckung von J. Babinski (1896) und die Leistungen anderer mehr abgewiesen. Der Reflex am Bein, den Babinski beschrieb, ist aber auch heute noch ein wichtiger Bestandteil der neurologischen Diagnostik.

Man muß feststellen: In 77 Jahren hat die Nobelpreis-Kommission 76mal nicht nach der Anweisung des Stifters gehandelt, daß es sich um eine Leistung des letzten Jahres handeln muß. Dazu Ernst Meier in seinem Buch *Alfred Nobel*:

„So sehr man es billigen mag, daß auf diese Weise viele der ausgezeichneten Geister unserer Zeit eine – zum Teil recht verspätete – Anerkennung und Würdigung erfahren haben, so ist der eigentliche Wille Alfred Nobels damit gänzlich hintangestellt und seine Absicht vereitelt worden, zu neuen Taten anzuspornen und großen Leistungen unmittelbar die Anerkennung folgen zu lassen. Es muß gewünscht werden, daß man in dieser Hinsicht den Wortlaut des Testaments künftig mehr als bisher respektiert.“

Und wie steht es mit Nobels zweiter Bedingung? Wurden jene Erfindungen ausgezeichnet, die den Menschen „den größten Nutzen“ erwiesen haben?

Ich möchte vorausschicken, daß mir fernliegt, die Leistungen der einzelnen Wissenschaftler, die den Nobelpreis erhielten, zu kritisieren oder geringschätzig abzutun, nur im Hinblick auf die Bedingung Nobels werden diese im folgenden gewertet.

Als nutzbringend betrachtet zweifellos jedermann beispielweise die

Erfindung der Sulfonamide (G. Domagk), des Penicillins (A. Fleming etc.) oder der Herzkatheterisierung (A. F. Cournand). Theoretische Leistungen aber erfüllen fraglos schon ihrer Art nach diese zweite Bedingung nicht. Biochemische Arbeiten, wie beispielsweise die über Zelleiweißstoffe (Nobelpreis 1910 an A. Kossel) fallen eher in den Bereich des Nobelpreises für Chemie als in den für Medizin und Physiologie. Abgesehen davon war der Nutzen zur Zeit der Preisverleihung (1910) noch keineswegs erwiesen. Die pharmakologischen Entdekkungen (Medikamente, Wirkstoffe) wurden zugunsten der biochemisch-biologischen und physiologischen Arbeiten in den Hintergrund gedrängt. Keinen Nobelpreis haben zum Beispiel die Entdecker von Pyramidon, Evipan (intravenöses Narkosemittel), Para-Aminosalycilsäure (gegen Tuberkulose), Dolantin (gegen Schmerzen) bekommen, obwohl ihr praktischer Wert jedem einleuchtet. Hingegen ist bei zahlreichen für preiswürdig befundenen Arbeiten, wie etwa über die Funktion der Chromosomen bei der Vererbung (ohne diese beeinflussen zu können), über die Differenzierung einzelner Nervenfasern oder über die Grundlagen der Molekularbiologie, ein unmittelbarer Nutzeffekt nicht zu erkennen.

Im Zusammenhang mit der Genforschung wurden in den Jahren 1933, 1946, 1958, 1959, 1962 und 1968 nicht weniger als 13 Nobelpreise verliehen! Keine dieser Entdeckungen gereichte der Menschheit zum Nutzen – bis heute nicht. Dagegen sind die Erfindungen des Kanadiers Barr und des Engländers Davidson, die ermöglichten, durch Zell- und Blutuntersuchungen das Geschlecht zu bestimmen, bisher unbeachtet geblieben.

B. A. Houssay erhielt den Nobelpreis 1947, weil er den Zuckerstoffwechsel im Zusammenhang mit der Hirnanhangsdrüse entdeckt hat. Für die Praxis hatte das keine direkte Bedeutung. O. Kamm dagegen stellte zwei Wirkstoffe her, das Vasopressin und das Oxytocin aus den Hypophysenhinterlappen, von denen das zweitgenannte täglich millionenfach in der Geburtshilfe verwendet wird, um die Geburtswehen zu steuern und damit die Geburt zu erleichtern. Kamm erhielt die Auszeichnung nicht . . .

Der Italiener E. Bassini erfand zwei Methoden der Bruchoperation, die schon bis 1927 an etwa einer Million Menschen ausgeführt wurden und bis heute in der ganzen Welt angewendet werden. Ein anderer Italiener, C. Golgi, dessen Leistung aus der gleichen Zeit stammt (1906), bekam den Nobelpreis u. a. für eine Färbemethode der Nerven, deren

Wert noch in der Zukunft lag und selbst von dem Mitausgezeichneten Ramón y Cajal bezweifelt wurde.

Während der Bostoner Chirurg H. Cushing sämtliche neuen neurologischen Krankheitsbilder beschrieb und eine Reihe von Gehirnoperationen zur Heilung der Patienten erarbeitete und die Neurochirurgie als Fach schuf, wurde A. E. Moniz (1949) für eine einzige Operationsmethode ausgezeichnet, nämlich für die Leukotomie (die Durchtrennung des Stirnteils des Gehirns), nach deren Durchführung Aggressivität und große Gemütsschwankungen unterbleiben, die in vielen Fällen jedoch zu Verblödung führt. Daher findet diese Operation heute kaum noch Anwendung.

Als der Österreicher A. Czerny 1912 u. a. über die Lebertherapie ernährungsbedingter Blutarmut vor dem Internationalen Kongreß für Kinderärzte referierte, stieß er auf Unverständnis. 22 Jahre später bekamen G. H. Whipple, G. R. Minot und W. P. Murphy den Nobelpreis für eben die Entdeckung der Lebertherapie bei schwerer Blutarmut!

Drei andere Amerikaner, J. F. Enders, F. CH. Robbins und Th. Weller, erhielten den Nobelpreis (1954) für die ,,Entdeckung der Fähigkeit des Poliovirus (Kinderlähmung), sich in Kulturen verschiedener Gewebe zu vermehren". J. E. Salk und A. B. Sabin, die die Impfung gegen die Polio erfunden haben, mit der der Kinderlähmung vorgebeugt werden kann und die fast alle Kinder der zivilisierten Welt erhalten, blieben bisher unbeachtet!

Die Nobelpreisträger Ch. Eijkman und F. G. Hopkins (1929) waren sich zum Zeitpunkt ihrer Entdeckung nicht über die praktische Bedeutung ihrer Erfindung im klaren. Eijkman beschrieb zwar die durch einseitige Reisernährung entstehende Beri-Beri-Erkrankung, dachte aber, daß die Ursache von Beri-Beri eine Vergiftung sei; daß es sich um Vitamin-B-Mangel handelt, wußte er nicht. (Daß Vitaminmangel die Ursache ist, hatte schon 1901 C. Grijns festgestellt.) Desgleichen wußte der 1929 mit ihm ausgezeichnete Hopkins nicht, welche Substanzen in der Milch wachstumfördernd sind. Die wachstumfördernden Vitamine A und B wurden nämlich von E. U. McCollum und M. Davis entdeckt. Natürlich haben diejenigen der Menschheit genützt, die die Vitamine entdeckt und hergestellt haben, um Ernährungskrankheiten zu behandeln.

Nichts spricht mehr für eine Verletzung der zweiten Nobelschen Bedingung als das Beispiel J. Bordet (Nobelpreis 1919). Er konnte seine Entdeckung nicht in die Praxis umsetzen. Erst als A. v. Wassermann (1907) in seiner Reaktion zur Erkennung der Syphilis Bordets Prinzip einbaute, kam es zur nutzbringenden Geltung. Abgesehen davon, daß Wassermann bei der Verleihung übergangen wurde, ist auch Bordets eigener Assistent, Gengou, vergessen worden.

In diesen Beispielen zeigt sich ein zeitliches Durcheinander. Die Erklärung dafür ist, daß die Stiftungsstatuten abgeändert wurden, und zwar zugunsten alter Forschungsergebnisse, die auch später ausgezeichnet werden konnten, wenn ihre Bestätigung Jahre nach der Entdeckung erfolgte. Aus welchen Gründen dies auch immer geschah – sie sind nicht schwerwiegend genug, als daß sie die Testamentsverletzung rechtfertigen könnten.

Interessant ist auch die Tatsache, daß Paul Ehrlich den Nobelpreis (1908) nicht für seine größte medizinische Leistung, die Entdeckung des Salvarsans, bekam, mit dem man Syphilis behandeln kann, was zum großen Nutzen der Menschen war. Doch auch nicht für seine Färbemethode, die die Diagnostik vieler Erkrankungen aus dem Blut ermöglichte, sondern für seine damals angezweifelte Immunitätsforschung.

1955 wurde H. Theorell für seine Entdeckungen, „die Natur und Wirkungsweise der Oxydationsenzyme" betreffend, ausgezeichnet. In jener Zeit gab der Inder Vithal Shirodkar seine Operationsmethode bekannt, durch die es Tausenden und aber Tausenden von Frauen ermöglicht wurde, lebende Kinder auf die Welt zu bringen. Der Amerikaner Gregory Pincus entdeckte demgegenüber die Antibabypille, mit der Schwangerschaft verhindert werden kann. Beide Erfindungen waren zum Nutzen der Menschheit. Was aber fängt sie mit den Enzymstrukturen an?

Wenn man diese starke Bevorzugung der theoretischen Forschung (100 Nobelpreise von 121) sieht, fällt einem unwillkürlich eine kleine Geschichte Carl Ludwig Schleichs ein (Entdecker der Lokalanästhesie – auch ihn hat Stockholm vergessen). Schleich rief in einer Sitzung des Ärztevereins in Berlin, als er die vielen theoretischen, tierexperimentellen Forschungen leid war, aus: „Meine Herren Kollegen, ich höre hier immer von Meerschweinchen und Versuchen an Meerschweinchen. Warum machen Sie keine Versuche an Löööwen? Das würde mir wenigstens imponieren, aber Meerschweinchenversuche, das kann mir nicht imponieren. Nehmen Sie doch Löööwen!"

Was können die Ursachen für die anfechtbaren Preisverleihungen sein?

Es liegt in erster Linie an den preisverleihenden Gremien selbst. Ist es ein Zufall, daß Schweden mit seiner relativ geringen Einwohnerzahl in der Verteilung des Nobelpreises die fünfte Stelle einnimmt? Nach den Statuten der Nobelstiftung haben folgende Personen das Recht, jemanden zur Auszeichnung vorzuschlagen:

1. Mitglieder des Lehrkörpers des Karolinischen Instituts (Stockholm);
2. Mitglieder der medizinischen Klasse der Kgl. Akademie der Wissenschaften (Stockholm);
3. Personen, die einen medizinischen Nobelpreis erhalten haben;
4. Mitglieder der medizinischen Fakultäten der Universitäten in Uppsala, Lund, Kristiania (Oslo), Kopenhagen und Helsingfors (Helsinki);
5. die Mitglieder von wenigstens sechs medizinischen Fakultäten, die vom Lehrkörper mit Hinsicht auf die zweckmäßigste Verteilung des Auftrages aus den verschiedenen Ländern und deren Hochschulen zu wählen sind; und
6. andere Gelehrte, die vom Lehrkörper als geeignet hierzu aufgefordert werden.

Das heißt also, daß die Vorschläge fast ausschließlich von Professoren kommen. Die Entscheidung für den Preis in Medizin und Physiologie fällt das Kollegium des Karolinischen Instituts in Stockholm, das ebenfalls aus Professoren besteht. Es ist nicht zu erwarten, daß sie einen „Außenstehenden" vorschlagen. Diese paradoxe Situation wird von zwei Beispielen beleuchtet:

Das Insulin wurde, wie gesagt, im Physiologischen Institut der Universität Toronto von F. G. Banting und Ch. H. Best entdeckt (1922). Der Nobelpreis wurde jedoch Banting und dem Leiter des Laboratoriums, Professor J. J. R. Macleod verliehen. Banting setzte sich für Best ein, da Macleod nicht an den Forschungen beteiligt und bei den wichtigsten Experimenten überhaupt nicht im Institut war. Aber der wurde als Professor mitgeehrt. Um der Gerechtigkeit willen gab Banting seinem Mitarbeiter Best die Hälfte seines Preises.

Seit 1901 wurde der Preis jeweils einer Person verliehen oder an zwei Wissenschaftler je zur Hälfte verteilt – auch das: die Teilung des Preises, ist in Nobels Testament nicht vorgesehen. Die Nobelstiftung hat aber die Möglichkeit, die Ausführungsbestimmungen zum Testament zu ändern. Nur so war es möglich, ab 1934 sogar drei Personen gleichzeitig auszuzeichnen.

Diese Änderung kam dem Deutschen W. Forßmann zugute, der 1929 erstmals einen Katheter ins eigene Herz geführt hat und damit als Pionier der Gefäß- und Herzdiagnostik gilt. Den nach Mainz verschlagenen, den deutschen Professoren unbekannten Chirurgen hätte man ebenfalls übergangen, wenn A. F. Cournand und D. W. Richards, die vorgesehen waren, den Nobelpreis zu zweit zu bekommen, nicht darauf bestanden hätten, daß auch Forßmann, von dem die Idee der Herzkatheterisierung stammte, mit ausgezeichnet wurde (1956).

Diese Analyse ließe sich fortsetzen. Der Leser soll am Schluß dieses Buches selbst entscheiden, ob man nicht das Recht und die Pflicht hat, der Nobelpreis-Kommission begründete Vorwürfe zu machen und sie an Nobels Testament zu erinnern (ohne daß dabei die Leistungen der Nobelpreisträger abgewertet werden).

Ich werde im folgenden über 23 wissenschaftliche Entdeckungen und Entdecker berichten, deren Leistungen laut Testament des Stifters den Nobelpreis verdient hätten; dabei kann es mir nicht um Vollständigkeit gehen. Bei der Bearbeitung fand ich ganze Gebiete (wie die Endoskopie, die Psychologie, die Anästhesie), die die Zuständigen unbeachtet gelassen haben. Einige dieser Ärzte wurden für den Nobelpreis vorgeschlagen, kamen sogar in die engere Wahl. Wer vorgeschlagen wurde und mit welchen Argumenten er den Preis dann doch nicht bekam, bleibt ein Geheimnis. Obwohl Alfred Nobel in seinem Testament nicht verboten hat, darüber zu sprechen, hat die Nobelstiftung in ihre Statuten ein Geheimhaltungsgebot aufgenommen. Eine Vorschrift, auf die man sich beziehen kann, die die Mitglieder jedoch bisweilen nicht sonderlich ernst nehmen.

Ich bin bei der Auswahl der nachstehenden Wissenschaftler folgendermaßen vorgegangen: Ich habe Vertreter aller medizinischen Fachrichtungen gefragt, wem und wofür sie, wenn sie zu entscheiden hätten, einen Nobelpreis verleihen würden. Die Geschichten der Empfohlenen habe ich studiert und dabei nicht nach dramatischen Ereignissen gesucht oder versucht, die Entdeckungen in einer Form darzustellen, wie es Schriftsteller tun, denen es bloß um das Spektakuläre geht. Trotz der Dramatik mancher Schicksale habe ich mich bemüht, bei der sachlichen Beschreibung zu bleiben. Manche Wissenschaftler (z. B. Freud, Küntscher) mußten einen abenteuerlichen Leidensweg durchschreiten, bis ihre Entdeckungen zum Durchbruch kamen. Einige

(Schaudinn, Hinselmann) erlebten den Durchbruch zu Lebzeiten überhaupt nicht. Bei manchen (Schleich, Fick, Moszkowicz) gibt es eine ganze Reihe tragischer Elemente in ihrem Kampf um Anerkennung; und andere (Thoma, Shirodkar) kämpften nicht verbissen genug um die Anerkennung ihrer Entdeckungen.

Es wird dem Leser auffallen, daß unter den 23 Entdeckern kaum von amerikanischen Ärzten berichtet wird. Tatsächlich wurden nur wenige Amerikaner von den von mir Befragten vorgeschlagen. Meine Kollegen hatten erkannt, wie viele wichtige Entdeckungen gerade von Nicht-Amerikanern bei den Preisverteilungen übergangen worden sind. Bis 1933 fiel an die Vereinigten Staaten kein einziger medizinischer Nobelpreis, seither aber waren es von 79 Auszeichnungen 49! Die USA sind *das* Nobelpreis-Land geworden – hauptsächlich weil die meisten Vorschläge aus den Reihen der eigenen Wissenschaftler kamen. Die Amerikaner lesen – Ausnahmen bestätigen die Regel – vornehmlich englischsprachige Literatur. Hätten A. Carrel, G. v. Békéssy und M. Theiler nicht in den Vereinigten Staaten veröffentlicht, so hätten sie, davon bin ich überzeugt, keinen Nobelpreis erhalten. (Wenn z. B. ein Bulgare nur in seiner Landessprache veröffentlicht, kann er keinen Weltruhm erlangen.) Die Nobelpreis-Kommission nimmt auch keine Vorschläge oder Arbeiten an, die nicht in einer skandinavischen Sprache oder der englischen, französischen, deutschen, lateinischen eingereicht werden. Überdies ist es eine europäische Krankheit, allerdings besonders im Bereich der Medizin, daß alles, was aus den Vereinigten Staaten kommt, bewundert und bevorzugt wird. Andererseits lobt man auch viel lieber jemanden, der entfernt lebt.

Schließlich ist noch ein weitverbreiteter Irrtum zu beseitigen. Wenn man die Zeitgenossen fragt, warum man jemandem einen Nobelpreis für Medizin verleiht, lautet im allgemeinen die Antwort: Das ist ein hervorragender Arzt, der mit seiner Erfindung viele Menschen gerettet hat. Diese Ansicht ist ebenso falsch, wie zu glauben, daß ein Professor für Medizin wegen seines Titels ein vorzüglicher Chirurg, Internist oder Augenarzt sei. Einem Arzt wird der Titel eines Professors aufgrund seiner wissenschaftlichen Untersuchungen verliehen, keineswegs aber, weil er etwa der schnellste, tüchtigste, erfolgreichste Operateur oder der beste Diagnostiker ist.

Mit den folgenden Beispielen hoffe ich, dazu beizutragen, daß zahlreichen Wissenschaftlern Gerechtigkeit widerfährt. Den Leser aber möchte ich anregen, darüber nachzudenken, in welchem Licht er Titel und Auszeichnungen in Zukunft betrachten soll. In diesem Zusammenhang ist man einmal mehr an das Sprichwort erinnert: Es ist nicht alles Gold, was glänzt. Aber es gibt auch Gold, dessen Glanz leicht übersehen wird.

2. DIE SCHMERZLOSEN EINGRIFFE

Gajus Mucius Cordus war ein römischer Soldat, der bei der Belagerung Roms durch die Etrusker (508 v. Chr.) in das Lager der Feinde eindrang, um den etruskischen König Porsenna zu töten und damit den Sieg der Römer zu erzwingen. Er wurde jedoch gefangen und zum Tod verurteilt. Mucius wollte zeigen, daß er den Tod nicht fürchte, und legte seine rechte Hand ins Feuer. Ohne ein Wort zu sagen, ließ er die Hand verbrennen. König Porsenna war von dieser Heldentat so beeindruckt, daß er ihn freiließ und mit den Römern Frieden schloß. Mucius ging in die Geschichte als Gajus Mucius Scaevola (Linkshänder) ein.

So schön diese Überlieferung ist, die Geschichtsmediziner gaben der Heldentat eine ganz andere Erklärung. Mucius Scaevola litt an Syringomyelie, zu deutsch: Höhlenbildung im Rückenmark. Menschen, die an Syringomyelie erkrankt sind, haben u. a. keine Schmerzgefühle. Infolge dieser Höhlenbildung im Rückenmark gehen die Nerven, die die Schmerzen zum Gehirn weiterleiten, zugrunde. Die Unempfindlichkeit gegen Schmerzen macht jedoch die Kranken nicht glücklich. Sie würden lieber Schmerz empfinden als an dieser Syringomyelie erkrankt sein. Weil sie nichts spüren, können sie sich leicht verbrennen oder Erfrierungen erleiden; und sie können nicht nach etwas fassen, weil ihre Reflexe gestört sind.

Wie kommt ein Schmerz zustande? Was ist ein Schmerz?

Der Körper besitzt ein Alarmsystem wie ein Juweliergeschäft. Drückt jemand bei einem Juwelierladen ein Fenster ein, so werden die an den Fenstern und Türen angebrachten kleinen, unsichtbaren Apparate durch elektrische Leitungen in einer Zentralstelle eine Alarmsirene auslösen. Wenn die Zentrale bei der Polizei ist, so ertönt dort nicht nur das Alarmsignal, sondern es leuchten auch kleine Lampen auf, die anzeigen, in welchem Geschäft der Einbruch erfolgte. Das ermöglicht der Polizei, Gegenmaßnahmen zu ergreifen. Ähnlich ist es mit dem Schmerz im Körper des Menschen.

In der Haut oder in den Organen sitzen kleine Geräte, die Rezeptoren, die die Meldung aufnehmen, wenn zum Beispiel der Körper geschlagen wird, wenn ein Glassplitter oder Skalpell in die Haut eindringt. Durch die Nervenbahnen wird der Reiz über das Rückenmark zur Gehirnrinde weitergeleitet. Hier wird er registriert. Die Gehirnrinde setzt den entsprechenden Körperteil oder das Organ in Alarmzustand, und es werden Gegenmaßnahmen getroffen. Entweder schreit man auf und ruft damit um Hilfe (passive Reaktion), oder man reagiert aktiv: vor Hieben zieht man den Körper zusammen, wenn etwas ins Auge fällt, schließt man die Lider. Das Gefühl, das durch unangenehme Reize zustande kommt, ist der Schmerz. Unter Schmerz verstehen wir nicht nur die Empfindung von Stich, Schnitt usw., sondern wir kennen auch Krämpfe, Wehen (langdauernder Schmerz), Druck- und Spannungsgefühle.

Schmerzen können sinnvoll sein. Wenn ein Splitter in den Finger kommt, tut es weh. Der Schmerz fordert auf, daß man den Splitter entfernen soll. Wenn man Schluckbeschwerden hat, kann eine Mandelentzündung dahinter stecken. Hat eine Schwangere Wehen, zeigt das an, daß eine Geburt im Gange ist. In diesen Fällen alarmiert der Schmerz die Patienten. Die Schmerzen hören auf, wenn man den ursächlichen Faktor beseitigt: den Splitter entfernt, die Mandelentzündung behandelt, die Frau entbindet. Eine andere Schmerzart ist die, welche der Arzt selbst durch die Behandlung verursacht. Der Patient hat zum Beispiel einen Leistenbruch, der ihm nicht weh tut. Würde man ihn aber ohne Betäubung operieren, so würde er solche Qualen erleiden, daß er ohnmächtig werden würde. Bis etwa zur Mitte des neunzehnten Jahrhunderts wurden die Menschen ohne Betäubung, ohne ausreichende Schmerzlinderung operiert. Natürlich hat man alles versucht: Schläge auf den Kopf gegeben, Mandragorawurzel verabreicht, in Alkoholrausch versetzt, aber all das hat wenig geholfen. Die meisten Patienten blieben vor Schreck, infolge der Schmerzen, auf dem Operationstisch liegen oder starben lieber, als sich auf den Tisch binden zu lassen. Es ist verständlich, daß die Ärzte sich alle Mühe machten, Mittel zu finden, mit deren Hilfe sie das Vertrauen der Patienten gewinnen konnten. Aufopfernde Forschung und der Zufall halfen schließlich Ärzten und Patienten, über die Schmerzen Herr zu werden.

Die ersten Bemühungen hatten sich zum Ziel gesetzt, den Patienten bewußtlos zu machen. Entweder war aber das angewandte Mittel zu schwach und der Patient hat die Schmerzen gespürt, oder es war, wie der Schlag auf den Kopf, ungeeignet, ohne anderweitigen Schaden das Ziel zu erreichen. Man begann, geeignetere Mittel zu suchen.

Der erste Stoff, dessen betäubende Wirkung bekannt wurde, war das Stickoxydul. Der 21jährige Humphry Davy aus Bristol, England, bemerkte bei Selbstversuchen, daß er nach Einatmung dieses Gases für kürzere Zeit sein Bewußtsein verlor. Auch bei seinen Freunden trat dieselbe Wirkung ein. Davy beobachtete, daß sie bei diesen Gasinhalationen heiter wurden, weswegen er dem Stickoxydul den Namen Lachgas gab. Obwohl Davy seine Entdeckung den Chirurgen zur Kenntnis brachte, haben sie das Lachgas ignoriert. Erst gute einhundert Jahre später fingen die Amerikaner wieder mit dieser Gasnarkose an zu betäuben, nachdem man geeignete Apparate erfunden hatte.

1818 fand Michael Faraday, ein Schüler von Davy, daß eine Flüssigkeit, der Äther, ebenfalls betäubend wirkte. Die Chirurgen nützten aber auch diese Möglichkeit nicht.

Erst 1842 wurde der Äther zu medizinischen Zwecken verwendet. Allerdings wieder nicht von einem Arzt. Ein amerikanischer Chemiestudent, William E. Clarke zog einer Frau einen Zahn, nachdem er sie mit Äther narkotisiert hatte. Zwei Jahre später wurde erneut nach einer Betäubung ein Zahn gezogen, und zwar durch den Hartforder Zahnarzt Horace Wells. Dieses Mal wurde Lachgas verwendet. Trotz dieser Erfahrungen lehnten die Chirurgen den Zahnarzt ab. Wells war verzweifelt und beging Selbstmord durch eine Überdosis von Chloroform.

Das dritte Mittel zur Betäubung hieß also Chloroform. Daß es nach der Entdeckung seiner narkotisierenden Wirkung sofort bei Operationen verwendet wurde, verdanken wir einem Zufall.

James Young Simpson, Professor für Geburtshilfe an der Universität Edinburgh, der als erster eine Entbindung in Äthernarkose leitete, beschäftigte sich intensiv mit der narkotisierenden Wirkung verschiedener Chemikalien. Als er und seine Mitarbeiter an einer Reihe von Flaschen rochen, wurden sie bei der Einatmung von Chloroform sehr gesprächig, fielen dann um und schliefen ein. Simpson hatte Glück; er fand in dem Chirurgen Miller einen mutigen Kollegen derselben Fakultät, der ihn aufforderte, sofort am nächsten Tag bei einer Bruchoperation Chloroform anzuwenden.

Wieder kam ein günstiger Zufall hinzu. Simpson hatte leider zu wenig Chloroform zur Hand, so daß er diese Narkose nicht durchführen konnte; der Patient starb während der Operation. Hätte man Chloroform verwendet, so wäre behauptet worden, daß der Tod durch dessen Wirkung eingetreten sei, und es wäre wahrscheinlich wieder in Vergessenheit geraten. So aber wurde es erst wenige Tage später eingesetzt – und mit vollem Erfolg. Simpson entband auch das erste Kind unter Chloroform-Narkose. Dieses Kind wurde „Anaesthesia" (Betäubung) genannt.

Obwohl Chloroform viel gefährlicher war als Äther, wurde die englische Königin Viktoria 1853 mit Chloroform narkotisiert, als sie ihren Sohn Leopold entband. Ihr wurde aber vorsichtshalber nur bei jeder Wehe etwas Chloroform auf die Nase getröpfelt; zwischen den Wehen wurde sie wach. Man nannte diese Art von Narkose „narcose à la reine". Der Berliner Chirurg Gurlt konnte zehn Jahre später beweisen, daß die Chloroform-Narkose fünfmal mehr Todesfälle verursachte als der Äther. Danach wurde Chloroform wieder weniger verwendet. Aber Äther war auch nicht das richtige Mittel; dazu war die Narkosetechnik noch nicht ausreichend entwickelt. Deswegen sagte damals Simpson: „Der Mann, der in einem unserer Krankenhäuser auf dem Operationstisch liegt, läuft eher Gefahr zu sterben, als der englische Soldat auf dem Schlachtfeld von Waterloo."

Eine gewisse Besserung trat ein, als der Franzose Claude Bernard 1864 erkannte, daß man weniger Narkosemittel benötigt, wenn vor der Narkose dem zu Operierenden Morphium gegeben wird. Eine wesentliche Besserung trat ein, als man auf Empfehlung des deutschen Nervenarztes Schneiderlin zum Morphium ein anderes Medikament, das Skopolamin, hinzugab. Diese Mischung brachte die Patienten in einen Dämmerzustand, und man kam mit ein Drittel weniger Äther aus (1900).

Es ist auffallend, wie wenig gerade den Chirurgen an einer geeigneten schmerzlindernden Methode lag, wie wenig sie unternahmen, um ein solches Mittel zu finden. Das hing mit ihrer Mentalität zusammen. Sie waren so stolz auf ihre Messerführung und Schnelligkeit, daß sie Kollegen brüsk ablehnten, die „ihnen" helfen wollten. Wie eigenartig sie sich benehmen konnten, wie töricht sie sich benahmen, wird die Geschichte Carl Ludwig Schleichs verdeutlichen.

Weil die Narkosemittel noch immer nicht zufriedenstellten, wurde klar, daß die Lösung in einer anderen Richtung gesucht werden mußte. Geniale Einfälle machten es möglich, nicht das Bewußtsein des ganzen Menschen auszuschalten, sondern nur das zu operierende Organ zu narkotisieren, diese Betäubung wurde „örtliche Betäubung" genannt. Damit wurden der Chirurgie neue Möglichkeiten eröffnet; die Sterbeziffer sank, und das Ansehen der Ärzte nahm zu.

Doch von der ersten ohne Komplikationen durchgeführten Lokalanästhesie, deren Geschichte nun erzählt werden soll, bis zur allgemeinen Anwendung dieser Methode vergingen wieder Jahre.

DIE KOKAINWIRKUNG
Karl Koller

Das Jahr 1884 war an dramatischen Ereignissen auf dem Gebiet der Medizin nicht arm. Es begann damit, daß ein Freund und Kollege des später berühmt gewordenen Sigmund Freud, Ernst von Fleischl, Assistent am Physiologischen Institut zu Wien, wegen der unerträglichen Schmerzen nach einer Daumenamputation morphiumsüchtig geworden war. Fleischl bat Freud um Hilfe; er wollte von den Schmerzen loskommen, und er wollte das Morphium lassen. Er war aber zu schwach. Freud suchte und suchte in der Literatur, ob er nicht etwas entdecken könnte, was ihm vielleicht eine neue Möglichkeit eröffnen würde.

Dabei stieß er auf eine Pflanze: auf den brasilianischen Kokastrauch bzw. auf deren Wirkstoff Kokain (in fachsprachlichen Fügungen „Cocain"). 1860 war es dem Chemiker Niemann gelungen, diesen Wirkstoff zu kristallisieren. Es war Freud bekannt, daß die Inkas in Peru die Kokablätter gerne kauten, weil sie sie erfrischten und ihnen im Kampf Mut und Kraft verliehen. Die Soldaten von Pizarro, die Peru um 1530/40 eroberten, brachten Nachrichten darüber nach Europa. Dreihundert Jahre später brachte ein österreichischer Wissenschaftler, Karl Scherzer, von einer Expedition aus Südamerika Kokablätter nach Europa mit und gab sie Professor Wöhler in Göttingen, um sie zu analysieren. Wöhler beauftragte mit dieser Arbeit Niemann. Paolo Mantegazza, der berühmte italienische Anthropologe, war der erste, der beschrieb, daß durch das Kauen von Kokablättern seine Zunge „stumpf" wurde.

Diese Eigenschaft des Kokains wollte Freud bei Fleischl zunächst anwenden und schrieb seiner Verlobten, Martha Bernay, während er im Allgemeinen Krankenhaus in Wien Dienst tat:

„Mit einem Projekt und einer Hoffnung trage ich mich jetzt auch, die ich Dir mitteilen will; vielleicht wird's ja auch nichts weiter. Es ist ein therapeutischer Versuch. Ich lese von Cocain, dem wirksamen Bestandteil der Cocablätter, welche manche Indianerstämme kauen, um sich kräftig für Entbehrungen und Strapazen zu machen. Ein Deutscher hat nun dieses Mittel bei Soldaten versucht und wirklich angegeben, daß es wunderbar kräftig und leistungsfähig mache. Ich will mir nun das Mittel kommen lassen und auf Grund naheliegender Erwägungen es bei Herzkrankheiten, ferner bei nervösen Schwächezuständen, insbesondere bei dem elenden Zustande bei der Morphiumentziehung (wie bei Dr. Fleischl) versuchen. Vielleicht arbeiten schon viele andere damit, vielleicht taugt es nichts. Aber das Versuchen will ich nicht unterlassen, und Du weißt, was man oft versucht und immer will, das gelingt dann einmal."

Schließlich bekam Freud Unterstützung seiner Gedanken durch eine Mitteilung des Amerikaners W. H. Bentley. Bentley empfahl den Morphinisten, Morphium durch Kokain zu ersetzen. Dann versuchte Freud selbst, von dem sehr teuren Extrakt etwas zu nehmen, um die betäubende Wirkung an der eigenen Zunge zu überprüfen. Eine Viertelstunde nachdem er Kokain geschluckt hatte, bemerkte er, daß er sich erfrischt fühlte. Der schwere Tag, den er hinter sich hatte, war wie weggeblasen; er konnte die Nacht durcharbeiten. In den nächsten Wochen schluckte er es häufiger, wenn er viel zu tun hatte. Die erfrischende Wirkung war überzeugend. Sogar bei Migräne griff er zu Kokain und stellte fest, daß der Kopfschmerz sofort verschwand.

Der aufputschende Effekt war auch bei Fleischl zunächst verblüffend. Es sah bereits so aus, als ob dieser Wirkstoff ihn von der Morphiumsucht befreie. Dann aber kam der Rückschlag: Es stellte sich bald heraus, daß Kokain seine Daumenschmerzen nicht mehr linderte, daß er aber kokainsüchtig wurde. Freud verteilte Kokain auch an einige Kollegen und gab es sogar seiner Braut, um die Wirkung zu beobachten. So besprach er seine Experimente mit Karl Koller, einem Freund, da sie gegenseitig an ihren Experimenten teilnahmen. Sie trafen sich täglich und wohnten auf demselben Flur im Allgemeinen Krankenhaus; Koller wußte also, wie sehr sich Freud in die Selbstbeobachtungen vertieft hatte.

Nach seinen eigenen Beobachtungen und der Literatur empfahl Freud Kokain wärmstens bei Verdauungsbeschwerden, Asthma, Morphium- und Alkoholentwöhnung und als Aphrodisiakum. In einer aufschlußreichen Arbeit *Über Coca* (veröffentlicht im August 1884) machte er eine grundlegende Schlußbemerkung:

„Die Eigenschaft des Cocains und seiner Salze, Haut und Schleimhäute zu anästhesieren, ladet zu gelegentlicher Verwendung, insbesondere bei Schleimhautaffektionen ein . . . Anwendungen, die auf der anästhesierenden Eigenschaft des Cocains beruhen, dürften sich wohl noch mehrere ergeben."

Koller wußte über all das Bescheid. Freud machte aber auch einen

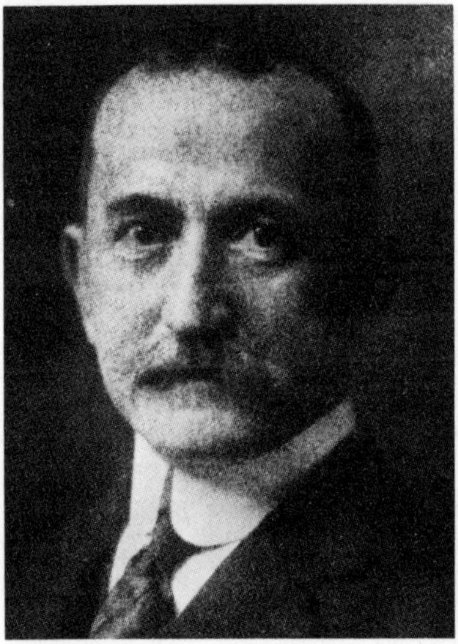
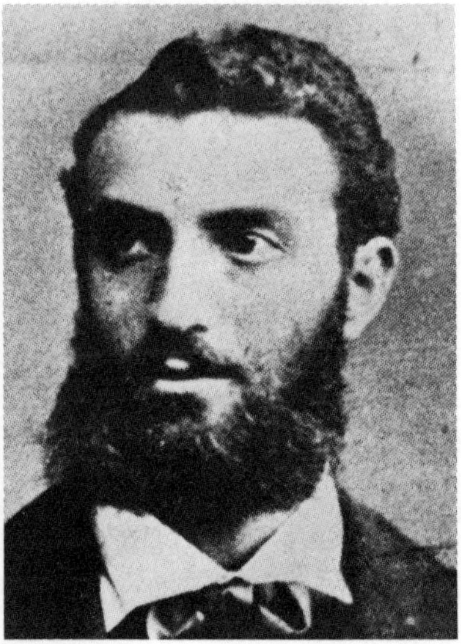

Links: Karl Koller; rechts: Dozent Leopold Königstein.

anderen Freund, Leopold Königstein, der Privatdozent für Augenheilkunde im selben Krankenhaus war, auf die schmerzlindernde Wirkung des Kokains aufmerksam. Freuds Meinung nach sollte Kokain bei der Behandlung von entzündlichen Veränderungen der Augen dienen können. Weder Freud noch Königstein dachte jedoch an eine Möglichkeit der örtlichen Betäubung mit diesem Wirkstoff.

Dagegen kam Koller zu einer solchen Erkenntnis, als er selbst das stumpfe Gefühl auf der Zunge spürte. Er beschreibt diese Sternstunde:

„Und in diesem Augenblick fuhr mir der Gedanke blitzartig durch den Kopf, daß ich in meiner Tasche das lokale Anästhetikum trug, nach welchem ich einige Jahre zuvor gesucht hatte. Ich ging unmittelbar danach ins Laboratorium, bat um ein Meerschweinchen für das Experiment, stellte eine Cocainlösung von dem Pulver, das ich in meiner Tasche trug, her und träufelte sie in das Auge des Tieres."

Koller berichtete, wie er im einzelnen vorging und was er fand: „Wenn man einige Tropfen einer wässerigen Lösung von Cocainum muriaticum über die Cornea [Hornhaut] eines Meerschweinchens, Kaninchens oder Hundes laufen läßt oder auch die Lösung auf die übliche Weise in den Bindehautsack einträufelt, so zwinkert das Tier eine kurze Zeit mit den Augenlidern, offenbar in Folge eines schwachen Reizes; nach 1/2 bis 1 Minute öffnet das Tier das Auge wieder, das allmählich einen eigentümlichen Ausdruck von Starrheit annimmt. Berührt man nun die Cornea des Tieres mit einem Stecknadelkopf (wobei man sich, um Täuschungen zu entgehen, vor Berührung der Wimperhaare zu hüten hat), so erfolgt kein reflektorischer Lidschluß, der Bulbus [Augapfel] weicht nicht aus, der Kopf wird nicht zurückgezogen, wie es sonst wohl geschehen würde, das Tier bleibt vielmehr ganz ruhig, und bei Anwendung stärkerer Reize überzeugt man sich, daß Cornea und Conjunctiva [Bindehaut] *vollkommen anästhetisch* sind. So habe ich die Cornea meiner Versuchstiere mit der Nadel zerkratzt, in dieselbe eingestochen, ich habe sie mit Indikationsströmen gereizt, die so kräftig waren, daß sie mir in den Fingern eine schmerzhafte Empfindung hervorriefen und ich sie auf der Zunge völlig nicht ertragen konnte; ich habe die Cornea mit dem Lapisstifte [Höllenstift] geätzt, daß sie milchweiß wurde – alles, ohne daß die Tiere sich auch nur gerührt hätten."

Diese Beschreibung ist so anschaulich, daß man geradezu meinte, man habe selbst an den Untersuchungen teilgenommen. Die einwandfreien Ergebnisse der Tierversuche überzeugten den 27jährigen Arzt davon, daß er auf dem richtigen Weg war. Der Assistent am Pathologischen Institut Gustav Gärtner, einziger Zeuge der Versuche, erinnerte sich später, wie Koller einmal ins Laboratorium seines Chefs eingetreten sei. Er habe eine Flasche mit einer Spur von weißem Pulver hervorgezogen und gesagt: „Ich hoffe, ich erwarte sogar, daß dieses Pulver das Auge anästhesieren wird."

Dann machte Koller Selbstversuche und bat auch seine Freunde, ihnen die betäubende Wirkung des Kokains vorführen zu dürfen. Seine Erfahrungen faßte er so zusammen:

„Nach den solcherart gelungenen Tierversuchen habe ich nicht gezögert, das Cocain auch auf das menschliche Auge anzuwenden; und zwar habe ich zunächst bei mir und einigen Kollegen, später bei einer großen Anzahl anderer Individuen Versuche angestellt, die ausnahmslos das Resultat ergeben haben, daß Cornea und Conjunctiva vollkommen anästhesiert werden. Der Verlauf der Erscheinungen ist folgender: Bringt man einige Tropfen einer zweiprozentigen Lösung in den Bindehautsack, oder noch besser: läßt man sie über die Cornea laufen, so stellt sich ein schwaches Brennen ein (verbunden mit vermehrter Tränensekretion), das nach 1/2 bis 1 Minute vollkommen wieder verschwindet, um einem dunklen Gefühle von Trockenheit Platz zu machen. – Für den Beschauer hat ein so behandeltes Auge einen sonderbar starren Ausdruck, ähnlich demjenigen, der mir schon an meinen Versuchstieren aufgefallen war. Dieser Ausdruck rührt von einer bedeutenden Erweiterung der Lidspalte her."

Dann nahm Koller eine Stecknadel, eine Pinzette und berührte das Auge. Nicht einmal ein Berührungsgefühl entstand. Die Lider schlossen sich nicht automatisch wie erfahrungsgemäß dann, wenn einem ein Fremdkörper ins Auge fällt. Kein Druckgefühl entstand im Lauf der nächsten zehn Minuten. Wenn man dann weiter Kokain ins Auge tröpfelte, verlängerte sich die Betäubung.

Koller arbeitete unermüdlich weiter. Das einmal Erreichte ließ ihn nicht mehr los. Erfolge wollte er sehen, therapeutische Erfolge!

Der Leiter der 2. Augenklinik, Professor von Reuss, zeigte sich einverstanden, daß bei schmerzhaften Augenerkrankungen, wie Hornhaut- und Bindehautgeschwüren, bei Wunden, der Entfernung von

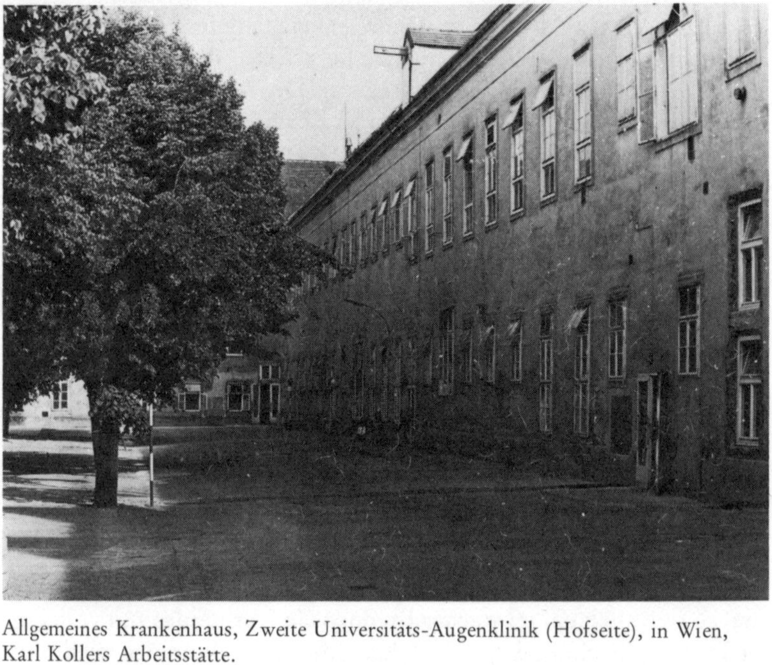

Allgemeines Krankenhaus, Zweite Universitäts-Augenklinik (Hofseite), in Wien, Karl Kollers Arbeitsstätte.

DIE ÖRTLICHE BETÄUBUNG
Carl Ludwig Schleich

Als junger Mediziner haßte ich es zu narkotisieren, obwohl es unvermeidlich war. Anstatt operieren zu dürfen oder bei Operationen zu assistieren, mußten die Benjamine der Klinik damals narkotisieren. Glücklicherweise änderte sich das bald. An der Universitäts-Frauenklinik wurden alle Ärzte in fünf Gruppen eingeteilt, mit jeweils einem Oberarzt. Die Gruppen machten an aufeinanderfolgenden Tagen Dienst: Operationen, Transfusionen und Anästhesien.

Für jede Narkose waren ein älterer und ein jüngerer Arzt eingeteilt. Der ältere Kollege vollzog die Narkose, wenn der Professor operierte oder wenn eine schwierige Operation zu erwarten war, der jüngere, unter Aufsicht des älteren, bei anderen Fällen. Eines Tages war ich dran mit meinem Oberarzt Tarján. Der Professor sollte operieren. Tarján spritzte intravenös das die Tiefnarkose einleitende Schlafmittel ein, vergaß aber, die Patientin aufzufordern zu zählen, d. h. sie so lange sprechen zu lassen, bis sie einschläft. Dagegen erzählte er eine spannende Geschichte aus seiner Schauspieler-Laufbahn, als er noch mit Marika Rökk in der *Zirkusprinzessin* in Berlin aufgetreten war. Auf einmal winkte er mir zu, daß ich anfangen solle, den Äther auf die Narkosemaske zu tropfen. Ich tropfte und tropfte. Bald waren schon 50 Gramm vertropft, und die Patientin lag völlig entspannt, ruhig, atmete gleichmäßig, Pupillen und Blutdruck waren normal.

Der Professor war inzwischen mit der Handdesinfektion fertig. Er kam herein, zog den sterilen Kittel an. Die Patientin war mit sterilen Tüchern abgedeckt. Die Assistenten warteten mit gefalteten Händen auf den Beginn der Operation. Wie üblich, mußte der Narkotiseur den Beginn freigeben. Tarján meldete in theatralischem Ton: „Herr Professor, Sie können anfangen, die Patientin schläft tief.“ Das Skalpell des Professors richtete sich blitzschnell auf den Bauch der Patientin, war aber noch in der Luft, als die angeblich tief Narkotisierte mit klarer Stimme sagte: „Vielleicht schlafen Sie, Sie Arschloch!“ Ein donnerndes Gelächter ertönte im Operationssaal.

Es war auch mir unverständlich, weshalb sie nicht schlief. Aber das Erlebnis lehrte mich, welch große individuelle Unterschiede es von Patient zu Patient gibt. Daß sie sich nicht bewegt und bis dahin keinen Ton von sich gegeben hatte, erklärte sie später damit, daß auch sie in den Bann von Tarjáns Erzählkunst geraten war. Vielleicht wollte sie die Geschichte bis zum Ende hören, und dieser Wunsch hatte Kräfte in ihr mobilisiert, die sie der Narkosewirkung entzogen. Wie sich herausstellte, vertrug sie außerordentlich viel, weil sie an Alkohol gewöhnt war. Es war auch sinnlos, weiter zu versuchen, ihr Äther zu geben, weil sie zuviel gebraucht hätte, um tatsächlich schlafen zu können; das war uns zu riskant. Man stellte sich schnell um auf örtliche Betäubung, und die Operation wurde dann reibungslos durchgeführt.

Hätte Schleich die Lokalanästhesie nicht erfunden, so hätte der Oberarzt noch viel erzählen oder die Patientin in einen hypnotischen Zustand versetzen müssen, um dem Professor zu ermöglichen, ihr die Myome zu entfernen.

Carl Ludwig Schleich war ein eigenwilliger, seinem Vater höriger und gleichwohl genialer Arzt, der lieber ein – sicher nur mittelmäßiger – Künstler geworden wäre. Er wurde 1859 in Stettin geboren und starb 1922 in Berlin. Er war der Entdecker der örtlichen Betäubung für chirurgische Eingriffe. Das allein reichte aus, ihn im Pantheon als den größten Wohltäter der Menschheit aufzunehmen. Mindestens 10 der 17 Nobelpreisträger für Medizin (bis 1922) können es in diesem Punkt nicht mit ihm aufnehmen.

Jedesmal, wenn ich die Nadel zur örtlichen Betäubung ansetze, stelle ich mir kopfschüttelnd die Frage, wie die Ärzte zu Schleichs Zeiten so verbohrt sein konnten und ihn nicht täglich in ihr Dankgebet einbezogen. Schleich gibt darauf selbst die Antwort, er kannte seine Pappenheimer gut: „Das Gesetz des ökonomischen Egoismus ist stärker als jede Humanitätsidee.“ Anders gesagt: In finanziellen Angelegenheiten kennen viele keine Freunde. Geht es um materiellen Vorteil, so muß sich die Vernunft beugen, die Wissenschaft im Hintergrund bleiben. Schleichs Urteil kam nicht von ungefähr. Er hatte jeden Grund, seine Kollegen sowohl von der Ausbildung wie von der menschlichen Seite her negativ zu beurteilen.

Dabei nahm der junge Student sein Leben zunächst gar nicht so ernst. Immer wieder riß er aus und wollte mit dem Medizinstudium aufhören. Er amüsierte sich in Berlin, in Zürich und auch in Greifswald, wo er endlich mit achtundzwanzig, gedrängt durch die Nähe des Vaters, der mit ihm studierte, promovierte. Schleich stammte aus einer großen und vermögenden Familie. In seinem Fall sollte sich zeigen: Nicht nur arme Menschen (oder Menschen, die sich in einer Notsituation befinden) können Großes leisten. Schleich war als einziger Sohn und als lang erwarteter Erbe eines Namens, der über Stettin hinaus bekannt war, zur Welt gekommen und sollte das Sorgenkind der Familie werden. Bald bemerkte der Junge, daß es außer Medizin noch andere wichtige Dinge gibt, um einen Menschen gesund und froh zu erhalten. Aus dem schwächlichen Kind wurde eine „Bombennatur". Diese hatte er der Liebe seiner Mutter zu verdanken, die „außerordentlich dazu beitragen kann, die Konstruktionsfehler der Anlagen solcher gepäppelten Maschinen zu kompensieren". Die Fröhlichkeit war ein Familienerbe, die bei ihm oft weitging. Die Kandarre aber hielt der Vater fest in der Hand – fest, doch gerecht. Zielstrebig, mit aller Herzensgüte, führte er seinen Sohn noch als Erwachsenen an der Hand. Das war auch notwendig. Ohne diesen Vater wäre Schleich Dichter, Sänger oder Musiker geworden. Er neigte zu diesen „Entartungen"; es interessierte ihn alles, was nicht mit seinem Medizinstudium zu tun hatte. Er riß oft aus, machte Schulden. Aber der Vater, der überall geliebte Augenarzt, war immer zur Stelle, wenn er sah, daß sein Schäflein im Begriff war verlorenzugehen. Er fand stets dir richtigen Worte, um den jungen Carl wieder in die Zielrichtung zu lenken. Es kam nie zu einem Vorwurf oder Bruch zwischen Vater und Sohn. Es bestand dauernd eine gegenseitige Verständigung und Verständnis für die Lage und Ziele des anderen. Feinfühligkeit und Taktgefühl war die Devise beider Schleichs.

Als der Junge einmal mit Hilfe des Kammersängers Curiel aus Zürich, wo Schleich Medizin studieren sollte, nach Mailand reiste und die Aufnahmeprüfung auf dem strengen Konservatorium schaffte, schickte er seinem Vater folgendes Telegramm: „Bin in Mailand, stop. Werde Sänger, stop. Dein treuer Sohn."

Die Antwort kam schon nach wenigen Stunden: „Bin übermorgen Mittag in Mailand, stop. Dein treuer Vater."

Er kam, hörte aufmerksam zu und überzeugte den Sohn von dessen falscher Entscheidung mit psychologischer Raffinesse. Sänger werden, warum nicht? Wenn jemand einen Beruf ernst nimmt und das bestimmte Etwas besitzt, dann kann er auch als Sänger große Leistungen vollbringen! Und dann hätte wohl jeder Vater als Nächstes gesagt: Bist du dir deines Talentes sicher?

Nicht so Dr. Schleich. Er sprach über das kleine Organ, den Kehlkopf, den Sohn Carl aus der Anatomie bestens kannte und von dem alles abhing. Nicht vom Willen, nicht von der Fähigkeit, sondern von der Intaktheit der zwei kurzen Stimmbänder hing seiner Ansicht nach alles ab. Wenn nur eine linsengroße Warze darauf entstand, war die Stimme hin. Das leuchtete dem Sohn ein. In Anbetracht des halben Sieges ging der Vater mutig noch einen Schritt weiter. Er schilderte die unerläßlichen Eigenschaften eines großen Sängers, eines Tenors. Außer Gottesbegabung gehörten Selbstsicherheit und ein unbedingter Siegeswille dazu. Vater Schleich stellte seinen Sohn noch in Mailand auf die Probe: Er führte ihn auf einen größeren Platz, an dessen einem Laternenpfahl eine gedeckte Tonne stand. „Wenn du Courage hast", sagte er zum Sohn, „steig hinauf und fang an zu singen! Die Italiener sind ein sangeslustiges und leicht entflammbares Volk. Wenn sie dich auf den Schultern zum Hotel tragen, magst du Sänger werden! Wenn du aber polizeilich verhaftet werden solltest, laß es bleiben!"

Er brauchte nicht mehr zu sagen. Der Junge packte, und sie fuhren nach Zürich zurück, um weiter Medizin zu studieren. Die Geschichte zeigt gleichzeitig, daß Carl Ludwig Schleich ein Mann war, der sich von Argumenten überzeugen ließ. Eine wichtige Eigenschaft, die bei der Beurteilung seines Charakters ins Gewicht fallen wird.

Aber aus der Medizin wurde zunächst trotzdem nichts. Er hatte gute Trinkbrüder, die zu allen Späßen aufgelegt waren. Trinkfestigkeit und Musikalität zogen aus Zufall die Aufmerksamkeit eines großen Dichters deutscher Sprache auf Schleich; es war Gottfried Keller. Alle sechs Wochen gingen sie einmal auf Sauftour. Der Einfluß des *Grünen Heinrichs* war so stark, daß Schleich nun Dichter werden wollte. Aber er hatte kein Wunder in sich entdeckt, das, laut Keller, das Zeichen sei, daß jemand das Zeug zum Dichter in sich trägt. So blieb Schleich in einer nüchternen Stunde nur die Selbstanalyse übrig. Er stellte eine Bilanz auf:

„Die absolute Freiheit hatte mich nun fast zwei Jahre in einen Taumel und Rausch gepeitscht, dem auch meine großen physischen Kräfte, meine goldene Gesundheit nicht standhalten konnten. Dazu die schwere moralische Depression über ein fast unsinniges Schuldenmachen, zu dem mich die Leiter von Genuß zu Genuß ohne Halt abwärtsgeführt hätte."

Es ist wirklich selten, daß jemand sich aus dieser Tiefe, dazu belastet mit einer gewissen musischen Mentalität, aufraffen kann und den richtigen Weg zu gehen beginnt. Selbstverständlich war auch das nur mit Hilfe des Vaters möglich. Der Junge vertraute stets darauf, daß der Vater ihm wohlwollend gesonnen und auf seine Zukunft bedacht war. Ich weiß nicht, ob die heutige Jugend noch richtig zu begreifen vermag,

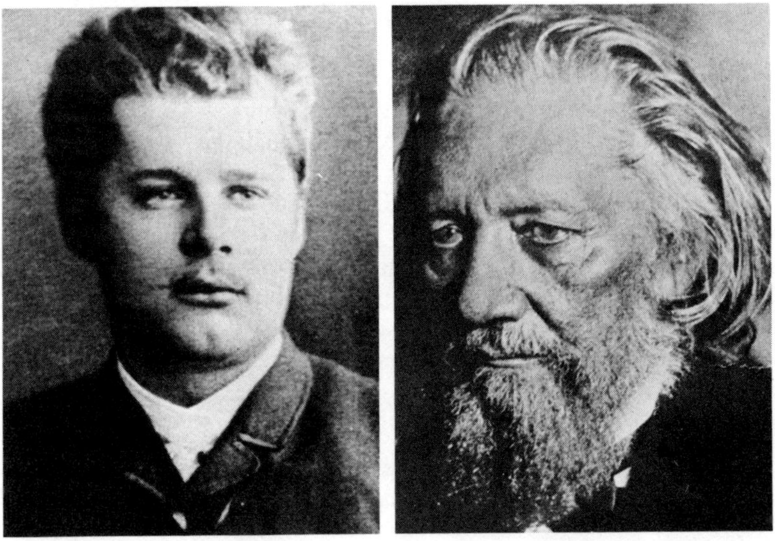

Carl Ludwig Schleich als Assistent in Greifswald; rechts: sein Vater.

was auf dem Grabstein des alten Schleich steht: „Terminus vitae, sed non amoris" – Ende des Lebens, doch nicht der Liebe.

Der junge Schleich ging nach Greifswald, um seine Studien, diesmal ernsthaft, fortzusetzen. Er bestand dort das Physikum und übersiedelte 1882 nach Berlin.

Berlin war damals seit kurzem die Hauptstadt des Deutschen Reiches, hatte aber immer noch die Züge einer Provinzstadt. Man nannte es scherzhaft Stettins Vorstadt. Aber das Leben sprühte. Viele Ausländer, meist Geschäftsleute, strömten nach Berlin. Auch Musik, Theater, Oper, leichte Muse fanden regen Zuspruch. Das Nachtleben bot alles, was das Herz begehrte. Sich amüsieren war das Schlagwort. In den Villenvierteln wuchsen Paläste empor, am Tiergarten wurde die Siegessäule errichtet. Gesellschaften entstanden, junge Akademiker wurden herumgereicht. Die Parvenüs brauchten sie. Das Volk verbrachte sein Wochenende im Tiergarten, am Spreeufer. Die Nächte waren heiß und lang; das Leben, hieß es, sei süß und kurz.

Merkwürdigerweise ging Schleich in dieser Sündenstadt nicht unter. In Zürich, das, wie man sagte, doppelt so groß war wie der Schwechater Friedhof in Wien, aber nur halb so amüsant, hatte er gelumpt; in

Berlin arbeitete er. Nicht, daß er zurückgezogen gelebt hätte, nein; aber er war mäßig geworden, wenn auch faul geblieben. Immerhin wurde er Famulus bei dem elegantesten Operateur seiner Zeit, Professor von Langenbeck in der Chirurgischen Klinik. Er besuchte kaum die Vorlesungen, denn er war der Meinung, daß das, was man in der Praxis en passant lernt, unbezahlbar ist und später das Studium aus Büchern die Lücken schließen wird. Bald wurde der junge Student der Chloroform-Spezialist der Klinik. Hier legte er die Grundsteine zu seiner späteren Entdeckung. Er wurde täglich mit den Gefahren der Narkose konfrontiert und fing an, nach einer besseren Lösung zu suchen, zumal er Chloroform verabscheute.

In der Klinik begegnete er zum ersten Mal auch den Tücken der Mediziner. Er erlebte den schonungslosen Kampf, wenn es um Geld ging. Als Professor von Langenbeck pensioniert wurde, mußte der alte Arzt

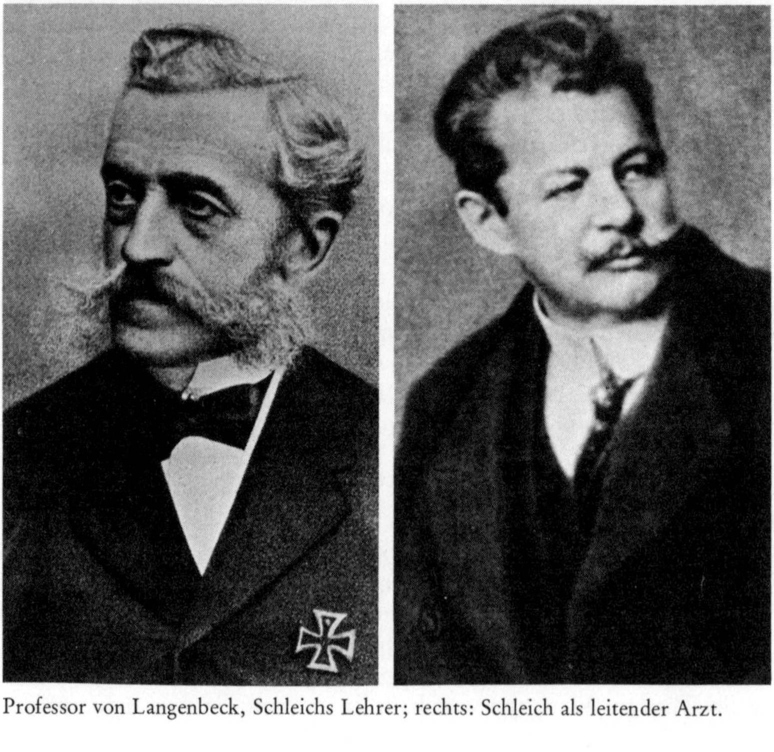

Professor von Langenbeck, Schleichs Lehrer; rechts: Schleich als leitender Arzt.

Fremdkörpern Kokain in die Augen geträufelt wurde, um die Schmerzen bei den Behandlungen aufzuheben.

Als die Ergebnisse überzeugend waren, entfernte Professor von Reuss im Sommer 1884 einen Star in örtlicher Betäubung – es war der erste Fall dieser Art in der Geschichte der Medizin. Dann folgte eine Reihe anderer Operationen bei Kindern und Alten, bei Frauen und Männern. All die Betäubungen durch die Kokainlösung erfüllten den langersehnten Wunsch, keine Schmerzen mehr zu haben bei der Operation.

Koller war sich bewußt, welche Pioniertat er vollbracht hatte. Er wußte aber auch, daß es den Mitmenschen wenig nützt, wenn so eine Entdeckung verborgen bleibt oder nur einem bescheidenen Kreis bekannt wird. Er drängte auf die Veröffentlichung. Ein Freund von ihm, Dr. Josef Brettauer, Chefarzt in der Augenabteilung des Krankenhauses in Triest, übernahm die Aufgabe, auf der Jahresversammlung der Ophtalmologischen Gesellschaft in Heidelberg eine kurze Mitteilung darüber zu machen.

Das geschah am 15. August 1884. Der Vortrag wirkte wie eine Sensation. Von überall kamen Fragen an Koller nach Wien. Aber fast schneller noch als im eigenen Land wurde seine Entdeckung in den Vereinigten Staaten bekannt. Professor Noyes aus New York, gleichzeitig Vorsitzender der Amerikanischen Ophtalmologischen Gesellschaft, hatte an dem Kongreß in Heidelberg teilgenommen und danach sofort seinen Freunden geschrieben. Schon am 8. September, knapp drei Wochen nach dem Vortrag – geradezu in Weltrekordzeit – wurde die erste Augenoperation in Amerika unter örtlicher Betäubung durchgeführt. Die Amerikaner kannten keinen Futterneid. Am 18. Oktober erschienen bereits die medizinischen Berichte über schmerzlose Schieloperationen.

Auch die Berliner Augenärzte zeigten sich solchen Wohltaten für die Menschen gegenüber aufgeschlossen. Vom 22. September bis 18. Oktober operierte Hirschberg, ein bekannter Augenarzt, allein 38 Fälle und führte die erste Augenentfernung in Lokalanästhesie durch. Er drückte sich kurz aus: „Das Mittel hat bei der praktischen Anwendung allen Erwartungen entsprochen." Ein halbes Jahr später wurde Freuds Vater ein Glaukom in Lokalanästhesie entfernt.

Die Wiener Ärzte aber waren nicht gerade vor Freude hingerissen, daß es einem Landsmann gelungen war, mit 27 Jahren Weltruhm zu erlangen. Er hatte gehofft, wenigstens Assistent (das entspricht dem deutschen Oberarzt) in einer der zwei Wiener Augenkliniken zu werden; vergebens. Der Trost, den ihm Freud spendete: ,,Die großen Entdeckungen werden nur von großen Entdeckern gemacht", war sicherlich ein Beistand, aber zu wenig zum Leben.

Verzweiflung und Reizbarkeit zeigten sich bei Koller. Freud fand ihn als einen Neurastheniker. Das ist nicht erstaunlich: Was Koller nach seinem Welterfolg durchmachen mußte, hätte selbst einen Phlegmatiker aus der Ruhe gebracht. Man begann zunächst, an der Priorität seiner Entdeckung zu zweifeln. Der Angriff kam nicht von ungefähr.

Königstein, der die Möglichkeit, Erstentdecker zu werden, von Freud bekommen hatte, sie jedoch nicht nutzte, fing an zu behaupten, daß er das Kokain als Lokalanästhetikum entdeckt habe. Diese Behauptung war so eigenmächtig, daß Freud, mit dem späteren Nobelpreisträger Professor J. Wagner-Jauregg als Schiedsrichter, ihn zwang, sie offiziell zurückzuziehen. In der Tat hatte Königstein das Kokain nur als therapeutisches Mittel benützt, und zweifellos war es Kollers Verdienst, als erster die Schmerzbefreiung durch Kokain bei Operationen entdeckt und beschrieben zu haben.

Kaum war dieses Mißverständnis ausgeräumt, als Professor Roßbach, Direktor des Pharmakologischen Institutes in Würzburg, anfing (18. 12. 88), an Kollers Priorität zu rütteln. Mit einer Oberflächlichkeit, die zeigte, daß er nicht einmal Kollers Originalveröffentlichungen gelesen hatte, und mit einer Anmaßung, die sich nur ein Universitätsprofessor einem Ranglosen gegenüber erlaubt, stellte Roßbach in der *Berliner Klinischen Wochenschrift* falsche Behauptungen auf, die Koller sofort widerlegte.

Der einzige, der niemals Anspruch auf Priorität erhob und immer wieder für Koller eintrat, dem Koller aber in der Tat seine Entdeckung verdankte, war Sigmund Freud. Er war ohne Neid, daß nicht ihm der große ,,Wurf" gelungen war. So schrieb er schon 1885:

,,Herr Dr. Karl Koller hat unabhängig von meiner persönlichen Anregung den glücklichen Gedanken gefaßt, durch das Cocain, dessen abstumpfender Einfluß auf die Sensibilität der Schleimhäute seit langem bekannt ist, eine vollständige Anästhesie und Analgesie [Betäubung und Schmerzbefreiung] an der Cornea und Conjunctiva zu erzeugen, und hat fernerhin den hohen praktischen Wert dieser lokalen Anästhesie durch Tierversuche und Operationen am Menschen erwiesen."

Zwei Jahre später hebt Freud Kollers Leistung nochmals mit den Worten hervor:

„. . . eine glänzende Anwendung, welche Karl Koller von der anästhesierenden Eigenschaft des Cocain zum Heile der Kranken und zur Förderung der ärztlichen Kunst zu machen verstand."

Und 1925, in seiner Autobiographie, weist Freud wiederum ausdrücklich auf Kollers Verdienst hin:

„Koller gilt darum mit Recht als der Entdecker der Lokalanästhesie durch Cocain, die für die kleine Chirurgie so wichtig geworden ist."

Schon 1884/85 empfahl er Koller, nach Amerika oder nach England zu gehen, wo er mit seiner Tüchtigkeit sicherlich weiterkommen würde. Er versuchte, ihm zu helfen, wo er nur konnte. Koller erkannte Freuds Dienste noch nach fünfzig Jahren an (1934):

„Ich bin Freud für häufige geistige Anregung und Förderung während unserer gemeinsamen Studien- und Spitalzeit zu großem Dank verpflichtet."

Da Koller zunächst nicht in die Staaten auswandern wollte, schlug Freud ihm vor, an der Versammlung der Naturforscher in Straßburg 1885 teilzunehmen, um sich nach einer Anstellung umzusehen. Es glückte ihm, eine Oberarztstelle an der Utrechter Augenklinik zu bekommen. Danach ging er 1888 aber doch über London nach New York.

Freuds Rat erwies sich als goldrichtig. Koller konnte bald eine Praxis eröffnen, und er heiratete. Die Zahl der Patienten wuchs rasch, und sie würdigten seine Hand, seine Geschicklichkeit und seine Verdienste. Wie es in den Vereinigten Staaten üblich ist, arbeitete er gleichzeitig an mehreren Krankenhäusern, so an dem Montefiore und Mount Sinai Hospital.

Auszeichnungen ließen nicht lange auf sich warten. Ehrenmitgliedschaften und Ernennungen häuften sich. Die Amerikanische Ophtalmologische Gesellschaft zeichnete ihn 1922 mit einer Goldmedaille aus. Die Gesellschaft der amerikanischen und kanadischen Anästhesisten übergab ihm eine „Scroll of Recognition" genannte Anerkennungsurkunde für seine verdienstvolle Forschung in der Betäubung und Schmerzlinderung. Und endlich raffte sich auch Europa auf. 1929 verlieh ihm die Heidelberger Universität (45 Jahre nach dem ersten Vortrag über Kokain!) die Goldene Kußmaul-Medaille.

Am fünfzigsten „Geburtstag" der Lokalanästhesie konnte sich Koller vor Ehrenmitgliedschaften und Gedenkreden nicht mehr retten –

eine zu späte Ehrung für den 77jährigen. Nichts von allem aber hat Koller soviel bedeutet wie die Anerkennung, die ihm 1885 von H. Cohn aus Breslau zuteil wurde:

„Unter den Männern, die sich wirklich um die leidende Menschheit ein unsterbliches Verdienst erworben haben, wird der junge Dr. Koller in Wien stets einen hervorragenden Platz einnehmen."

Als ich 1958 in New York lebte, wohnte ich in der Madison Avenue gegenüber dem Haus, wo „Dr. Coca Koller", wie Freud ihn geistreich genannt hatte, seine Praxis hatte. Öfters täglich bin ich an den Türen vorbeigegangen, ohne zu ahnen, wer Jahrzehnte lang hinter ihnen gewirkt hat. Heute, nachträglich in Gedanken, ziehe ich meinen Hut vor dem damals schon Verstorbenen – im Bewußtsein, daß diesem mutigen Forscher der Medizin und großen Wohltäter der Menschheit die letzte Würdigung seiner Verdienste versagt geblieben ist.

DIE ÖRTLICHE BETÄUBUNG
Carl Ludwig Schleich

Als junger Mediziner haßte ich es zu narkotisieren, obwohl es unvermeidlich war. Anstatt operieren zu dürfen oder bei Operationen zu assistieren, mußten die Benjamine der Klinik damals narkotisieren. Glücklicherweise änderte sich das bald. An der Universitäts-Frauenklinik wurden alle Ärzte in fünf Gruppen eingeteilt, mit jeweils einem Oberarzt. Die Gruppen machten an aufeinanderfolgenden Tagen Dienst: Operationen, Transfusionen und Anästhesien.

Für jede Narkose waren ein älterer und ein jüngerer Arzt eingeteilt. Der ältere Kollege vollzog die Narkose, wenn der Professor operierte oder wenn eine schwierige Operation zu erwarten war, der jüngere, unter Aufsicht des älteren, bei anderen Fällen. Eines Tages war ich dran mit meinem Oberarzt Tarján. Der Professor sollte operieren. Tarján spritzte intravenös das die Tiefnarkose einleitende Schlafmittel ein, vergaß aber, die Patientin aufzufordern zu zählen, d.h. sie so lange sprechen zu lassen, bis sie einschläft. Dagegen erzählte er eine spannende Geschichte aus seiner Schauspieler-Laufbahn, als er noch mit Marika Rökk in der *Zirkusprinzessin* in Berlin aufgetreten war. Auf einmal winkte er mir zu, daß ich anfangen solle, den Äther auf die Narkosemaske zu tropfen. Ich tropfte und tropfte. Bald waren schon 50 Gramm vertropft, und die Patientin lag völlig entspannt, ruhig, atmete gleichmäßig, Pupillen und Blutdruck waren normal.

Der Professor war inzwischen mit der Handdesinfektion fertig. Er kam herein, zog den sterilen Kittel an. Die Patientin war mit sterilen Tüchern abgedeckt. Die Assistenten warteten mit gefalteten Händen auf den Beginn der Operation. Wie üblich, mußte der Narkotiseur den Beginn freigeben. Tarján meldete in theatralischem Ton: „Herr Professor, Sie können anfangen, die Patientin schläft tief." Das Skalpell des Professors richtete sich blitzschnell auf den Bauch der Patientin, war aber noch in der Luft, als die angeblich tief Narkotisierte mit klarer Stimme sagte: „Vielleicht schlafen Sie, Sie Arschloch!" Ein donnerndes Gelächter ertönte im Operationssaal.

Es war auch mir unverständlich, weshalb sie nicht schlief. Aber das Erlebnis lehrte mich, welch große individuelle Unterschiede es von Patient zu Patient gibt. Daß sie sich nicht bewegt und bis dahin keinen Ton von sich gegeben hatte, erklärte sie später damit, daß auch sie in den Bann von Tarjáns Erzählkunst geraten war. Vielleicht wollte sie die Geschichte bis zum Ende hören, und dieser Wunsch hatte Kräfte in ihr mobilisiert, die sie der Narkosewirkung entzogen. Wie sich herausstellte, vertrug sie außerordentlich viel, weil sie an Alkohol gewöhnt war. Es war auch sinnlos, weiter zu versuchen, ihr Äther zu geben, weil sie zuviel gebraucht hätte, um tatsächlich schlafen zu können; das war uns zu riskant. Man stellte sich schnell um auf örtliche Betäubung, und die Operation wurde dann reibungslos durchgeführt.

Hätte Schleich die Lokalanästhesie nicht erfunden, so hätte der Oberarzt noch viel erzählen oder die Patientin in einen hypnotischen Zustand versetzen müssen, um dem Professor zu ermöglichen, ihr die Myome zu entfernen.

Carl Ludwig Schleich war ein eigenwilliger, seinem Vater höriger und gleichwohl genialer Arzt, der lieber ein – sicher nur mittelmäßiger – Künstler geworden wäre. Er wurde 1859 in Stettin geboren und starb 1922 in Berlin. Er war der Entdecker der örtlichen Betäubung für chirurgische Eingriffe. Das allein reichte aus, ihn im Pantheon als den größten Wohltäter der Menschheit aufzunehmen. Mindestens 10 der 17 Nobelpreisträger für Medizin (bis 1922) können es in diesem Punkt nicht mit ihm aufnehmen.

Jedesmal, wenn ich die Nadel zur örtlichen Betäubung ansetze, stelle ich mir kopfschüttelnd die Frage, wie die Ärzte zu Schleichs Zeiten so verbohrt sein konnten und ihn nicht täglich in ihr Dankgebet einbezogen. Schleich gibt darauf selbst die Antwort, er kannte seine Pappenheimer gut: „Das Gesetz des ökonomischen Egoismus ist stärker als jede Humanitätsidee.“ Anders gesagt: In finanziellen Angelegenheiten kennen viele keine Freunde. Geht es um materiellen Vorteil, so muß sich die Vernunft beugen, die Wissenschaft im Hintergrund bleiben. Schleichs Urteil kam nicht von ungefähr. Er hatte jeden Grund, seine Kollegen sowohl von der Ausbildung wie von der menschlichen Seite her negativ zu beurteilen.

Dabei nahm der junge Student sein Leben zunächst gar nicht so ernst. Immer wieder riß er aus und wollte mit dem Medizinstudium aufhören. Er amüsierte sich in Berlin, in Zürich und auch in Greifswald, wo er endlich mit achtundzwanzig, gedrängt durch die Nähe des Vaters, der mit ihm studierte, promovierte. Schleich stammte aus einer großen und vermögenden Familie. In seinem Fall sollte sich zeigen: Nicht nur arme Menschen (oder Menschen, die sich in einer Notsituation befinden) können Großes leisten. Schleich war als einziger Sohn und als lang erwarteter Erbe eines Namens, der über Stettin hinaus bekannt war, zur Welt gekommen und sollte das Sorgenkind der Familie werden. Bald bemerkte der Junge, daß es außer Medizin noch andere wichtige Dinge gibt, um einen Menschen gesund und froh zu erhalten. Aus dem schwächlichen Kind wurde eine „Bombennatur". Diese hatte er der Liebe seiner Mutter zu verdanken, die „außerordentlich dazu beitragen kann, die Konstruktionsfehler der Anlagen solcher gepäppelten Maschinen zu kompensieren". Die Fröhlichkeit war ein Familienerbe, die bei ihm oft weitging. Die Kandarre aber hielt der Vater fest in der Hand – fest, doch gerecht. Zielstrebig, mit aller Herzensgüte, führte er seinen Sohn noch als Erwachsenen an der Hand. Das war auch notwendig. Ohne diesen Vater wäre Schleich Dichter, Sänger oder Musiker geworden. Er neigte zu diesen „Entartungen"; es interessierte ihn alles, was nicht mit seinem Medizinstudium zu tun hatte. Er riß oft aus, machte Schulden. Aber der Vater, der überall geliebte Augenarzt, war immer zur Stelle, wenn er sah, daß sein Schäflein im Begriff war verlorenzugehen. Er fand stets dir richtigen Worte, um den jungen Carl wieder in die Zielrichtung zu lenken. Es kam nie zu einem Vorwurf oder Bruch zwischen Vater und Sohn. Es bestand dauernd eine gegenseitige Verständigung und Verständnis für die Lage und Ziele des anderen. Feinfühligkeit und Taktgefühl war die Devise beider Schleichs.

Als der Junge einmal mit Hilfe des Kammersängers Curiel aus Zürich, wo Schleich Medizin studieren sollte, nach Mailand reiste und die Aufnahmeprüfung auf dem strengen Konservatorium schaffte, schickte er seinem Vater folgendes Telegramm: „Bin in Mailand, stop. Werde Sänger, stop. Dein treuer Sohn."

Die Antwort kam schon nach wenigen Stunden: „Bin übermorgen Mittag in Mailand, stop. Dein treuer Vater."

Er kam, hörte aufmerksam zu und überzeugte den Sohn von dessen falscher Entscheidung mit psychologischer Raffinesse. Sänger werden, warum nicht? Wenn jemand einen Beruf ernst nimmt und das bestimmte Etwas besitzt, dann kann er auch als Sänger große Leistungen vollbringen! Und dann hätte wohl jeder Vater als Nächstes gesagt: Bist du dir deines Talentes sicher?

Nicht so Dr. Schleich. Er sprach über das kleine Organ, den Kehlkopf, den Sohn Carl aus der Anatomie bestens kannte und von dem alles abhing. Nicht vom Willen, nicht von der Fähigkeit, sondern von der Intaktheit der zwei kurzen Stimmbänder hing seiner Ansicht nach alles ab. Wenn nur eine linsengroße Warze darauf entstand, war die Stimme hin. Das leuchtete dem Sohn ein. In Anbetracht des halben Sieges ging der Vater mutig noch einen Schritt weiter. Er schilderte die unerläßlichen Eigenschaften eines großen Sängers, eines Tenors. Außer Gottesbegabung gehörten Selbstsicherheit und ein unbedingter Siegeswille dazu. Vater Schleich stellte seinen Sohn noch in Mailand auf die Probe: Er führte ihn auf einen größeren Platz, an dessen einem Laternenpfahl eine gedeckte Tonne stand. ,,Wenn du Courage hast", sagte er zum Sohn, ,,steig hinauf und fang an zu singen! Die Italiener sind ein sangeslustiges und leicht entflammbares Volk. Wenn sie dich auf den Schultern zum Hotel tragen, magst du Sänger werden! Wenn du aber polizeilich verhaftet werden solltest, laß es bleiben!"

Er brauchte nicht mehr zu sagen. Der Junge packte, und sie fuhren nach Zürich zurück, um weiter Medizin zu studieren. Die Geschichte zeigt gleichzeitig, daß Carl Ludwig Schleich ein Mann war, der sich von Argumenten überzeugen ließ. Eine wichtige Eigenschaft, die bei der Beurteilung seines Charakters ins Gewicht fallen wird.

Aber aus der Medizin wurde zunächst trotzdem nichts. Er hatte gute Trinkbrüder, die zu allen Späßen aufgelegt waren. Trinkfestigkeit und Musikalität zogen aus Zufall die Aufmerksamkeit eines großen Dichters deutscher Sprache auf Schleich; es war Gottfried Keller. Alle sechs Wochen gingen sie einmal auf Sauftour. Der Einfluß des *Grünen Heinrichs* war so stark, daß Schleich nun Dichter werden wollte. Aber er hatte kein Wunder in sich entdeckt, das, laut Keller, das Zeichen sei, daß jemand das Zeug zum Dichter in sich trägt. So blieb Schleich in einer nüchternen Stunde nur die Selbstanalyse übrig. Er stellte eine Bilanz auf:

,,Die absolute Freiheit hatte mich nun fast zwei Jahre in einen Taumel und Rausch gepeitscht, dem auch meine großen physischen Kräfte, meine goldene Gesundheit nicht standhalten konnten. Dazu die schwere moralische Depression über ein fast unsinniges Schuldenmachen, zu dem mich die Leiter von Genuß zu Genuß ohne Halt abwärtsgeführt hätte."

Es ist wirklich selten, daß jemand sich aus dieser Tiefe, dazu belastet mit einer gewissen musischen Mentalität, aufraffen kann und den richtigen Weg zu gehen beginnt. Selbstverständlich war auch das nur mit Hilfe des Vaters möglich. Der Junge vertraute stets darauf, daß der Vater ihm wohlwollend gesonnen und auf seine Zukunft bedacht war. Ich weiß nicht, ob die heutige Jugend noch richtig zu begreifen vermag,

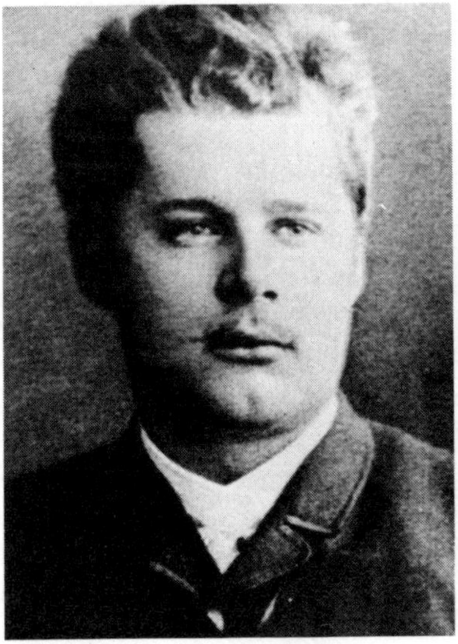 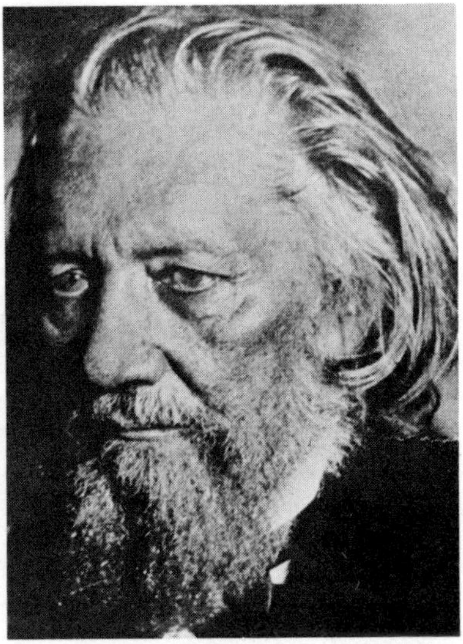

Carl Ludwig Schleich als Assistent in Greifswald; rechts: sein Vater.

was auf dem Grabstein des alten Schleich steht: „Terminus vitae, sed non amoris" – Ende des Lebens, doch nicht der Liebe.

Der junge Schleich ging nach Greifswald, um seine Studien, diesmal ernsthaft, fortzusetzen. Er bestand dort das Physikum und übersiedelte 1882 nach Berlin.

Berlin war damals seit kurzem die Hauptstadt des Deutschen Reiches, hatte aber immer noch die Züge einer Provinzstadt. Man nannte es scherzhaft Stettins Vorstadt. Aber das Leben sprühte. Viele Ausländer, meist Geschäftsleute, strömten nach Berlin. Auch Musik, Theater, Oper, leichte Muse fanden regen Zuspruch. Das Nachtleben bot alles, was das Herz begehrte. Sich amüsieren war das Schlagwort. In den Villenvierteln wuchsen Paläste empor, am Tiergarten wurde die Siegessäule errichtet. Gesellschaften entstanden, junge Akademiker wurden herumgereicht. Die Parvenüs brauchten sie. Das Volk verbrachte sein Wochenende im Tiergarten, am Spreeufer. Die Nächte waren heiß und lang; das Leben, hieß es, sei süß und kurz.

Merkwürdigerweise ging Schleich in dieser Sündenstadt nicht unter. In Zürich, das, wie man sagte, doppelt so groß war wie der Schwechater Friedhof in Wien, aber nur halb so amüsant, hatte er gelumpt; in

Berlin arbeitete er. Nicht, daß er zurückgezogen gelebt hätte, nein; aber er war mäßig geworden, wenn auch faul geblieben. Immerhin wurde er Famulus bei dem elegantesten Operateur seiner Zeit, Professor von Langenbeck in der Chirurgischen Klinik. Er besuchte kaum die Vorlesungen, denn er war der Meinung, daß das, was man in der Praxis en passant lernt, unbezahlbar ist und später das Studium aus Büchern die Lücken schließen wird. Bald wurde der junge Student der Chloroform-Spezialist der Klinik. Hier legte er die Grundsteine zu seiner späteren Entdeckung. Er wurde täglich mit den Gefahren der Narkose konfrontiert und fing an, nach einer besseren Lösung zu suchen, zumal er Chloroform verabscheute.

In der Klinik begegnete er zum ersten Mal auch den Tücken der Mediziner. Er erlebte den schonungslosen Kampf, wenn es um Geld ging. Als Professor von Langenbeck pensioniert wurde, mußte der alte Arzt

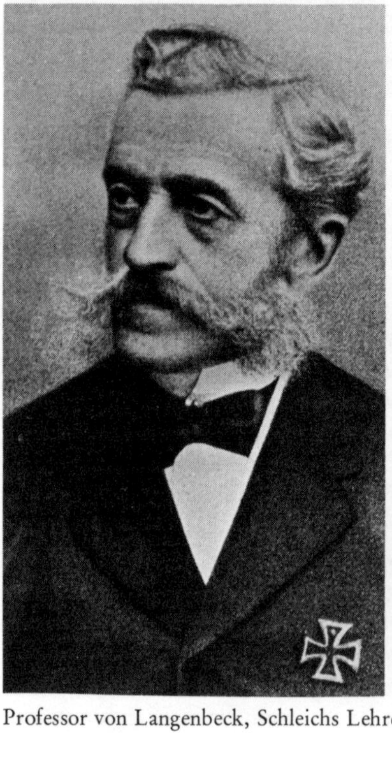
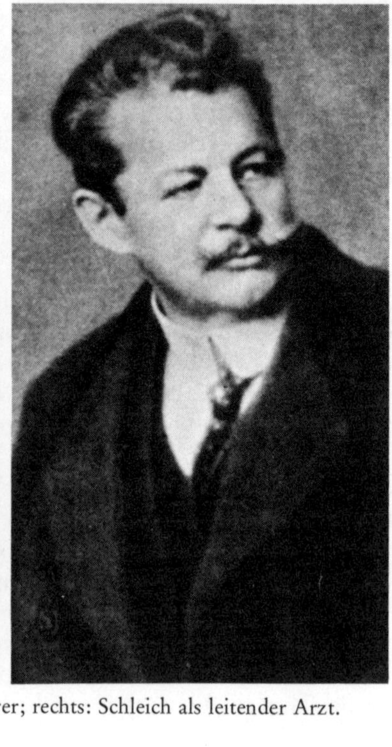

Professor von Langenbeck, Schleichs Lehrer; rechts: Schleich als leitender Arzt.

weiterarbeiten, weil er sein Vermögen verloren hatte. Die Ärzte in Wiesbaden aber, wo er sich niederließ, zeigten ihn prompt bei der Berliner Medizinischen Gesellschaft an, weil ihnen der große Name dieses Mediziners Konkurrenz machte. Schleich stellte sich ahnungslos die Frage: „Wann wird endlich einmal diese Wettrennen-Politik um Nasenlängen innerhalb der Ärzteschaft aufhören?"

Schleich blieb auch unter von Langenbecks Nachfolger, Professor von Bergmann, Famulus. Bergmann wurde später in der ganzen Welt berühmt, ja fast berüchtigt wegen seiner Rolle bei der Kehlkopfkrebs-Diagnose hinsichtlich des späteren Kaisers Friedrich III.

Die meisten Eindrücke gewann der angehende Arzt während der Famulus-Zeit bei dem Papst der Pathologen, Rudolf Virchow. Dort fing er an, seine Flügel zu entfalten. Er erfand die Marmorseife, eine Paste aus Seife und Marmorpulver. Sie wird beim Waschen anstelle der Bürste benutzt. Das aber nur nebenbei. Viel wichtiger war, daß er die Grundelemente des Operierens und der Diagnosestellung bei Virchow erlernte. Er vertiefte sich so sehr in die Arbeit, aber auch, wiederum, in das Künstlerleben, daß er zwei Semester überzog, ohne seine Examen zu machen. Die väterliche Kasse wurde langsam knapp, das Wasser um ihn stieg immer höher. Eines Tages tauchte Vater Schleich in der Studentenbude auf: „Ich komme", so der Vater, „um mit dir das Staatsexamen zu machen! Du willst ja nicht allein darangehen!"

Er machte tatsächlich für ein halbes Jahr seine Augenarztpraxis zu und nahm eine Disziplin nach der anderen mit dem Sohn durch. Er hielt das nicht für ein großes Opfer; er fühlte sich dadurch sogar verjüngt und meinte, dieser Fortbildungskurs könne ihm nur recht sein. Das Doppelgespann legte 1887 das Staatsexamen in Greifswald ab, der kleinen idyllischen Universitätsstadt an der Ostsee.

Die Würfel waren gefallen, der Vater hatte sein Ziel erreicht. Ob er mit seiner Konsequenz, aus dem Sohn einen Arzt zu machen, recht behielt, sollte sich bald zeigen. Das leichte Leben des jungen Schleich war beendet, der Kampf begann.

Zunächst wurde Carl Ludwig Schleich Assistent der Chirurgie und Gynäkologie an den Universitäts-Kliniken in Greifswald. Er wußte, daß er kein Wissenschaftler sein wollte. Er interessierte sich für die Praxis, die tägliche Konfrontation mit Menschen. Er wollte selbständig sein, um eigene Entscheidungen zu treffen, Verantwortung zu übernehmen, und nicht zwanzig Jahre lang einem Professor in den Mantel helfen, bis er sich durch dessen Gnade habilitieren konnte.

Schleich war keine Knechtseele, er war eine Frohnatur, ein Mensch aus Fleisch und Blut, der seine Meinung nicht zurückhielt, auch wenn es ihm Nachteile brachte. Außerdem wußte er, daß „alle großen medizinischen Entdeckungen außerhalb der Hochburg der Großsiegelbewahrer der Wissenschaft [d. h. Universitäts-Kliniken] gemacht werden".

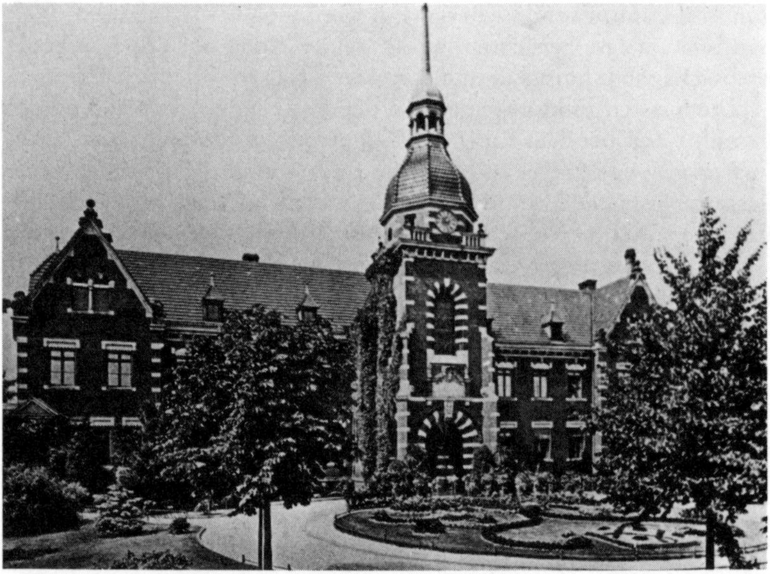

Kreiskrankenhaus Treptow, Berlin; hier war Schleich leitender Arzt.

1889 sah er in Berlin eine Möglichkeit, sich selbständig zu machen. Den letzten großen Anstoß gab wieder der Vater. Er streckte das Geld zur Eröffnung einer Privatklinik vor unter der Bedingung, daß Schleich junior ihm oder seinen Schwestern, die seinetwegen den kürzeren zogen, alles zurückgab. Eine nicht einfache Bedingung, der Schleich erst nach achtzehn Jahren völlig entsprechen konnte.

Also wieder in Berlin! Die Klinik lag am Belle-Alliance-Platz, am Ende der Friedrichstraße. Schleich und seine Frau zogen dort ein. Er hatte kurz vorher seine Gefährtin aus der Kindheit geheiratet, Hedwig Oelschlaeger aus Stettin. Sorgen und Kämpfe, Operationen und Entbindungen füllten die Tage aus. Um sich zu bewähren, brauchte er viel

Geduld, Geschicklichkeit und Selbstvertrauen. Der wesentliche Unterschied zwischen einer Universitäts-Klinik und einer Privatklinik wurde Schleich bald klar. Seine Bemerkungen darüber haben auch heute noch Gültigkeit. Während – so Schleich – in einer privaten Krankenanstalt nur einer die Verantwortung trägt, gibt es in den großen Krankenhäusern und Kliniken genügend Buckel, auf denen die Last verteilt werden kann; wenn etwas schiefgeht, dann erfährt man nicht einmal den Namen des Verantwortlichen. In einer Privatklinik setzt der Arzt seinen ganzen Ruf ein; und wenn er sich das ständig vor Augen hält, wirkt sich das natürlicherweise zu Gunsten der Patienten aus: Verantwortungsbewußtsein geht mit höchster Pflichterfüllung Hand in Hand.

Nach den Anspannungen des Tages mußte sich Schleich entspannen. Er fand einen Ausgleich in der Gesellschaft von Dichtern und Musikern wie Richard Dehmel, August Strindberg und anderen.

1890 aber brachte ein Tag der Entspannung die größte Spannung und den Wendepunkt in Schleichs Leben. Er beschrieb das selbst in seinem Buch *Besonnte Vergangenheit*: das Treffen und die Folgen des Treffens mit dem Polen Stanislaus Przybyszewski:

„Dieser hinreißend Chopin spielende Dichter zeigte mir seine wundervollen Kolleghefte (über seine histologischen Studien, weil er auch Medizinstudent war), worin sich prachtvolle Ganglienstrukturen fanden. Alle meine schönen Bilder von Hirnschnitten [aus der Zeit, als Schleich noch Famulus an der Pathologie war] fielen mir ein. Ich war versunken in diese Wunder. Plötzlich sprang ich hoch. ‚Stanislaus', rief ich, ‚Mensch, da sind Klaviersaitendämpfer. Ein Registerschaltapparat, ein Hemmungsregulator!' Entweder war ich verrückt geworden, oder es ist die Erleuchtung. Ich setzte die Möglichkeit auseinander, daß Nerven durch Einschaltung feuchter Ströme abgedämpft werden könnten."

Dann stürzte Schleich in seine Privatklinik. Er wußte von Kollers gelungenen Anästhesie-Versuchen bei Augenoperationen in Wien. Schleich und sein Assistent spritzten sich gegenseitig Kochsalzlösung ein, die mit Kokain versetzt war. Bald bemerkten sie, daß sie nichts spürten, keinen Schmerz – weder Pressen, Stechen noch Brennen. Das aufgeschwemmte Gewebe blieb taub.

Schleich unternahm eine ganze Reihe von Versuchen. Seine Arme schauten bald von den vielen Einstichen aus, als ob er auf ihnen ein Wespennest ernährt hätte. Schließlich fand er die richtige Dosierung, mit welcher die örtliche Betäubung ohne Schaden der Patienten durchgeführt werden konnte. Fünf Jahre vor Schleichs Entdeckung hatte W. S. Halsted, Professor der Chirurgie an der Johns-Hopkins-Universität in Baltimore, schon das Kokain angewandt, ohne aber die richtige Dosierung zu finden. Schleich wußte nichts von dessen Versuchen. Der hohe Prozentanteil von Kokain, den Halsted nahm, war riskant, da er zur Kokainsucht führen konnte.

Schleich hatte drei Rezepte. Er gab zu 100 Milliliter destilliertem Wasser entweder 0,02 oder 0,1 oder 0,2 Gramm Kokain, also eine winzige Menge. Er hatte auch festgestellt, daß man von dieser Lösung weniger unter die Haut einspritzen muß, wenn man den Lösungen etwas Morphium (0,005–0,02 Gramm) zugab.

Als er sich von der Wirkung der Kokainlösung völlig überzeugt hatte, wandte er sie zur örtlichen Betäubung bei Operationen an.

Bei wem und bei welcher Operation er die erste Lokalanästhesie ansetzte, wissen wir nicht. Bekannt ist aber, welche Art von Operationen er durchführte.

Er ging schrittweise vor, d. h. er spritzte erst einen kleinen Quaddel unter die Haut, damit sie etwas vorgewölbt wurde. Dann setzte er mehrere Quaddeln um das Operationsgebiet, um die Grenzen abzustecken. Danach ging er von der kleinen betäubten Vorwölbung aus und brachte die Lösung in der geplanten Schnittlinie unter die Haut. Haut und Bindegewebe (d. h. die Fettschicht, die direkt unter der Haut liegt) quollen auf und schauten aus, wie wenn man die Haut verdickt hätte. Darauf führte er die Nadel tiefer. Durch gleichzeitiges Spritzen ging er über die Muskelhaut zum Muskel. Dann wartete er so lange, bis der Patient ein völlig taubes Gefühl angab, wenn man seine Haut mit einer Pinzette anfaßte oder mit einer Nadelspitze stach. Die Haut und die weiteren Schichten wurden eröffnet, und wenn die Operation es erforderte, nahm man wieder Kokainlösung und infiltrierte noch tiefere Gebiete.

Man konnte mit Hilfe der Lokalanästhesie nicht nur kleine Geschwülste an der Haut entfernen oder einen Furunkel zum Beispiel am Oberschenkel öffnen, sondern man konnte auch große chirurgische Eingriffe wie etwa am Magen oder an den Eierstöcken durchführen, so konnte man sogar amputieren.

Die Erfolge wirkten bei Schleich und seinen Ärzten, von den Patienten nicht zu sprechen, wie eine Erlösung. Nachdem er genügend Erfahrungen gesammelt hatte, hielt er es für richtig, seine Entdeckung auch anderen zugängig zu machen. Er freute sich darauf, aus dem Schatten des Alltagslebens eines Arztes wie ein Künstler hervorzutreten und sich über die Anerkennung zu freuen. Es kam aber anders.

Er meldete seinen Vortrag nach zwei Jahren, also nach einer reichlichen Erprobungszeit an. Er führte 1892 in Berlin den 800 Chirurgen eines Kongresses der Deutschen Gesellschaft für Chirurgie mit nüchternen Worten seine Entdeckung und deren Ergebnisse vor. Die Reaktion war ein ungläubiges Gemurmel, das sich wahrscheinlich rasch gelegt hätte – der Vortrag wäre vergessen worden und die Ärzte wären zur Tagesordnung übergegangen, wenn der junge, unbekannte Arzt seinen Vortrag über die örtliche Betäubung nicht mit folgenden Sätzen beendet hätte:

„Ich halte es aus ideellen, moralischen und strafrechtlichen Gesichtspunkten für nicht mehr erlaubt, mit diesem unschädlichen Mittel in der Hand die gefährliche Narkose da anzuwenden, wo dieses Mittel zureichend ist."

Mit gewaltiger Entrüstung erhoben sich die Ärzte, als sie das hörten; und diese Entrüstung ließ keine Erklärung des Satzes zu. Der Präsident, Professor von Bardeleben, stopfte den Mund des jungen Chirurgen, der gedemütigt den Saal verließ.

Das ist die kurze Geschichte einer epochalen Entdeckung, die der 33jährige Carl Ludwig Schleich in den Dienst der Menschheit stellen wollte. Er hatte an das Verständnis der Ärzte geglaubt. Er wollte für sie alle erreichen, daß sie wegen der vielen Todesfälle durch die Chloroform-Narkose nicht weiter beschimpft wurden. Er hatte aufgezeigt, daß Patienten, die keine Narkose vertrugen, schmerzlos operiert werden konnten. Seine Stimme aber blieb in den nächsten zehn Jahren die eines Predigers in der Wüste.

Dann erst übernahmen die Chirurgen, einer nach dem anderen, allmählich die Schleichsche Methode. Weniger aus der Überzeugung, daß die örtliche Betäubung ein Segen für die zu Operierenden sei, als aus anderen Gründen . . .

Man hatte beobachten müssen, daß der junge Berliner Arzt großen Zulauf von Patienten hatte. Es waren Patienten, die sich verständlicherweise vor der Chloroform-Narkose fürchteten und lieber der neuen, ungefährlicheren örtlichen Betäubung den Vorzug gaben, wenn sie operiert werden mußten.

Es passierte Schleich also, was so gut wie alle Entdecker über sich ergehen lassen müssen, die „nicht der Zunft derer [d. h. der Professoren] angehören, die sich einbilden, die Wahrheit, Weisheit und das Richteramt gepachtet zu haben“ (Schleich, *Schmerzlose Operationen*). Man hat ihn totgeschwiegen, für einen Schwindler gehalten, bis aus Amerika die Bestätigung der Lokalanästhesie kam. Jahre später hat der größte Chirurg jener Zeiten, Professor von Bergmann, anerkannt, daß „Schleichs Anästhesie die erste deutsche chirurgische Großtat überhaupt ist. Wir haben ihr außer der Narkose und dem Lister überhaupt nichts Ebenbürtiges entgegenzustellen. Schleichs Unterdrückung ist ein Schandfleck für die Chirurgie. Wir waren einfach blind.“ Offiziell wurde Schleich durch das Auftreten des Breslauer Chirurgen von Mikulicz zehn Jahre später recht gegeben.

Andere wollten die Tat und den Ruhm Schleichs dadurch schmälern, daß sie behaupteten, etwas Besseres gefunden zu haben. Zweifelsohne waren der Zusatz von Adrenalin, das die Gefäße im Operationsgebiet zusammenzieht und ein verhältnismäßig blutfreies Gebiet schafft (1902), sowie die Erfindung von Einhorn (1905), der einen neueren, ähnlich wie Kokain wirkenden Stoff fand, dessen Lösung heute den weltberühmten Namen Novokain trägt, große Fortschritte. Sie sind aber ohne die Entdeckung von Schleich nicht denkbar. Dasselbe gilt für die weiteren Betäubungsarten, die danach entwickelt wurden.

Schleich wußte sich gegen die Angriffe zu verteidigen. Zwar wollte man das Buch über seine Entdeckung zunächst nicht drucken, aber die Empfehlung von Professor Langgaard aus dem Pharmazeutischen Institut der Charité öffnete ihm die Türen des Verlagshauses Springer in Berlin. 1906 wurde schon die fünfte Auflage gedruckt. Es wurde in der ganzen Welt bekannt, was man von wenig wissenschaftlichen Büchern sagen kann. Schleich schreibt darin: „Ein Erfinder muß sich nicht alles von seinen Nachentdeckern gefallen lassen. Sie haben ja auch alle Ursache zu dem edlen Bestreben, mich zu entwerten, um ihre großen Verdienste um die Anästhesie desto greller zu beleuchten.“

Den Siegeszug konnte man trotz aller ihm in den Weg gelegten Hindernisse nicht aufhalten. Die Technik der Infiltrationsanästhesie, die er so brillant beschrieb, hat bis heute ihre Richtigkeit. Daran ändern neue Wirkstoffe überhaupt nichts. Die Lokalanästhesie siegte, Schleich wurde jedoch außer der fast unbekannten Rienecker-Medaille der Universität Würzburg keine Ehre zuteil. Er war enttäuscht; er hätte sich durchaus gern im Ruhm gesonnt. Andererseits war ihm als Arzt klar, daß es kaum jemanden seines Berufs gibt, der in den Mittelpunkt des öffentlichen Interesses rücken kann. Er beantwortet sich selbst die Frage:

Wird je ein Arzt, und sei er der Beste unter uns für alle Zeiten, von einem Volk so gefeiert werden wie ein Dichter? Niemals.

Milliarden und aber Milliarden Operationen wurden seither in örtlicher Betäubung durchgeführt, aber nur wenige Ärzte wissen, wem man das zu verdanken hat. Dabei verdient er es, daß eine große Öffentlichkeit seinen Namen kennt – wie den von Goethe, Einstein oder Edison.

Nichts wäre schöner, als wenn die Nachwelt Carl Ludwig Schleichs Wunsch erfüllen würde:

„Bleibt so lieb um mich wie immer und wartet und beobachtet noch eine Weile, was die Zukunft einem Mann bringen mag, der ein bißchen wie Walter Stolzing allein gegen eine Schar von Meistersingern zwar nicht ein Preislied, wohl aber manch preisend Liedchen zum Lobe der Gotteswelt gesungen hat, im Vollgefühl, von sich mit Recht sagen zu können, was Schiller einst von der deutschen Muse stolz behauptete:

Keines Mediceers Güte lächelte der deutschen Kunst,
Sie ward nicht gepflegt vom Ruhme,
Sie entfaltete die Blume
Nicht am Strahl der Fürstengunst.
Von der großen Herren Throne
Ging sie schutzlos, ungeehrt.
Rühmend darf's der Deutsche sagen,
Höher darf das Herz ihm schlagen:
Selbst erschuf er sich den Wert.
Darum steigt in höherm Bogen,
Darum strömt in vollern Wogen
Deutscher Barden Hochgesang.
Und in eigner Fülle schwellend,
Und aus Herzens Tiefen quellend,
Spottet er der Regeln Zwang!“

3. DIE BEFREIUNG VON TABUS

Tabu bedeutete den Naturvölkern einst Ehrfurcht vor einem geheiligten Gegenstand, verbunden mit dem Verbot, ihn anzurühren. Später wurde die Bezeichnung auf Personen ausgeweitet, die unantastbar waren, die man nicht einmal in Gedanken verletzen durfte.

Tabu ist für uns, worüber wir nicht sprechen, besser gesagt: worüber es „sich nicht ziemt" zu sprechen. So wurden vor etwa einem Jahrhundert die Mitglieder der besten und besseren Gesellschaft, vom Hochadel bis zum Bürgertum, belehrt. Aber auch den unbelehrten Schichten wurde übelgenommen, wenn sie sich nicht nach solchen Regeln verhielten.

Was wurde eigentlich tabuisiert? Das sittliche Benehmen als solches, aber hauptsächlich alles, was geschlechtsbezogen war. Das drückte dann resignierend jener Kutscher aus, der seufzte: „Ich verstehe es nicht, mein Vater war Graf, mein Sohn ist Graf, nur ich bin kein Graf."

Ja, die damalige gute Gesellschaft! Wie war diese gute, diese tabuisierte Gesellschaft? In London nicht anders als in Wien, in Berlin nicht anders als in Petersburg. Nur die Franzosen wichen, allerdings nur in Sachen Galanterie, etwas davon ab, und nicht erst seit 1789, d. h. der Revolution. In England, Mitteleuropa und in Rußland waren zwischen den Gesellschaftsschichten strenge Tabus errichtet. Wenn man auch untereinander offen war, über sittliche Verfehlungen sprach ein Baron nicht mit einem Direktor, der Direktor nicht mit seinem Schneider. Eine Mesalliance war natürlich nicht ausgeschlossen; der Betreffende jedoch schloß sich aus seiner Gesellschaftsklasse aus, und die andere nahm ihn nicht auf. Die homosexuelle Verfehlung eines Oscar Wilde wurde nicht der Neigung wegen hart bestraft, sondern in erster Linie deshalb, weil er sich an einen jungen Baron gewandt hatte. Wilde schickte man ins Gefängnis von Reading, den Baron auf eine Weltreise. Lord Palmerston, der spätere Ministerpräsident von England, infolge seiner Liebesaffären „Lord Cupid" genannt, hatte gleichzeitig mehrere Verhältnisse: eines mit einer schönen Dame der Gesellschaft, Lady Jersey, eines mit der Frau des russischen Botschafters Lieven und eines mit der Schwester des Premierministers Melbourne. Noch als rüstiger Siebziger brachte er die Frau eines Pfarrers in andere Umstände, was aber nicht bis ins Volk durchsickerte, Diskretion war die Devise, nicht die moralische Haltung.

Kinder sollten sich in der eigenen Klasse verheiraten. Die Eltern hießen eine Wahl gut, wenn „die Partie" beiden Vorteile bot. Andernfalls setzten sie alle Mittel in Bewegung, um eine Eheschließung zu verhindern. Der Wille der Eltern und die Abhängigkeit von ihrem Geld hatten großes Gewicht. Parvenüs waren nicht willkommen. Auch dann nicht, wenn sie über Millionen verfügten. Herablassend wurden in bürgerlichen Familien die Künstler angesehen: von vornherein waren sie Nichtstuer, Taugenichtse. Die Intrigen der „guten Gesellschaft" verhinderten zum Beispiel die Ehe von Franz Liszt mit der Fürstin Wittgenstein, obwohl er der größte Pianist seiner Zeit war – aber eben nur ein Pianist!

Innerhalb einer Klasse gab es jedoch ebenfalls starke Hindernisse. Beispielsweise heiratete man nicht jemanden mit einer anderen Religionszugehörigkeit. Verirrte Schäflein eines Glaubensbekenntnisses galten als verloren. Die Schäfer brachten kein Verständnis für deren Verirrungen auf. Sie bemühten sich nicht einmal, das Schaf zur Herde zurückzubringen.

Sittliche Verfehlungen, Ehebrüche und Verführungen waren an der Tagesordnung. Wenn sie innerhalb der „besten Kreise" vorkamen, so duellierte man sich in Wien, Berlin, in Petersburg. In London nahm man es ohne Folgen zur Kenntnis. Sexuelle Beziehungen waren für die höhergestellten Männer straffrei. Adlige Mädchen, die vom Diener geschwängert worden waren, wurden rasch mit einem alten oder verarmten Adligen verheiratet. Eine schwangere Fabrikantentochter wurde gegen eine Prokura verkuppelt.

Die Gardedame war obligatorisch. Das aufgestaute geschlechtliche Verlangen mußte man im Bordell abbauen; oder die immer anwesende Dienerschaft, gleich welchen Geschlechts, mußte herhalten. Vorurteile bildeten die Pfeiler der Gesellschaft. Verfehlungen wurden nicht verziehen. Der unbeugsame Kampf von Liebenden wurde verspottet. Selbstmord aus Liebeskummer galt als lächerlich.

Konnten diese Ansichten, diese wohlbehütete Praxis, die Verdrängung von Wahrheit und Gefühlen ohne Folgen für die Beteiligten bleiben? Sicherlich nicht.

Die Folgen waren für alle Betroffenen verhängnisvoll. Liebeskummer, unterdrückte sexuelle Wünsche, eingeengte Bewegungsfreiheit, die körperliche Vereinigung mit jemandem Geringgeschätzten führten zu Verlogenheit und Verklemmungen, zu sexuellen Mißverständnissen und Mißständen, zu Komplexen. Dies mußte sich rächen. Das

Mädchen, das nur heimlich zu Romanen kam, in denen ein Kuß schon eine Sensation war, mußte sich alles Übrige selbst ausmalen. Die Phantasie gaukelte ihm etwas vor. Wenn es sich in Träume flüchtete, verwickelte es sich in Widersprüche. Mädchen und Jungen kamen zu falschen Vorstellungen, und die Hochzeitsnacht war dann eine sich aufs ganze weitere Leben auswirkende Überraschung für sie. Wenn ihnen nichts anderes übrigblieb, verliebten sie sich in den Nächststehenden: den Vater, den Bruder, den Cousin. Die voreheliche Enthaltsamkeit führte zu einem „Nachholbedarf" in der Ehe. Es gab selten eine Ehe, der das Dreiecksverhältnis unbekannt blieb.

Dieser unhaltbare Zustand verlangte nach einer Lösung: die Befreiung der Gesellschaft von ihren sexuellen Vorurteilen, von den Tabus ihrer Zeit. Als Kronprinz Rudolf seine Geliebte, die Baronesse Mary Vetsera, und sich selbst in Mayerling erschoß, machte dieses spektakuläre Ereignis auch die Bahn frei für Freud und seine revolutionären Lehren.

DER SEELENCHIRURG
Sigmund Freud

Auf der Suche nach einem Ort, an dem ich mich niederlassen könnte, sah ich mir in Kaiserslautern eine Privatklinik an. Der Gynäkologe, dem diese Klinik in der (ich möchte sagen) amerikanischen Garnisonsstadt gehörte, war ein Mann um die fünfzig. Als ich ihn fragte, warum er die Klinik schon verkaufen wolle, gab er mir eine unerwartete Antwort: ,,Ich habe bisher soviel verdient, daß ich bescheiden davon leben kann. Ich will mich nun ganz der Psychoanalyse widmen. Seit meiner Studentenzeit bin ich fasziniert von der Lehre Freuds. Alles, was ich tue, wird von seinen Arbeiten beeinflußt. Psychoanalytiker konnte ich nicht werden, da Psychoanalyse im Dritten Reich als ,entartete' Wissenschaft verboten war. Ich tarnte mich daher mit der Gynäkologie und zog in diese Stadt, die außer einer guten Fußball-Mannschaft nichts Aufregendes bietet. Hier war ich von der ,Schußlinie' entfernt und konnte mich in der Freizeit in mein Lieblingsthema vertiefen. Ich habe auch meine Patientinnen mit Freuds Augen betrachtet; und in einer gynäkologischen Praxis gibt es ja reichlich Gelegenheit, Frauen zu analysieren. Weit häufiger als in einem anderen Fach, weil die Beschwerden, mit denen Frauen einen Gynäkologen aufsuchen, alle mehr oder weniger stark sexbezogen sind. Es sprach sich bald herum, daß ich meinen Patientinnen genügend Zeit widme und daß sie bei mir alles loswerden können, was sie bedrückt. Meine unübliche Behandlungsart (indem ich nämlich zuhörte und nicht nur Tampons und Kurzwellen verordnete wie meine Kollegen) hatten mich aber bald ins Gerede gebracht. Ich mußte befürchten, daß man mir auf die Finger klopfte. Um mich zu tarnen, machte ich diese Klinik auf, operierte, leitete Geburten, untersuchte Frauen so kurz wie möglich, also ganz im Stil eines Kassenarztes. Man ließ mich in Ruhe. Und wenn ich ins Ausland reiste, kaufte ich sofort Bücher der Wiener Schule: von Adler, Jones, Sachs, Rank. Während andere Lebensmittel und Kleider schmuggelten, die wir hier nicht bekamen, schmuggelte ich Bücher. Apropos Bücher: hier, gerade heute, habe ich drei Bände von Ferenczi bekommen. Drei dicke Bände von Sándor Ferenczi: *Contributions to Theory and Technique of Psychoanalysis*. Als Ungar werden Sie Ferenczi wohl kennen?"

„O ja“, sagte ich. Nur war mir nicht verständlich, wieso der Historiker Ferenczy ins Deutsche übersetzt worden war und was er mit Psychoanalyse zu tun hatte. Wie ich eins der Bücher in die Hand nahm, sah ich sofort, daß dieser Ferenczi am Ende mit „czi“ und nicht mit „czy“ geschrieben wurde; es war also ein anderer.

Ich mußte den Kollegen enttäuschen – diesen Ferenczi kannte ich nicht. „Sie können sich kaum vorstellen, wie ich mich freue, daß ich diese Bücher habe!“ sagte er. „Für ein Jahr werden sie mir nun geistige Nahrung sein. Wenn das Wetter gut ist, nehme ich einen Band unter den Arm und zwei Äpfel und nichts wie hinaus in den Stadtwald! Wenn ich diese Klinik verkaufe . . .“

Die träumerischen Augen des Gynäkologen kamen langsam in die Wirklichkeit zurück. Im Wartezimmer warteten bereits drei Hochschwangere auf die Untersuchung, die Rettungswache brachte eine stark blutende Patientin nach einer Fehlgeburt, und die Operationsschwester meldete, daß eine andere zur Operation vorbereitet sei. Der Kollege zog seufzend den weißen Kittel an. Ferenczis Bücher wanderten einstweilen in den Schreibtisch. Die schwarze Couch des künftigen Psychoanalytikers mußte noch leerbleiben . . .

Ich stieg ins Auto und dachte daran, wie wenig eigentlich nötig wäre, diesem Mann zur Freude am Leben zu verhelfen, was wiederum eine große Hilfe für viele bekümmerte, problemgeladene Menschen sein würde.

Soweit mir bekannt ist, fand er aber keinen Nachfolger, der ihm zur Verwirklichung seines Wunschtraums verhalf. Er näht und kratzt und tamponiert auch heute noch.

Während der Fahrt von Kaiserslautern nach Hause habe ich mich geschämt, daß mir der Psychoanalytiker Ferenczi, also ein Landsmann, nicht bekannt war. Sicherlich hat der Kollege gedacht, wie ungebildet ich doch sei – während er als Deutscher Ferenczi las, kannte ich ihn nicht einmal dem Namen nach. Ich kam mir vor wie ein Fremder, dem man aus Freundlichkeit einen Straßennamen oder eine Familie aus seiner Stadt genannt hatte, um ihn in eine vertrauliche Atmosphäre zu versetzen, und dem diese Straße oder Familie ganz unbekannt war.

Ich sah also nach, wer Ferenczi war. Sándor Ferenczi war eine „abgerundete Persönlichkeit“ – so hat Sigmund Freud sich ausgedrückt, als er ihn 1907 zum ersten Male sah. Er war ein kleiner Mann und überall rund: am Kopf, am Bauch, am Hintern. Aber er war auch eine runde

Persönlichkeit. Die Psychoanalyse verdankt ihm neue Impulse, neue Entdeckungen, neue Methoden. Und gerade seine neue Art der Behandlung war es, die ihn, den Freud als „Sohn" betrachtete, vom „Vater" entfremdete. Ferenczi verstand die Freudschen Thesen wörtlich: Alles ist mit dem Geschlechtlichen in Zusammenhang zu bringen. Alle unsere Gedanken und Handlungen sind vom Sex gesteuert; die Ursachen unserer Sorgen, Mißverständnisse und Erfolglosigkeit sind im Sexuellen verankert. Infolgedessen, so meinte Ferenczi, müssen diese Beschwerden vom Ursprung her behandelt werden. Ihm reichten die ununterbrochenen Sitzungen, die von Freud festgelegte passive Haltung gegenüber den Patienten und die Wahrung seines Inkognitos nicht aus. Er behandelte aktiv, d. h. wenn es ihm notwendig schien, verließ er mit den Patienten die Praxisräume und ging mit ihnen dorthin, woher die belastenden Erlebnisse stammten. Wenn ein Patient Angst hatte, das Haus zu verlassen, in dem er wohnte, so forderte Ferenczi ihn auf, trotz der Angst auf die Straße zu gehen, und er beobachtete dann den Patienten. Er bewies ihm, daß die Angst unnötig war. Ähnlich verhielt er sich mit seiner flexiblen Methode, wenn sich bei einer Analyse her-

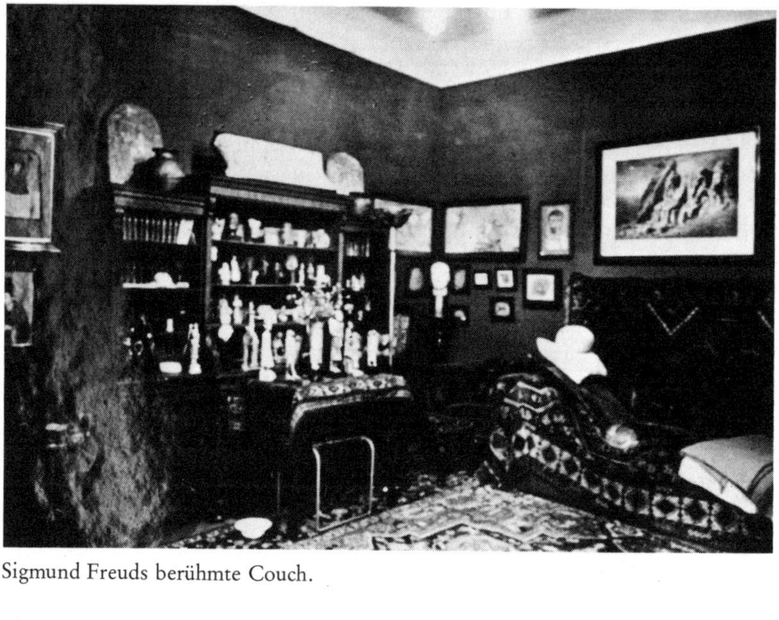

Sigmund Freuds berühmte Couch.

ausstellte, daß der gestörte Zustand einer Patientin auf die Grausamkeit oder Gleichgültigkeit des Vaters zurückzuführen war. Dann spielte er die Rolle eines liebevollen Vaters, um bei der Patientin die bedrückende Erinnerung an den leiblichen Vater auszutauschen, d. h. durch das Bild eines liebenswerten Vaters zu ersetzen. Dabei erlaubte er der Patientin sogar, ihn zu umarmen und zu küssen. Mehr noch: wenn er eine Notwendigkeit sah, ging er sogar mit einer Patientin ins Bett. Ich glaube, daß die vielen Gerüchte in bezug auf die Couch der Psychoanalytiker im Hinblick auf Ferenczis Methode nicht nur mit Gehässigkeit erklärt werden können.

So etwas gefiel allerdings Sigmund Freud, dem Vater der Psychoanalyse, keineswegs; und er hielt sich nicht zurück, Ferenczi zu maßregeln. Dabei schrieb er 1930 einen Satz, in dem er die Zukunft richtig sah: „Sie haben kein Geheimnis daraus gemacht, daß Sie Ihre Patienten küssen und sich von ihnen küssen lassen ... und bald werden wir *das ganze Repertoire der demi-viergerie und der petting-parties* in die Technik der Analyse aufgenommen haben."

War das die Vorahnung eines Sehers, eines Analytikers, der die Folgen seiner Theorie präzise vorausberechnet hat – oder eines vielleicht ein bißchen neidischen Mannes, der seiner puritanischen Herkunft und Lebensauffassung nicht untreu werden wollte?

Wie dem auch sei: Freud hat recht behalten für die Zukunft, wie nur ein Genie etwas voraussehen kann. Freud war ein Genie, der zwar den Geist aus der Flasche ließ, es jedoch mit seiner Methode ermöglichte, den Geist auch wieder in die Flasche einzusperren.

Die Erkenntnis der Störungen der menschlichen Seele und die dem Privatleben Freuds widersprechende Enttabuisierung der Sexualität waren die Hauptergebnisse seiner Forschung. Es wäre jedoch falsch zu behaupten (wie die Laienpresse es noch oft tut), daß die Sexualität (der Geschlechtsverkehr) das zentrale Problem, der Ausgangspunkt seiner Theorie war. Beim Erarbeiten seiner Thesen durch Untersuchungen ist er logischerweise auch auf ein sehr wichtiges Element gestoßen, das er Lustprinzip (Libido) nannte, den sexuellen Trieb. Man könnte ihn auch Streben nach Lust, Befriedigung, Lösung von Spannungen nennen. Dieser Trieb existiert im Menschen von Geburt an, doch wandeln sich dann seine Ausdrucks- und Erscheinungsformen.

Wie ist Freud auf die Sexualität gekommen? Wie hat er sie von den damals bestehenden Tabus befreit?

Es war ein weiter Weg. Ursprünglich wollte Freud Wissenschaftler werden. Aber seine Eltern waren zu arm, um ihn mit den ihnen zur Verfügung stehenden Mitteln unterstützen zu können. Die Familie kam 1860 nach Wien, als er erst vier Jahre alt war. Die Not zwang den Vater, aus der Provinzstadt Freiberg in die österreichische Hauptstadt zu übersiedeln, wo er als Kaufmann mehr Möglichkeiten sah, die Familie zu ernähren. Trotz der bescheidenen Verhältnisse und Mittel setzte sein Vater alles daran, das älteste Kind, Sigmund, auf das Gymnasium zu schicken. Der junge Freud wußte, worum es ging; er gehörte zu den Besten seiner Klasse. Dann kam er auf die Universität, wo er sich als Demonstrator im Physiologischen Institut, unter Professor Brücke, über Wasser hielt. Als Sigmund Freud 1881 Doktor der gesamten Medizin wurde, kam der Augenblick der Entscheidung. Brücke konnte Freud weder eine gutbezahlte Stelle noch Aussichten auf eine schnelle Habilitation zusichern und gab ihm daher den Rat, sein Glück in einer Praxis zu versuchen. Die dazu notwendige Ausbildung wollte Freud sich in der Inneren Medizin des Allgemeinen Krankenhauses aneignen (wo die medizinische Fakultät etabliert war). Der Klinikvorstand, Professor Nothnagel, erkannte jedoch, daß Freud die intuitive Gabe zum Diagnosestellen fehlte, d. h. ein sozusagen sechster Sinn, um eine Krankheit sofort zu erfassen und die Behandlungsmaßnahmen einzuleiten. Viel mehr lag dem jungen Arzt an einem logischen Aufbau der Symptome für die Diagnose, was aber viel Zeit in Anspruch nimmt. Der Zufall half Freud, in die ihm angemessene Richtung zu gehen: in der Psychiatrischen Klinik wurde eine Stelle frei. Er wurde bald, mit 29, zum Privatdozenten befördert und bekam ein sechsmonatiges Stipendium, um sich in Paris bei dem damals schon weltberühmten Psychiater Professor Charcot fortzubilden. Dort begegnete er dem Problem der Hysterie, die einen großen Eindruck auf ihn gemacht hat und dann Ausgangspunkt seiner eigenen Überlegungen wurde.

Laien verstehen unter Hysterie nicht genau dasselbe wie die Wissenschaft. Wenn zum Beispiel eine Frau (meist handelt es sich um Frauen) anfängt, bei der Schneiderin eine Szene zu machen, weil ihr das Kleid nicht gefällt, oder nach Luft zu schnappen, wenn der Ehemann ihr einen Wunsch nicht erfüllen will, dann sagt man, sie benehme sich „hysterisch". Mediziner verstehen dagegen unter Hysterie eine Krankheitsform ohne nachweisbare körperliche Erkrankung. Ein Kranker kann beispielsweise die Beine nicht bewegen; es sieht so aus, als ob sie gelähmt seien. In Wirklichkeit sind sie nicht gelähmt, sondern der Patient flüchtet sich aus irgendeinem Grund in eine Krankheit. Man muß diesen Grund ausfindig machen, um eine Möglichkeit zu bekommen, ihn von der „Scheinlähmung" zu befreien.

Der auslösende Faktor der Hysterie, so dachten schon die Griechen, sei der weibliche Schoß, der griechisch „*hystera*" heißt. Charcot entdeckte die Unzulässigkeit dieser Meinung. Er fand heraus, daß er zum Beispiel eine Beinlähmung unter Hypnose beseitigen konnte, aber auch, umgekehrt, im hypnotischen Zustand eine scheinbare Beinlähmung herbeizuführen vermochte. Das Wort „weiblicher Schoß" wurde bei Freud zur Assoziation. Er identifizierte es mit Sexualität; das spielte später in der Libido-Theorie eine Rolle.

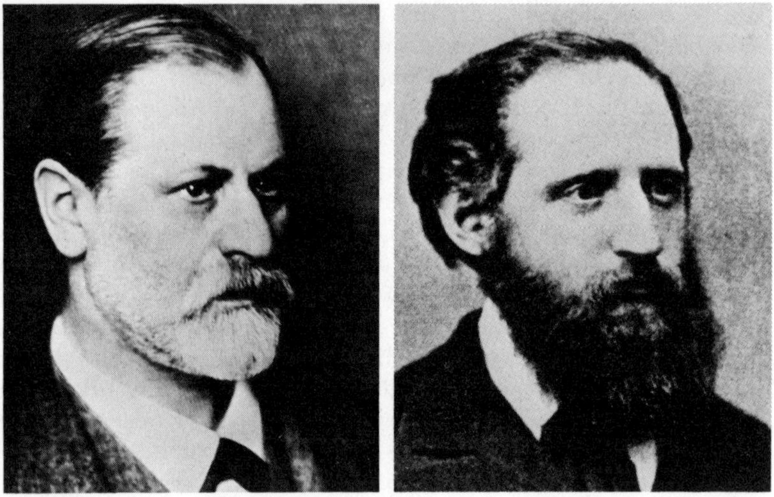

Links: Sigmund Freud; rechts: Josef Breuer, sein väterlicher Freund.

Die Hypnose half Freud, Patienten erfolgreich in der Praxis zu behandeln, die er nach seiner Rückkehr aus Paris 1886 in Wien eröffnete. Bald liefen ihm Patienten in großer Zahl zu, zu deren Behandlung andere Ärzte keine Zeit hatten. Die meisten seiner Patienten waren Frauen. Sie und ihre Probleme brachten ihn einen Schritt näher zur Entschlüsselung der Sexualität. Eine wichtige Rolle spielten im weiteren die Intuition Dr. Breuers, eine Konsultation mit Professor Chrobak und – Freud selbst.

Josef Breuer, ein Arzt mit großem Einfühlungsvermögen und guter Beobachtungsgabe, war dieser Eigenschaften wegen sehr beliebt und erfolgreich. Sein klassischer Fall, Anna O., ging durch Freuds Synthese in die Literatur ein.

Breuer übernahm 1880 die Behandlung der 21jährigen Anna. Sie litt an einer Lähmung der rechten Körperseite, wollte keine Nahrung zu sich nehmen, hatte Seh- und Sprachstörungen. Nach einiger Zeit kamen noch Halluzinationen und Bewußtseinsstörungen hinzu. Sie wußte nicht, wo sie war, sie war absent, d. h. nicht anwesend. Breuer nannte diese Perioden „Absenzen". Zwischendurch fiel sie in tiefen Schlaf. Man hatte beobachtet, daß sie während dieses Schlafes Wörter murmelte. Wenn die Wörter wiederholt wurden, erzählte sie eine Geschichte, in der die Wörter vorkamen.

Das bedeutete, daß Anna in ihren Träumen irgend etwas versteckte; aber man konnte diese Träume Stück für Stück zusammenreimen. Eines Tages erzählte sie, sie habe einmal mit Ekel angesehen, wie ihr Hund aus ihrem Glas trank. Seit dieser Zeit konnte sie nicht mehr trinken. Nachdem sie diese Geschichte von sich gegeben hatte, konnte sie jedoch plötzlich wieder trinken.

Breuers Einfühlungsvermögen registrierte sofort dieses autohypnotische Ereignis, und er ging dazu über, sie von sich aus in einen hypnotischen Zustand zu versetzen und ihr ein Symptom nach dem anderen „wegzusprechen". Es stellte sich heraus, daß sie den Tod ihres Vaters nicht wahrnehmen wollte und sich in die erwähnten körperlichen Symptome flüchtete, wodurch ein hysterischer Zustand entstand. Anna O. war der erste Fall, der – wie Freud es nannte – analysiert wurde. Breuer zeigte Freud: Unbewußtes ans Tageslicht zu befördern bedeutet, es bewußtzumachen.

Dieser Fall Breuers diente Freud in den nächsten Jahren dazu, aus der Hypnose eine therapeutische Methode bei Hysterie zu entwickeln. Seine Methode sprach sich in Wien unter den Ärzten herum, und obwohl die meisten ihn mit einer Handbewegung erledigten und belächelten, gab es doch einige (wenn sie es auch offiziell nicht zugaben), die an ihn glaubten und Patienten zu ihm schickten.

So wurde Freud an einem Herbstnachmittag von dem Direktor der Universitäts-Frauenklinik, Professor Chrobak, zu einem Konsilium gebeten. Der Patientin fehlte scheinbar nichts; körperlich war sie nicht krank. Sie war reich, gut versorgt, bereits seit achtzehn Jahren verheiratet, aber noch Jungfrau. Der Grund war die Impotenz ihres Mannes (die ihn aber nicht störte). Dem Gynäkologen war die Sache sofort klar. Der Patientin fehlte nichts als das Rezept „Penis normalis dosim repetatur“ – also wiederholten Geschlechtsverkehr. Damit konnte Chrobak nicht dienen. Er hoffte, daß Freud ihn verstehen werde, schließlich war dieser erst dreißig. Chrobak hatte jedoch den falschen Mann gewählt, denn Freud dürfte mit seiner puritanischen Einstellung den Wink überhaupt nicht verstanden haben. Aber Freud erinnerte sich, daß Charcot und Breuer in solchen Fällen immer an das Geschlechtliche dachten: als die die Hysterie auslösende Ursache.

Hier müssen wir die Persönlichkeit Freuds näher betrachten. Er stammte aus einer Familie mit strengen Sitten. In anderen bürgerlichen Häusern machten die Jungen damals mit sechzehn, siebzehn ihre ersten geschlechtlichen Erfahrungen, indem sie zum Beispiel vom Dienstmädchen in die Geheimnisse des Geschlechtslebens eingeweiht wurden. Das blieb dann sozusagen in der Familie. Aber kaum hatte einer auf diese Weise die erste Erfahrung gesammelt, wurde ihm üblicherweise jede weitere Verbindung untersagt und dem Mädchen gekündigt. Damit glaubten die Eltern, mit der Badewanne auch das Kind ausschütten zu können. Die Familie Freud konnte und wollte ihrem Jungen einen solchen Dienst nicht erweisen. Er hatte keinerlei sexuelle Erfahrungen vor der Hochzeitsnacht. Sicherlich hat er sexuelle Träume gehabt und sie verdrängt. Er ließ auch sexuelle Gefühle nicht aufkommen. Bei einer so disziplinierten Zurückhaltung mußten unwillkürlich alle Ereignisse zu sexuellen Assoziationen führen, zumal er täglich mit der Sexualität konfrontiert wurde. Die Ehe hat ihn nur teilweise von diesen Tabus befreit. Eine weitere Befreiung führte er herbei, indem er sich selbst analysierte und das Ergebnis mit seinen Erfahrungen in Einklang brachte. So entstanden die Psychoanalyse und die Traumdeutung.

Nach dieser Vorbereitungsphase ging Freud zur Praxis über. Nachdem er erkannt hatte, daß mit Hypnose und Suggestion die Unterdrückung bzw. die Befreiung von Beschwerden nur vorübergehend möglich waren, versuchte er, die Patienten dahin zu bringen, daß sie sich bei völligem Bewußtsein dem die Erkrankung auslösenden Erlebnis stellten. Er lenkte sie auf diesen Punkt hin, und wenn das erreicht war, wurde gleichsam der seelische Knoten gelöst. Die praktische Erfahrung in der Sprechstunde zeigte ihm, daß die Störung meist im Bereich des Sexuellen lag. Er nannte sie Trauma, Verletzung.

Er suchte nach einem traumatischen Ereignis in oder vor der Pubertät und fand es in einem Sexualerlebnis, beispielsweise in der Masturbation oder dem Erlebnis der sexuellen Beziehung der Eltern. Dieses Erlebnis bemühte man sich später aus dem Gedächtnis zu verdrängen. Das geschah in der damaligen Zeit häufig bei den „gut erzogenen" Kindern; sie wurden gelehrt, nichts zu sehen, nichts zu hören und über nichts dergleichen zu sprechen, d. h. körperliche Gefühle nicht wahrzunehmen.

Freud kam schließlich an einen Punkt, wo er die Gefühle der Patienten auf den Arzt oder Psychotherapeuten übertragen ließ. Die Patienten wurden zu ihren Erlebnissen zurückgeführt; dann übertrugen sie die Gefühle, die sie für Personen empfanden, die in ihrem Leben eine wichtige Rolle spielten, auf den Arzt. So ersetzte der Arzt die Eltern oder, anders gesagt, er spielte die Rolle der Eltern. An diesem Punkt konnte der Patient, nachdem er an den ursächlichen Punkt seiner Erkrankung gelangt war, neu anfangen und frühere schlechte Erlebnisse löschen.

Gerade diese Übertragung hat Ferenczi sehr ernst genommen und seine Rolle auch aktiv gespielt, was ihm Freud übelgenommen hat. Ich bin der Ansicht, daß sich Ferenczi im Sinne des hippokratischen Eids durchaus richtig verhielt: Er handelte zum Zweck der Heilung. Allerdings bleibt dahingestellt, ob in einem solchen Fall die Freudsche Analyse oder die Aktion Ferenczis die Patienten von den sexuellen Tabus oder ihren sexuell bedingten Neurosen befreite.

Ein weiterer Schritt der analytischen Methode war, die Träume der Kranken zu deuten. Um dahin zu kommen, waren zwei Erkenntnisse nötig. Man erkannte, erstens, die wichtige Rolle des Triebes, dessen Störung die häufigste Ursache des mißratenen seelischen Gleichgewichtes ist. Die zweite Erkenntnis hat Freud im folgenden Leitsatz zusammengefaßt: „Der Traum ist die (verkleidete) Erfüllung eines (unterdrückten, verdrängten) Wunsches." Indem man Träume untersuchte, ging man einen Weg zum Unbewußten.

Freud begann, sich für Träume zu interessieren, als er bemerkte, wie unbefangen Patienten über ihre Träume sprachen. Es schien ihm, daß Träumen der Versuch zugrunde liegt, seelische Spannungen zu lindern, die den Schlaf stören. Diese Spannungen wiederum entstehen aus Bedürfnissen und Wünschen, die im Zustand des Wachseins auftauchen, aber nicht erfüllt werden. Der Traum ermöglicht dann gleichsam die Erfüllung. Denken wir zum Beispiel an ein Kind, das am Tag im Schaufenster einen Teddybären sieht und dann träumt, das Christkind habe ihn ihm gebracht. Ein anderes Beispiel gab Freud selbst: „Ich möchte auf dem See fahren, lautet der Wunsch, der den Traum anregt; der Traum selbst hat zum Inhalt: ich fahre auf dem See." Bei Erwachsenen kommt es oft zu solch einer Äußerung eines Wunschs in verschlüsselter Form.

Die Aufschlüsselung erfolgt entweder durch die von Freud bei der Psychoanalyse entwickelte freie Assoziation oder durch die Deutung der im Traum vorgekommenen Symbole. In der Praxis sieht das so aus:

Frei zu assoziieren bedeutet, Gedanken miteinander zu verbinden. Der Patient muß sagen, was ihm einfällt, ohne zu überlegen und ohne sich zu schämen. Die Weiterentwicklung der mündlichen Assoziation sind die verschiedenen Tests: Bilder, die sich der zu Untersuchende ansieht, um dann zu sagen, was er sieht. Solche Assoziationen kommen im Leben oft vor. In Hongkong gibt es einen Felsen, der an einen Löwen mit Mähne erinnert, wie ihn Metro-Goldwin-Mayer als Filmsignet zeigt. Man assoziiert, verbindet das Bild des Felsens mit einem Löwen.

Die Symbole stellen bestimmte Grundgedanken dar. Wenn man von König und Königin träumt, bedeutet das die Eltern. Ein männliches Glied erscheint im Traum als Stab, Regenschirm, Nagelfeile oder als langer, scharfer Gegenstand. Der weibliche Unterleib zeigt sich als Hohlkörper, Ofen, Schrank oder dergleichen. Die Assoziation und Symbolik im Freudschen Sinne gingen in die tägliche Praxis über und werden oft verwendet. Wenn eine Frau sich verspricht und anstatt „ich kaufe eine Tasche" sagt: „Ich kaufe einen Pfeil", dann lacht man und meint, Freud würde sagen, sie äußere den Wunsch nach Geschlechtsverkehr. Einige Psychoanalytiker karikierten sich einmal selbst, als sie auf einer Sitzung über die dauernd strickende Lou Andreas-Salomé (einstige Freundin von Rilke und Nietzsche, später selbst Psychoanalytikerin) bemerkten: Lou scheint sich einem durch die Bewegung der Stricknadeln symbolisierten ununterbrochenen Geschlechtsverkehr hinzugeben.

Ohne Assoziation und Symbole wäre Psychoanalyse heute nicht denkbar. Diese Ideen verständlich zu machen, daraus eine Lehre zu entwickeln und sie durchzusetzen war das Ergebnis einer konsequenten und harten, genialen Arbeit. Wie ein Schüler von Freud, Hans Sachs, schrieb: „Freud hatte den Mut, am Schlaf der Welt zu rütteln."

Andererseits meine ich, daß Freuds größtes Verdienst seine Neuerung war, den Patienten „zu Wort" kommen zu lassen.

Professor Heinrich Meng, der bis 1933 das erste Frankfurter Freud-Institut leitete, faßte Freuds weltumfassende und weltändernde Thesen so zusammen: „Die Annahme bewußter seelischer Vorgänge, die Anerkennung der Lehre vom Widerstand und von der Verdrängung, die Einschätzung der Sexualität und des Ödipuskomplexes sind die Hauptinhalte der Psychoanalyse und die Grundlagen ihrer Theorie."

Wenn man Freuds Bedeutung ermessen will, muß man seine Lehre mit den zeitgenössischen Methoden vergleichen. Wagner-Jauregg etwa, der anstelle von Freud den Nobelpreis bekam, wandte Elektroschocks bei Kriegsneurosen an, obwohl ihm die viel gefahrlosere und wirkungsvollere Psychoanalyse bekannt war. Heute verfährt niemand mehr so. Auch die Impfmalaria zur Behandlung der das Nervensystem zerstörenden Syphilis, für deren Entdeckung Wagner-Jauregg den Nobelpreis erhielt, ist durch die Penicillinkur überflüssig geworden. Aber Freuds Thesen haben noch immer dieselbe Gültigkeit wie vor achtzig Jahren. Freud selbst hat gewußt, daß er als Pionier wenig Anerkennung in seiner Zeit finden würde. Aber er meinte, daß „Wider-

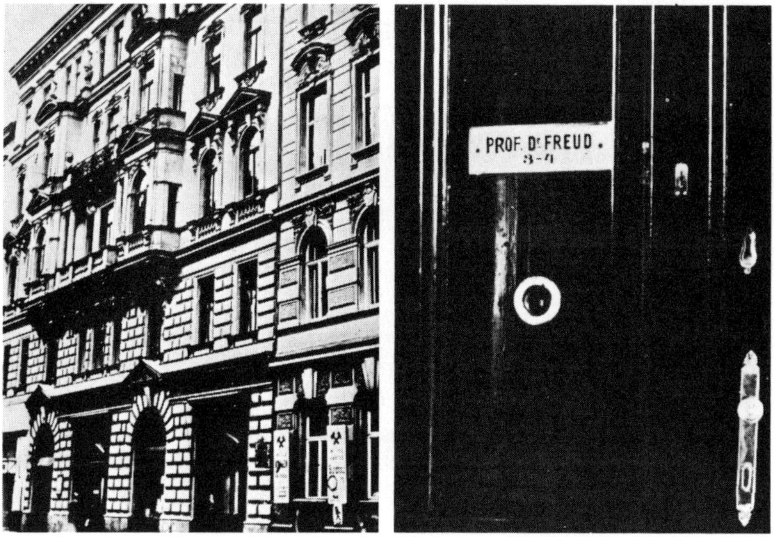

Im Haus Berggasse 19 im neunten Bezirk in Wien hatte Freud seine Praxis.

spruch und Anerkennung einem völlig gleichgültig sein können, wenn man sich im Besitz der realen Sicherheit weiß. Das war mein Fall, und darum habe ich gegen Spott und Unglauben ausgehalten, nicht einmal verbittert." Die Zeit hat Freud recht gegeben.

Haben die Zeitgenossen Freud gegenüber Dankbarkeit gezeigt, ihn anerkannt? Teilweise ja. 1902 wurde ihm der Titel eines Professors verliehen, allerdings nur durch die Bemühungen einer ehemaligen Patientin, die die Freundin des Unterrichtsministers war. Daran lag Freud aber wenig. Viel wichtiger war ihm, daß seine Saat aufging. All die psychoanalytischen Gesellschaften, Kongresse, Zeitschriften kennzeichneten schon zu seinen Lebzeiten den Erfolg seines Wirkens. Sicherlich waren aber seine Gegner in der Mehrzahl. Das war Freud auch bewußt, als ihm die Nachricht übermittelt wurde, daß R. Bárány (der Nobelpreisträger von 1914) ihn für den Nobelpreis 1915 vorgeschlagen hatte. Er meinte: „Es wäre lächerlich, ein Zeichen der Anerkennung zu erwarten, wenn man sieben Achtel der Welt gegen sich hat." Als er erfuhr, daß Bárány einen Lehrstuhl in Schweden (Uppsala) erhalten hatte, meinte er, das könnte seine Chancen von fünf auf sechs Prozent erhöhen. Zwölf Jahre später kam dieselbe Anregung von Stefan Zweig. Heinrich Mann, der in seiner Eigenschaft als Präsident der Preußischen Akademie der Künste die Möglichkeit hatte, Freud für den Nobelpreis vorzuschlagen, wies die Anregung mit den Worten zurück: „Er ist schwierig zu rubrizieren."

Die größte Anerkennung wurde Freud zuteil, als man ihn 1930 mit dem Frankfurter Goethe-Preis auszeichnete. Auch das geschah aber erst, nachdem größerer Widerstand bei den Zuständigen beseitigt worden war. Schließlich hatte eine Argumentation die Oberhand behalten, die die größte Genugtuung für Freud war:

„Während Physiker und andere mit dem Nobelpreis ausgezeichnet sind, ist Freud ein Mann, der niemals einen Preis bekommen hat. Er hat den Namen Deutschlands ins Ausland getragen wie wenige Wissenschaftler. Er ist niemals von einer öffentlichen Stelle in Deutschland genannt. Seine Lehre ist so unmittelbar rein, obwohl Katholiken sich mit ihm beschäftigen, der Protestant ihn aufgenommen hat, obwohl die Geistigen sich mit ihm beschäftigen, die Medizin sich mit ihm befaßt. Auch die offizielle Wissenschaft schweigt über den Namen des Phänomens Freud. Unsere Zeit des hastenden Tempos werden nur ganz wenige Leute überdauern wie Freud und Einstein. Zum Schluß glaube ich, müßten wir eine Art Wiedergutmachung an Freud im Na-

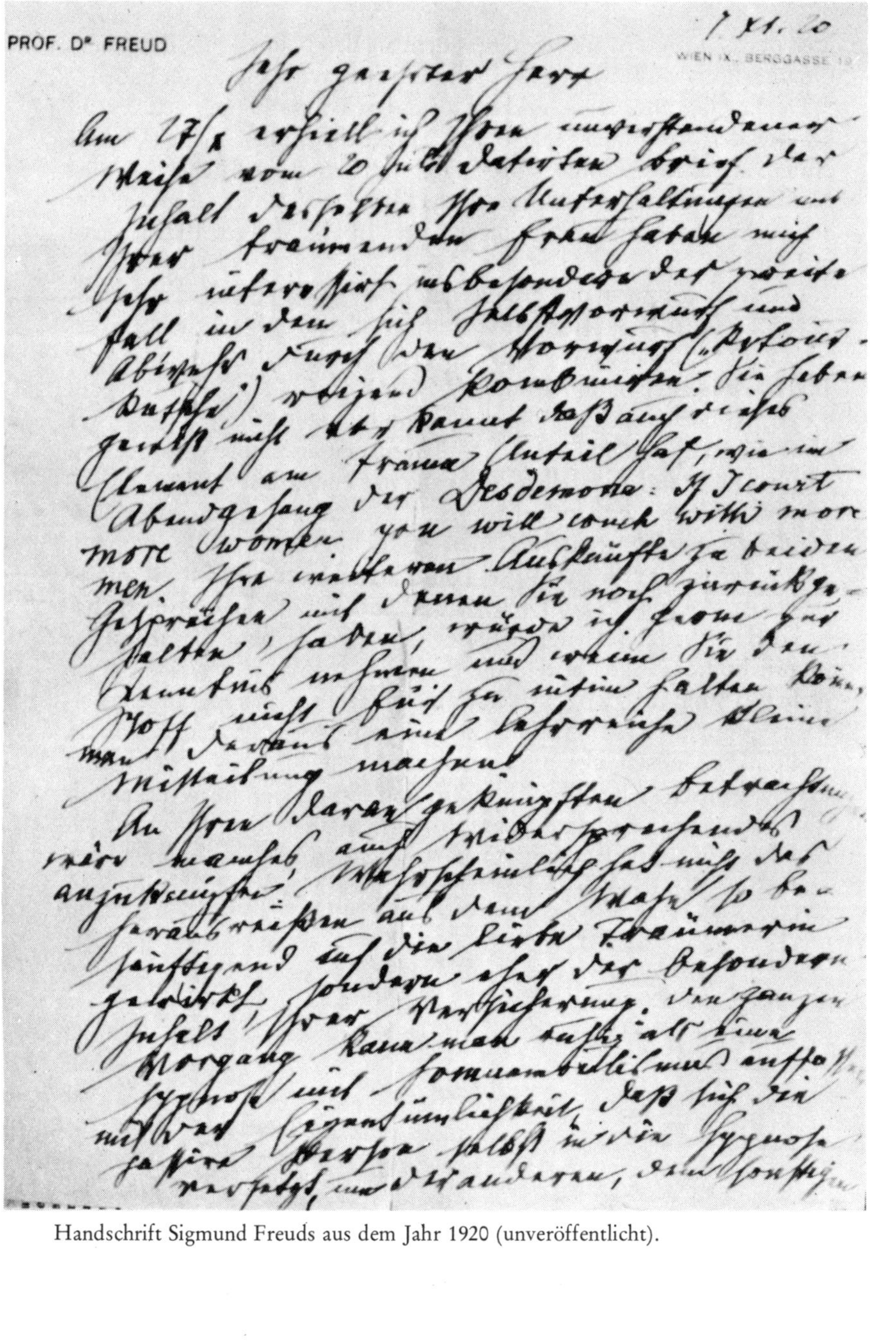
PROF. Dr FREUD

7. XI. 20

WIEN IX., BERGGASSE 19

Sehr geehrter Herr

Handschrift Sigmund Freuds aus dem Jahr 1920 (unveröffentlicht).

men der Nation tun. Sie werden, indem Sie den Namen Freud mit dem Goethe-Preis verbinden, etwas sehr Wirkungsvolles geleistet haben."

Der an Gaumenkrebs erkrankte und wiederholt operierte Freud konnte den Preis nicht persönlich entgegennehmen. Seine Tochter Anna vertrat ihn. Einige Jahre später wurden seine Bücher von den Nationalsozialisten verbrannt, seine Schüler verfolgt, und er, der Schwerkranke, wurde schonungslos vertrieben. Er starb 1939 im Exil in London.

Die Auswirkungen der Freudschen Ideologie sind weltweit zu spüren. Man führt eine offene Sprache über alles Geschlechtliche, es erfolgt heute üblicherweise rechtzeitig genug die sexuelle Aufklärung der Jugend, und auch nationale und rassische Vorurteile wurden abgebaut – das sind nur einige der Folgen. Die moderne Gesellschaft ist schwer ohne die Einflüsse der Lehre Freuds und seiner Schule vorzustellen.

Obwohl Freud zweifellos der Sexualität eine große Bedeutung zuschrieb, wäre es falsch zu behaupten, daß er die Sexualität in den Mittelpunkt seiner Thesen gesetzt habe. Oder könnte jemand behaupten, die Französische Revolution sei von Marat, Danton und Robespierre ausgelöst worden? Nein. Die Zeit war einfach reif, die Umstände haben den Ausbruch verlangt, lange Zeit hindurch konnte man schon das unterirdische Grollen hören, die Erdbeben spüren. Aber man hat sie nicht beachtet, man wollte sie noch nicht beachten. Bis auf einmal, keineswegs aus heiterem Himmel, die Lavaströme sichtbar wurden. Da wollten die Menschen es immer noch nicht sehen und zogen sich in ihre Häuser zurück. Aber Freud sah hin und zwang sie, die Wirklichkeit wahrzunehmen. Er harrte unerschütterlich auf seiner Warte aus; er blieb auf seinem Platz wie jener römische Soldat in Pompeji, den schließlich die Lava bedeckte. Das eruptive Material hat beide verewigt.

DIE ENTSTEHUNG DER ANALYTISCHEN PSYCHOLOGIE

Carl Gustav Jung

In den Jahren 1948/49 erfuhr ich, daß einige Professoren des Piaristenordens in Budapest sich mit der Jungschen Psychoanalyse beschäftigten. Das interessierte mich. Einen der Professoren kannte ich aus meiner Gymnasialzeit und nahm Verbindung mit ihm auf. Er war gleich bereit, mich mit der Jungschen Psychoanalyse bekanntzumachen. Ich muß vorausschicken, daß sich Pater S. auch mit den Freudschen Thesen beschäftigt hatte, sie jedoch als überspitzt ablehnte und dann ganz auf C. G. Jung einschwenkte. Er erzählte, wie es dazu gekommen war, daß er als Altphilologe moderne und sogar medizinische Wissenschaft betrieb. Erst war es sein Privatinteresse gewesen, sozusagen sein Hobby, Träume nach Jung zu deuten. Dann wurde ein anderer Gelehrter, Pater J., nach Budapest berufen, um den Seminaristen des Ordens Pädagogik beizubringen. Er war ein vorzüglicher Graphologe. Der Piaristenorden hatte ihn in den dreißiger Jahren entsprechend ausbilden lassen. Mit Hilfe der Schriftanalyse wurden dann die Priesterzöglinge auf ihre Berufseignung hin geprüft. Als psychologische Tests noch kaum bekannt waren (die heutzutage die meisten Manager für selbstverständlich halten), hat der Orden zu diesem fortschrittlichen Mittel gegriffen, um möglicherweise ungeeignete Zöglinge auszuscheiden. Kam nämlich bei Untersuchung der Schrift eines Seminaristen heraus, daß er wohl für den Priesterberuf wenig geeignet war, so wurde er weiteren Prüfungen unterzogen, und bestätigten diese den graphologischen Befund, so wurde er entweder umgeschult, oder es wurde ihm nahegelegt, sich einen anderen Beruf zu suchen.

Pater J. und Pater S. bildeten mit der Zeit ein Gespann. Es stellte sich heraus, daß die Traumdeutung des einen die gleichen Ergebnisse einbrachte wie die Schriftdeutung des andern. Das wurde ungezählte Male nachgewiesen. Die Probanden gaben Pater J. ihr Geschriebenes und Pater S. ihre notierten Träume. Voraussetzung für die Traumdeutung war, daß sie neben dem Bett Papier und Bleistift bereithielten und sich angewöhnten, nach einem Taum wachzuwerden – man wird sowieso nach Beendigung eines Traumes auf die Sekunde wach – und das Traumerlebnis sofort aufzuschreiben. Das war notwendig, weil man bis zum Morgen einen Teil der Trauminhalte vergißt oder infolge der täglichen Pflichten nicht mehr zum Aufschreiben kommt. Das Notizpapier war halbiert: auf die eine Hälfte kamen die Träume, einer nach dem anderen, die andere Hälfte blieb leer für die Auswertung.

Die Ergebnisse der Trauminterpretation und der Auswertung der Schriftproben wurden verglichen, ohne daß die Priester wußten, von wem sie jeweils waren. Das Resultat war verblüffend: in 95 Prozent der Fälle glichen sich die Auswertungen. Aus Hobby wurde daher Ernst. Die Traumdeutung wurde in den Dienst der Priesterausbildung gestellt, besonders bei „schwierigen" Fällen. Aber nicht nur als „diagnostisches" Mittel, sondern auch als therapeutisches. Bei Untersuchung der Träume ließ sich herausfinden, ob die berechneten Einflüsse der Professoren des Seminars auf die „Kranken" eine positive Wirkung entfaltet hatten oder nicht.

Die Patres hatten wenig medizinische Vorbildung gehabt. So war ich ihnen als junger Mediziner willkommen. Wenn sie jemanden analysiert hatten, legten sie mir den „Fall" vor, und ich mußte ihnen sagen, was ich als Therapie vorschlug. Sie haben mich ernst genommen, ich war stolz auf meine Aufgabe. Ob mit Recht, das könnten nur unsere behandelten Patienten bezeugen.

Wir nahmen uns allerdings auch problematischer Fälle außerhalb des Seminars an. Ein solcher war die Geschichte eines 21jährigen Mädchens Anna, die Agronomie studierte und in einer Gesellschaft einen jungen Pfarrer kennenlernte. Sie verliebte sich in ihn, er aber erwiderte ihre Liebe nicht. Obwohl sichtlich stolz auf seine Eroberung versuchte er, sie zu zügeln und ihre Nähe zu vermeiden. Immerhin gelang es ihm, sie an uns zu „überweisen". Sie beichtete, es wurde ihr eine Buße auferlegt. Das half jedoch nichts; es gelang nicht, sie auf andere Gedanken zu bringen. Ihre Träume enthüllten die Verzweiflung ihrer Liebe. Sie sehnte sich körperlich nach dem Mann, der sie nicht einmal geküßt hatte; sie wollte sich ihm hingeben.

Anna wollte, wie die Analysen ihrer Träume eindeutig zeigten, das offensichtlich Unerreichbare erreichen – so wurde der Priester das Ziel ihres Verlangens. Als ich gefragt wurde, was ich vorschlage, um das Mädchen von seiner Liebestollheit zu heilen, war meine selbstverständliche Antwort, man solle dem Pfarrer nahelegen, mit Anna zu verkehren. Sobald das Unerreichbare für sie doch erreichbar würde, meinte ich, werde ihr Interesse aufhören.

Die Patres lachten. Obwohl sie nach den Traum- und Schriftdeutungen meinen Vorschlag grundsätzlich für richtig hielten, konnten sie im Fall dieses Priesters meinen Vorschlag nicht gutheißen; aber sie ließen dem jungen Mediziner freie Hand.

Ob dann das Jungsche Gedankengut dem Mädchen geholfen und dem jungen Pfarrer das Fegefeuer eingebracht hat, weiß ich nicht. Der Priester wurde in eine ferne Provinzstadt versetzt.

Dieses Beispiel zeigt die Probleme von Theorie und Praxis auf; daß aber die Psychoanalyse zu Lösungen führt, ist heute nicht mehr zu bezweifeln. Ihre Bedeutung wächst von Tag zu Tag. Ohne Freud, ohne Jung wäre es nicht möglich, enttäuschten Menschen einen neuen Lebensinhalt zu geben, gescheiterte von verzweifelten oder gar verbrecherischen Gedanken zu befreien und ihnen Richtung und Zukunft zu weisen.

Jung hat, im Unterschied zu Freud, versucht, dem Patienten ein Partner zu sein, während Freud stets die Rolle eines väterlichen Freundes übernahm. Freud und Jung, Begründer psychoanalytischer Schulen, lernten sich 1906 zunächst durch Briefwechsel, später auch persönlich kennen. Viele Tage und Nächte verbrachten sie, um sich gegenseitig zu analysieren, um für die psychoanalytische Lehre die Grundsteine zu legen. Sie versuchten, für ihre Gedanken und Auffassungen gemeinsame Nenner zu finden. Aber sie waren äußerlich und innerlich sehr verschieden. Freud war Jude, stammte aus einer ärmlichen Kaufmannsfamilie, war eher etwas untersetzt und von gebrechlicher körperlicher Haltung und in den letzten fünfzehn Jahren seines Lebens von Krebs befallen. Er benahm sich autoritär und gab sehr ungern nach. Dagegen hielten manche (wie etwa Professor Heinrich Meng) Jung für einen Opportunisten, unbeschadet seines wissenschaftlichen Ranges. In Jungs Familie gab es zahlreiche evangelische Pfarrer (wie auch sein Vater einer war); trotzdem oder eben deswegen war er lebenslang dem Okkultismus zugeneigt. Man kannte ihn als guten Koch, als passionierten Steinmetz und Maler; er war zeitlebens ein sportlicher Typ, ausgesprochen gesund und hackte Holz auch noch mit achtzig Jahren.

Zwischen so unterschiedlichen Persönlichkeiten konnte es eine tiefe Freundschaft auf Dauer nicht geben. Sie gingen in der Tat bald schon (1913) verschiedene Wege. Aber die „sieben fetten Jahre“ ihrer Beziehung waren wichtig sowohl für den neunzehn Jahre älteren Freud als auch für Jung. Jung war es, der die Aufmerksamkeit der Fachwelt auf Freud lenkte, der Freud gleichsam aus der Taufe hob, indem er seiner Lehre Zugang zur Schulmedizin verschaffte. Es war Jungs unvergeßliches und unabstreitbares Verdienst, daß er (obwohl er wußte, daß Freud in akademischen Kreisen Persona non grata war) Freud verteidigte, solange er es konnte. Er verteidigte ihn, bis seine Ansichten mit denen Freuds übereinstimmten. Dadurch gefährdete er die eigene akademische Laufbahn. Er hat das in seiner Schrift *Erinnerungen, Träume, Gedanken* begründet:

„Einmal war ich in meinem Laboratorium mit Freuds Theorien beschäftigt, als mir der Teufel einflüsterte, ich sei berechtigt, die Ergebnisse meiner Experimente und meine Schlußfolgerungen zu publizieren, ohne Freud zu erwähnen. Ich hatte ja meine Versuche ausgearbeitet, lange ehe ich etwas von ihm verstand. Aber da hörte ich die Stimme meiner zweiten Persönlichkeit: ‚Wenn du dergleichen tust, als ob du Freud nicht kenntest, so ist das ein Betrug. Man kann sein Leben nicht auf eine Lüge stellen.' – Damit war der Fall erledigt. Von da an nahm ich offen für Freud Partei und kämpfte für ihn."

Freud hielt Jung für einen originellen Geist und nannte ihn nach Jones *(Das Leben und Wirken von Sigmund Freud)* „Josua, dem es beschieden war, das Gelobte Land der Psychiatrie zu erforschen, das er, wie Moses, nur aus der Ferne betrachten konnte". Freud und Jung trennten sich aus wissenschaftlichen Gründen. Freud hatte Jungs Zuwendung zu Mythen und Legenden nicht folgen wollen, ohne zu begründen, warum er sie verabscheute. Jung meinte, daß Freud die persönliche Autorität über die Wahrheit stelle, darum wolle Freud von seiner Libido-Theorie nichts abgeben. Zwar schätzte auch Jung den Geschlechtstrieb bzw. die Sexualität als wichtig ein, aber sie spielte für ihn doch eine wesentlich geringere Rolle als in Freuds Trieblehre. Er gab der Libido eine andere Bedeutung: für ihn ist sie Lebenskraft (Energie). Jung warf Freud vor, daß er in Konfliktsituationen mehr seiner eigenen Theorie als den Patienten Aufmerksamkeit schenke. Ob mit Recht oder Unrecht: das ist heute nicht mehr wichtig.

Freud hegte Jung gegenüber eine krankhafte Eifersucht; er lebte in ständiger Angst, daß Jung ihn entthronen wolle. Trotz der späteren Feindseligkeiten, ja manchmal geradezu unwürdigen Haltungen, meist veranlaßt durch entstellte Nachrichten, verehrte Jung Freud bis zu seinem Tod. In seinem Nachruf bezeichnete er „Freuds Werk als epochemachend und wohl den kühnsten Versuch, der je gemacht wurde, auf dem scheinbar festen Boden der Empirie die Rätsel der unbewußten Psyche zu meistern. Für uns junge Psychiater war es eine Quelle der Erleuchtung, während es für unsere älteren Kollegen ein Gegenstand des Spottes war."

Jung hatte in der Zeit, als er von Freud noch nichts kannte, eigene Wege beschritten, eigene Gedanken gehabt. Er wäre auch ohne Freud seinen Weg gegangen, während es fraglich ist, ob Freud ohne Breuer die Idee der Psychoanalyse entwickelt hätte. Wie dem auch sei, beide sind den Menschen von heute wichtig; es ist unvorstellbar, wie wir uns ohne Freud und Jung in unserer Innenwelt und Umwelt zurechtfinden würden.

Der Schweizer Carl Gustav Jung beginnt seine Erinnerungen mit diesem Satz: „Mein Leben ist die Geschichte einer Selbstverwirklichung des Unbewußten." Jung meinte damit, daß er auf seine Berufswahl keinen willensmäßigen Einfluß hatte. Die in seiner Seele tief verborgenen Kräfte haben für ihn entschieden. Der junge Jung wußte mit achtzehn, zwanzig nicht recht, was er werden solle. Zwei Vorlieben kämpften in ihm: die eine neigte den Naturwissenschaften zu (wie Zoologie, Paläontologie und Archäologie), die andere zog ihn zur Religionswissenschaft, zur geistigen Problematik, zur Philosophie.

Die Entscheidung brachten Träume. Im ersten Traum ging der frisch Maturierte in einen Wald, wo er zu graben anfing. Er fand Knochen von uralten Tieren. Er deutete das als Aufforderung, die Natur kennenzulernen. Der zweite Traum führte ihn wieder in den Wald. Er fand dort ein schönes, rundes Tier im aufgestauten Wasser liegend. Weitere Einzelheiten vermochte er nicht zu erkennen. Dieser Traum blieb ihm ein Naturgeheimnis und führte ihn zum selben Ergebnis wie der erste: daß er nämlich Naturwissenschaften studieren sollte. Aber welche? Die Familie war nicht vermögend, so daß er daran denken mußte, womit er am besten seinen Lebensunterhalt verdienen konnte. Die Medizin schien ihm das Geeignetste zu sein.

Indem er die Entscheidung völlig den Träumen überließ, wurde er unwillkürlich in eine ihm vorgezeichnete Richtung geführt. Später erklärte er das damit, daß die Träume innere Erlebnisse darstellen, die etwas auszusagen haben. Freud dagegen suchte in den Träumen etwas, das sich verbirgt, das die Wahrheit vorenthält. Den Unterschied kann man etwa so erklären: Wenn jemand einen fernliegenden Gegenstand als etwas anderes, als was er ist, ansieht, so schätzt dies Freud als Sinnestäuschung ein, hingegen Jung als Kurzsichtigkeit.

Jung machte 1900 das medizinische Staatsexamen an der Universität Basel. Dann sah er sich vor die zweite Frage seines Lebens gestellt:

Welche Fachrichtung sollte er wählen? Er hatte geschickte Hände; das ließ ihn für die Chirurgie geeignet erscheinen. Doch es fiel ihm gerade damals das Lehrbuch für Psychiatrie des Wiener Professors Krafft-Ebing in die Hand. Schon beim Lesen des Vorworts bekam er heftiges Herzklopfen, als er auf die Formulierung ,,Krankheiten der Person" stieß. Das beflügelte ihn; er meinte, daß in der Psychiatrie alle seine Interessen vertreten seien: Religion, Mystizismus, Naturwissenschaft. Die Würfel waren gefallen, und er trat im Burghölzli eine Assistentenstelle an, wo die Psychiatrische Klinik der Universität Zürich untergebracht war. Der sehr bedeutende Nervenarzt Eugen Bleuler leitete sie. Jung verdankte ihm die ersten praktischen Schritte in Richtung seiner späteren Entwicklung und mittelbar auch seinen Weg zur Psychoanalyse, die von Jung analytische Psychologie genannt wurde.

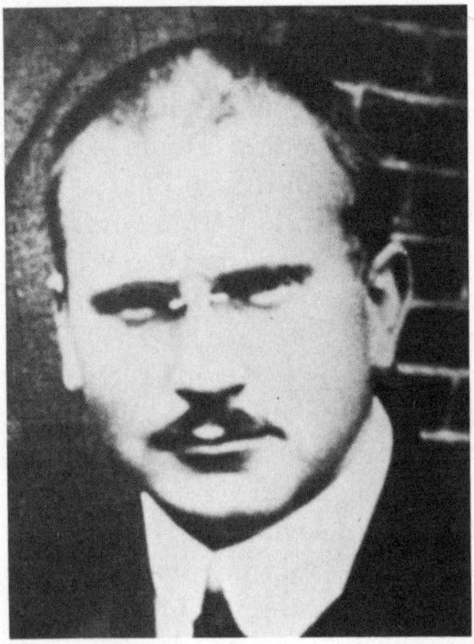
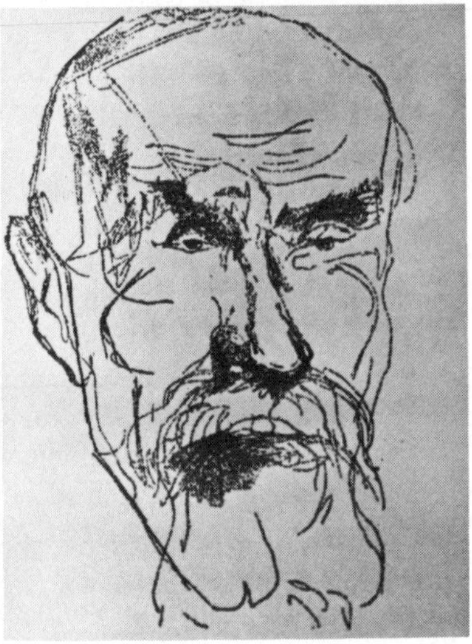

Links: Carl Gustav Jung; rechts: Eugen Bleuler.

Ein englischer Naturforscher, der vielseitige Sir Francis Galton (1822–1911), schuf die Wortassoziationstests, die Bleuler in der Klinik einführte. Jung erkannte den wahren Wert dieser Tests; mit ihrer Hilfe ließen sich charakteristische Störungen der Patienten entdecken. Jung entwickelte die Methode der freien Wortassoziation, die auch

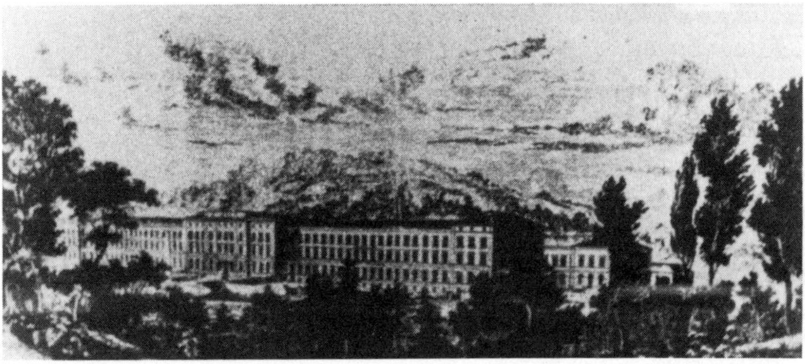

Burghölzli; hier war C.G. Jung Oberarzt.

heute noch Anwendung findet. Dem Patienten wird ein Wort zugerufen, auf das er sofort mit einem Wort antwortet, das ihm unmittelbar dazu einfällt. Auf das Wort „Mutter" zum Beispiel wird meistens „warm" oder „Kind" geantwortet. Der Affekt, den das Reizwort hervorruft, und die Länge der Zeit, bis geantwortet wird, geben Anhaltspunkte für den unbewußten Zustand der Psyche. Antwortet der Patient überhaupt nicht, so bedeutet das eine ablehnende Haltung. Der Patient hat einen Komplex (wie Jung diesen starken, die Antwort auslösenden Affekt nannte). Zu jener Zeit, als Jung seine Arbeit *Studien zur Wortassoziation* (1906) veröffentlichte, wußte man nicht, weswegen jemand sich scheut, eine Antwort zu geben oder dieses bzw. jenes zu tun. Heute sagen wir mit Jung: Weil der Patient einen Komplex hat.

Wortassoziationstests und Traumanalysen ließen Jung noch in seiner Zeit als Oberarzt im Burghölzli (1906–1909) bei seelisch gespaltenen Menschen, die man bis dahin für unheilbar hielt, eine grundlegende Entdeckung machen. Er konnte – Bleuler zuvorkommend, dessen Hauptwerk der Erforschung der Schizophrenie galt – beweisen, daß diese Krankheit nicht unheilbar sein muß. Man kann die Ursache der Persönlichkeitsspaltung herausfinden und sich damit auseinandersetzen. Wie wichtig die Heilung solcher Patienten war, zeigte allein die Statistik, nach der mehr als die Hälfte aller Kranken in Nervenanstalten Schizophrene waren (allerdings auch deswegen, weil man einfach jeden scheinbar unheilbaren Patienten für einen Schizophrenen hielt). Jung gelang es mit seinen Methoden, direkt vom Unbewußten Informationen zu erhalten und damit den wahren Grund der Krankheit aufzudecken. Die Assoziationstests und die Besprechungen von

Träumen korrigierten des öfteren die ursprüngliche Diagnose einer Geisteserkrankung, wobei sich auch die Möglichkeit der Heilung und Zurückführung ins normale Leben ergab.

Einer der Fälle beeindruckte den jungen Arzt besonders. Es war eine Frau mit der Diagnose Schizophrenie eingeliefert worden. Als er sie untersuchte, gewann er den Eindruck, daß sie gar nicht an einer Persönlichkeitsspaltung, sondern vielmehr einfach unter Depressionen litt. Sie wehrte sich gegen irgend etwas. Mit Hilfe seiner Diagnosetechnik konnte er sich folgende Geschichte zusammenreimen:

Die hübsche Frau hatte geglaubt, den Sohn eines Großindustriellen heiraten zu können. Dieser heiratete jedoch eine andere, worauf sie sich ebenfalls vermählte. Fünf Jahre später besuchte ein gemeinsamer Freund die Frau und erzählte, daß der Industriellensohn einen Schock erlitten habe, als er damals von ihrer Heirat hörte.

Diese Nachricht löste bei der jungen Frau eine schwere Depression aus. Ihre seelische Ruhe war zu Schaden gekommen. In diesem verwirrten Zustand starb ihr Lieblingskind; es hatte schmutziges Badewasser getrunken. Sie war sich eines Versäumnisses nicht bewußt; aber das änderte nichts an ihrem Schuldgefühl. Sie versank in Trauer und schloß sich von allem ab. Sie wehrte sich auch gegen alle Versuche, sie von ihren niedergedrückten Gedanken zu befreien. Sie kam in eine Anstalt. Die Pflege bestand darin, daß man ihr Schlafmittel gab und sie überwachte. Das Assoziationsexperiment von Jung ergab, daß es sich nicht um eine seelische Spaltung handelte, sondern nur um eine Störung, eine Abwehr. Wie konnte man sie von dieser Krankheit befreien? fragte sich Jung. Er hielt es für richtig, es mit der Mitteilung der Wahrheit zu versuchen, um ihre Abwehr zu durchbrechen. Die Kollegen warnten ihn, sich nicht in ein so gefährliches Experiment zu stürzen, aber sein Instinkt sprach anders. Er präsentierte der Patientin die Ergebnisse seiner Untersuchung, denen zufolge (ihrem Schuldgefühl nach) sie eine Mörderin war. Dafür, so erklärte er ihr, büße sie genug durch den Verlust des Kindes; sie müsse mit dieser Vorstellung im Leben fertig werden. Alle Anzeichen deuteten bald darauf hin, daß er auf dem richtigen Weg war. Die Frau konnte entlassen werden und kam nie wieder in eine Anstalt.

Die kranke Frau hatte einen Komplex. Jung hatte sie von diesem Komplex befreit. In der Befreiung von Komplexen sah er eine grundsätzliche Aufgabe. Er meinte, daß es u. a. falsch sei, von vornherein dicke Menschen als gutgelaunte und hagere als ernste abzustempeln, wie die Konstitutionslehre nahelegt. In der Tat: es gibt traurige Dicke und muntere Hagere!

Daß Jung im Zuge psychiatrischer Praxis zu solchen Erkenntnissen gelangte, verdankte er Freud. Ihre damalige Verbindung führte 1907 zur Gründung einer Freud-Gesellschaft in Zürich. Ein Jahr später organisierte Jung den ersten Internationalen psychoanalytischen Kongreß in Salzburg. Die Ereignisse folgten dicht aufeinander. Nachdem Jung sich bereits 1905 für Psychiatrie habilitiert hatte, gab er 1909 seine Oberarztstelle im Burghölzli auf und hielt Vorlesungen an der Universität Zürich. Ein Jahr später wurde die Internationale psychoanalytische Vereinigung in Nürnberg gegründet, und schon dem ersten Kongreß stand Jung vor. Aber von Anfang an bekam er die Gegnerschaft der Wiener Schule, die die psychoanalytische Bewegung für sich gepachtet zu haben glaubte, zu spüren, obwohl seine Originalität in der analytischen Forschung nicht zu bezweifeln war und sich andere wie Adler, Rank usw. ebenfalls von der Freudschen Libido-Theorie abgewandt hatten. Zum Bruch kam es, wie schon erwähnt, dadurch, daß Jung die psychoanalytischen Grundsätze auf Mythen, Legenden und Fabeln auszudehnen begann. Das wurde nicht zugelassen, und so trat Jung 1914 als Präsident der Internationalen psychoanalytischen Vereinigung zurück. Damit war der Bruch zwischen Jung und Freud vollständig.

Jungs historische, religionswissenschaftliche und psychologische Kenntnisse führten zu einer Synthese und schließlich zu einem wissenschaftlichen Zweig, den er begründete, aufbaute, erklärlich und nützlich machte: der Parapsychologie. Wie kam es dazu? Jung erkannte die große Bedeutung der I n t u i t i o n. Von da aus und aufgrund intensiver Studien über Symbole und Mythen sowie über die neue Deutung von Freudschen Thesen kam er zur Parapsychologie.

Erstens zeigte er eine Verbindung zwischen Träumen und Mythen auf. Er legte dar, daß mythische Symbole, die im Traum vorkommen, ebenso bedeutsam sind wie Träume aus dem Alltag. Wird jemand von einer mythischen Gestalt (z. B. Siegfried) bei der Hand geführt, gleicht sie dem eigenen Vater. Es handelt sich um eine Vaterfigur – ein Archetyp wie viele andere (Priester, Arzt, Dirne usw.). Wenn im Traum ein historischer Held oder ein Held der Sage erscheint, ist die Deutung erschwert, weil der Traumdeuter auch historische, mythologische, religionsphilosophische Kenntnisse besitzen muß. Um den künftigen analytischen Psychologen Hilfsmittel zu liefern, bediente sich Jung bei der

Lösung solcher Bilder nicht nur seiner naturwissenschaftlichen und archäologischen Kenntnisse, sondern auch seiner Phantasie. Er mobilisierte alle Kräfte, um dieser Aufgabe gerecht zu werden. Er lebte in ständiger Spannung, um die Orientierung in dem unaufhörlichen Strom von Phantasien nicht zu verlieren. Er hatte das Gefühl, daß dabei „ein Donnerwetter das andere ablöste, als ob riesige Blöcke auf ihn herunterstürzen" würden. „Daß ich aushielt", schrieb er, „war eine Frage der brutalen Kraft. Andere sind daran zerbrochen. Nietzsche und auch Hölderlin und viele andere. Aber es war eine dämonische Kraft in mir, und von Anfang an stand es für mich fest, daß ich den Sinn dessen finden müßte, was ich in den Phantasien erlebte. Das Gefühl, einem höheren Willen zu gehorchen, wenn ich dem Ansturm des Unbewußten standhielte, war unabweislich und blieb richtunggebend in der Bewältigung der Aufgabe." Jung begriff – und insofern überragt er die Menschen seiner Zeit turmhoch –, daß Phänomene wie Telepathie und Hellsehen oder schlichter ausgedrückt: Ahnungen, Visionen usw. Teil der Realität sind und Gegenstand psychoanalytischer Behandlung sein können. Er nahm eine Wissenschaft vorweg, die bislang noch nicht angewandt wurde, obwohl alte Völker und auch noch die Indianer sie benutzt haben. Sogar daß ganze Völker überlebten, war oft nur der Tatsache zu verdanken, daß sie auf ihre Eingebungen hörten: ihr sechster Sinn rettete sie vor Stürmen und Feinden. Warum soll das nicht auch uns nützen?

Was ist überhaupt Parapsychologie? Professor Heinrich Meng erklärte die als Teilgebiet der Psychologie anzusehende Parapsychologie als Bemühung, Phänomene, deren reales Vorhandensein sich unseren Sinnesorganen entzieht, erklärbar zu machen. Gewisse Ahnungen, unbestimmte Vorgefühle, kennt fast jeder Mensch. Jemand will zum Beispiel ein Flugzeug nicht besteigen – und in der Tat, es stürzt ab. Eine Mutter erwacht mitten in der Nacht und holt ohne ersichtlichen Grund ihr Kind aus dem Bettchen – kurz darauf bricht die Decke des Kinderzimmers ein und verschüttet das Bett.

Niemand kann wissen, woher diese Phänomene des Unbewußten stammen, aber man kann sie kaum bezweifeln. Heute gilt die außersinnliche Wahrnehmung (ASW), also Telepathie wie auch Hellsehen über die Schranken von Raum und Zeit hinaus, den Phänomenen nach als gesichert. Die Psychokinese (PK), also die psychische Beeinflussung materieller (auch biologischer) Abläufe, ist Gegenstand faszinierender Forschungsarbeiten. Jedenfalls ist die Parapsychologie heutzutage keine mit einer wegwerfenden Handbewegung zu erledigende Wissenschaft mehr, wie es in der Zeit war, als Jung für die Anerkennung parapsychischer Ausdrucksformen kämpfte, sondern sie ist ein ernst zu nehmendes Wissensgebiet und ein selbständiges Fach geworden. Jung war seiner Zeit über siebzig Jahre voraus; trotzdem steht er noch heute in den Augen vieler Wissenschaftler, die ihn nicht verstehen oder nicht verstehen wollen, zu Unrecht im Ruf eines Phantasten.

Es ist allerdings nicht leicht zu begreifen, weshalb einige Menschen die Gabe haben, etwas zu erfühlen, wo andere nicht einmal Tatsachen sehen. Aber so wie es Menschen gibt, die über zwei Meter hoch springen können, während andere nicht einmal einen Meter schaffen, obwohl beide Beine haben, so ist es auch mit dieser Begabung. Der eine hat parapsychische Fähigkeiten, der andere hat sie nicht oder hat die in ihm schlummernde Gabe nicht entwickelt. Fast jeder Arzt hat selbst Fälle rein intuitiven Handelns erlebt: er erfaßt etwas, was er im Augenblick nicht erklären kann, und leitet ohne Zögern die Behandlung ein. Er fühlt, was er tun soll. Die Intuition führt manchmal zu einer unorthodoxen Handlungsweise. Ich selbst griff beispielsweise bei einer Entbindung – als der Kopf des Kindes sich im letzten Augenblick nicht weiter drehte, um aus der Scheide herauszukommen, und die Erstikkung des Kindes drohte – nur nach einer Hälfte der Geburtszange. Ich benutzte sie wie einen Schuhlöffel und hob so den Kopf hervor. Ich hatte in dem Moment das Gefühl, daß eine Zangenhälfte reichen würde, obwohl ich bis dahin und seitdem nicht gehört habe, daß man auch mit einer halben Zange entbinden kann.

Dem intuitiven Handeln, das vielen Ärzten selbstverständlich auch vor Jung schon vertraut war, gab er geistigen Inhalt. Er ordnete es dadurch in das therapeutische Arsenal des Arztes ein, daß er es systematisierte und begreiflich machte; ihm ist zu verdanken, daß die Intuition und überhaupt parapsychische Äußerungen lehrfähig und benutzbar wurden. Zwar dachte er bei seiner Arbeit immer an Psychoanalytiker, jedoch besteht seine Bedeutung vor allem darin, daß seine Entdeckungen und Systematisierungen Allgemeingut werden konnten.

Er selbst war in seinen Behandlungen sehr erfolgreich. Ihm fehlte es niemals an Patienten (wie oft Freud), weil er über die Anwendung seiner Methoden hinaus in dem Patienten in erster Linie den Menschen sah, den man heilen sollte, und nicht seine Krankheit. Die Intuition zeigte ihm diesen Weg. Ein Beispiel aus seiner Praxis demonstriert gut seine unorthodoxe Methode, seine intuitive Handlungsweise.

Ein amerikanischer Arzt schickte ihm einen chronischen Alkoholiker, der vor dem Abgrund stand. Er machte mit ihm Assoziationsexperimente und erkannte die Ursache des dauernden Trinkens in der Mutter. Die Mutter des eigentlich klugen und erfolgreichen Mannes war eine herrschsüchtige Frau. Sie stellte den Sohn bei sich an, und er kam nie aus ihrem Bannkreis heraus. Daraufhin begann er zu trinken. Eine endgültige Heilung war nicht abzusehen, weil er immer wieder in den mütterlichen Betrieb zurückkehrte und unter ihrem starken Einfluß blieb. Jung entschloß sich, mit der Badewanne auch das Kind auszuschütten. Er sprach mit der Mutter und klärte sie über die Situation auf. Sie verstand ihn und entließ den Sohn aus dem Betrieb. Der war wütend auf Jung, aber die Neurose war beseitigt. Schwer können Patienten eine solch unliebsame Behandlung verstehen. Aber dieser Fall soll dem Arzt klarmachen, daß er bisweilen auch unorthodoxe Wege gehen muß und manchmal ein Dankeschön nicht erwarten darf.

Geistige Größe in den Entdeckungen, menschliche Größe in den Behandlungen charakterisieren Jungs Bedeutung. Er wies die Libido-Theorie in ihre Schranken zurück, arbeitete die Assoziationstests aus, ermöglichte die Behandlung der häufigsten Geisteskrankheit, der Schizophrenie, und bahnte der Parapsychologie ihren Weg zu einer Wissenschaft, deren große Bedeutung er voraussah.

Jung lebte bis 1961. Es ist nicht bekannt, daß er jemals für den Nobelpreis vorgeschlagen wurde. Hat vielleicht sein Sohn Franz recht, wenn er vermutet, das läge möglicherweise daran, daß in Schweden, wo die Entscheidung fällt, die Psychoanalyse nicht hoffähig ist? „Auf Grund der wenigen Korrespondenzen und angesichts des geringen Echos, das die Werke Jungs in Skandinavien, ganz besonders aber in Schweden finden, muß ich annehmen, daß Jung weder zu seinen Lebzeiten noch heute in jenen Landen ein bekannter Mann ist. Außer bei wenigen Fachleuten ist die analytische Psychologie Jungs offenbar dort ohne Auswirkungen geblieben."

Aber Björnsen, Gjellerup, Lagerkvist, Karlfeldt müssen wir kennen, weil sie den Nobelpreis erhalten haben – obwohl niemand mehr weiß warum!

4. SIEG ÜBER DIE GESCHLECHTSKRANKHEITEN
Albert Neisser, Fritz Schaudinn, August von Wassermann

Vor vielen Jahren erschien in meiner Praxis ein Jockey und bat um eine Untersuchung. Seine Frau war im achten Schwangerschaftsmonat und stand in meiner Betreuung. Der junge Mann war in Sorge um die Frau und um das ungeborene Kind, da er glaubte, sich bei einem außerehelichen Verkehr eine Infektion zugezogen zu haben.

Ich stellte einen stark riechenden, eitrigen Ausfluß aus der Harnröhre fest. Einen Tropfen davon brachte ich auf einen Objektträger, trocknete das Präparat und färbte es. Unter dem Mikroskop waren Hunderte von kaffeebohnenähnlichen, meist paarweise liegenden Bakterien zu sehen. Es waren Gonokokken. Die Krankheit, die sie verursachen, heißt Gonorrhö oder zu deutsch Tripper.

Der Jockey wollte noch wissen, ob er sich nicht auch mit Syphillis infiziert habe und ob seine Frau nicht erkrankt sei. Das konnte ich verneinen, nachdem ihr Blut untersucht worden war und keine für die Syphilis typische Reaktion zeigte.

Der Tripper mußte geheilt und gemäß bestehender Vorschrift dem staatlichen Gesundheitsdienst gemeldet werden. Der junge Mann bat mich, mit Rücksicht auf den Zustand seiner Frau von einer Meldung Abstand zu nehmen. Er liebte sie; nur hatte sie in den letzten Wochen wegen des Kindes einen Geschlechtsverkehr abgelehnt. Ein einziges Mal war er durchgegangen, und schon hatte er sich einen Tripper eingehandelt. Ich mußte mich zwischen Vorschrift und Rücksicht auf die Familie entscheiden. Ich entschied mich für die Familie, nachdem der Jockey das Mädchen, von dem er den Tripper hatte, zur Behandlung mitbrachte.

Entdecker der Gonorrhö-Bakterien war Albert Neisser. Der strebsame, kaum vierundzwanzigjährige Mediziner tat 1879 in Breslau den ersten Schritt, um den in der ganzen Welt grassierenden Geschlechtskrankheiten Einhalt zu gebieten. Er entdeckte als Assistent der Hautklinik die Erreger nicht zufällig, sondern dank eisernem Fleiß und guter Beobachtungsgabe. Von seinem zehn Jahre älteren Vetter Karl Weigert, der Pathologe in Breslau war, hatte der junge Neisser gelernt, daß sich echte Erreger färben lassen, hauptsächlich mit Anilin-Farben. Von dem damals schon sehr berühmten Robert Koch hatte er

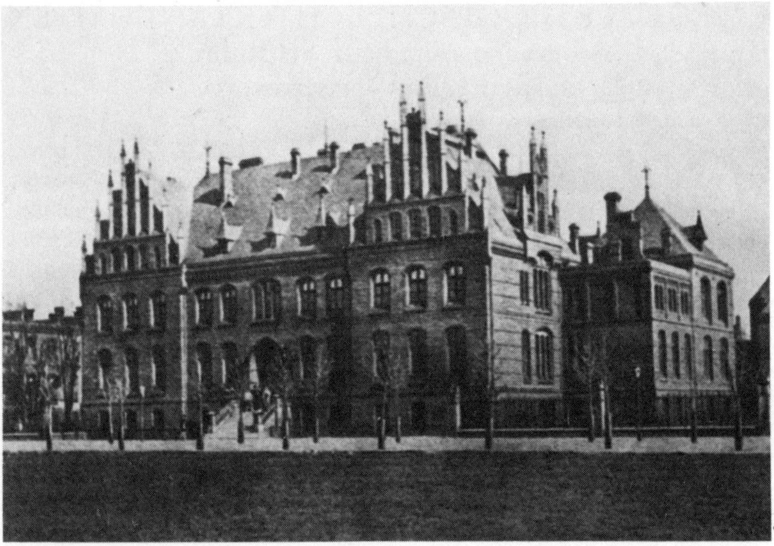

Die Dermatologische Universitätsklinik von Breslau; für Albert Neisser gebaut, war sie damals die modernste in Europa.

erfahren, daß man Bakterien am besten in einer sehr dünnen Schicht auf einem Objektträger eintrocknen lassen soll. Neisser vereinigte diese beiden Lehren. Er nahm aus dem Ausfluß an Gonorrhö erkrankter Menschen Proben, färbte sie auf diese Weise und fand so die lange schon gesuchten Erreger.

Damit konnten die an Tripper erkrankten Personen natürlich noch nicht geheilt werden; aber der erste Schritt in dieser Richtung war getan. Nun konnte man die verschiedensten Behandlungsarten versuchen und nach der Therapie aus einem Abstrich kontrollieren, ob die Gonokokken aus dem Körper verschwunden waren oder nicht. Es dauerte noch über fünfzig Jahre, bis Gerhard Domagk das erste wirkungsvolle Medikament, das Sulfonamid, gefunden hatte. Bis dahin wurden an Gonorrhö Erkrankte mit Balsamen und Ölen eingerieben, die Harnröhre wurde mit Flüssigkeiten gespült, Diäten wurden angeordnet und den Patienten Aufregungen und Anstrengungen untersagt.

Albert Neisser wurde Professor für Dermatologie in Breslau und machte eine Schule auf. Fast alle namhaften Dermatologen bis zur Mitte unseres Jahrhunderts waren seine Schüler oder Schüler seiner

Schüler. Somit konnte er einen bedeutenden Einfluß auf die Öffentlichkeit ausüben. Es gelang ihm trotzdem nicht, die Zuständigen von der Notwendigkeit der Eindämmung von Geschlechtskrankheiten durch die Meldepflicht zu überzeugen. Er war ihnen gedanklich weit voraus. Erst 1927, elf Jahre nach seinem Tod, kam es zur Einführung der Meldepflicht; es gelang tatsächlich, dadurch die Geschlechtskrankheiten einzudämmen, und nach einer zusätzlichen Anordnung im Jahre 1953 gingen die Geschlechtskrankheiten sogar zurück.

Das heute übliche häufige Reisen, die Verbreitung der Pille und der damit verbundene moralische Umbruch, die „Sexwelle" und deren Folgen, erhöhten zwar die Zahl der Gonorrhö-Fälle in den letzten Jahren um sechs Prozent (134 Menschen von 100000 waren erkrankt), doch die Zahl der an Syphilis Infizierten ging um zehn Prozent zurück. In der Bundesrepublik Deutschland sind in dieser Zeit rund 1000 Personen mit Syphilis und 75000 mit Gonorrhö infiziert worden.

Neissers Name ist auch unmittelbar mit der Entdeckung der Syphilis verbunden. Zwar war es ihm nicht vergönnt, ein Serum gegen diese Seuche zu finden, doch gelang ihm etwas anderes. Er unternahm eine Expedition nach Java, um die Infektionsfähigkeit der Syphilis zu studieren, und regte Wassermann an, eine Möglichkeit zu suchen, die Infektion zu diagnostizieren. Es wurde höchste Zeit, diese vermutlich älteste Krankheit der Menschheit zu beseitigen.

Es gibt Hinweise darauf, daß die Syphilis seit Jahrtausenden besteht. Das Wort stammt wahrscheinlich aus dem arabischen „sifl", was Weltkrankheit bedeutet. Syphilus nannte man den Helden eines italienischen Gedichtes des sechzehnten Jahrhunderts, der an Syphilis erkrankt war. Der wissenschaftliche Name der Syphilis ist Lues. Lues bedeutet Seuche. Durch die Weltreisen der Seeleute seit Beginn der Neuzeit wurde die Syphilis erst richtig zur Seuche. Es wird uns überliefert, daß die Lues durch die Matrosen des Kolumbus nach Europa gekommen ist; daher nannte man sie damals „Amerikanische Krankheit". Dagegen sprachen die Spanier, weil sie die Verantwortung für das Übel nicht übernehmen wollten, von „Französischer", die Franzosen von „Neapolitanischer" und die Italiener von „Spanischer Krankheit". Daß diese Krankheit schließlich eingedämmt werden konnte, dankt man bis zu den vierziger Jahren unseres Jahrhunderts ausschließlich deutschen Wissenschaftlern: Neisser, Schaudinn, Wassermann und Ehrlich.

*

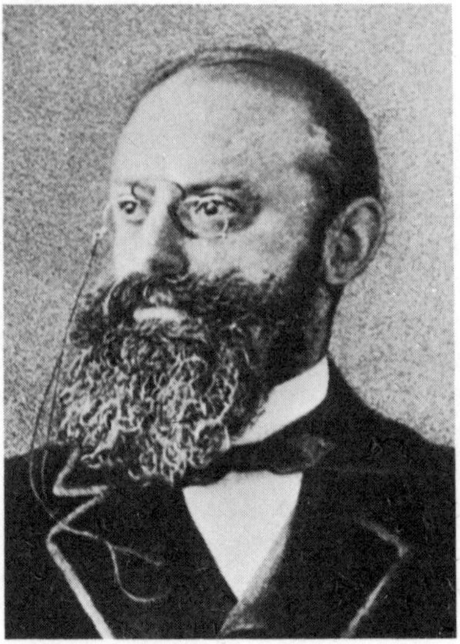
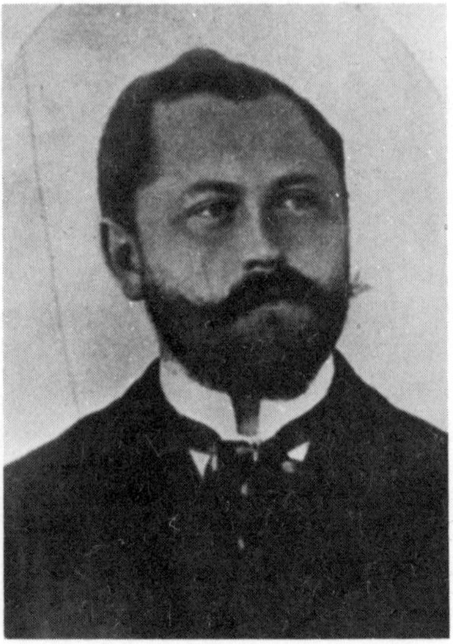

Links: Albert Neisser; rechts: Fritz Schaudinn.

Wie bei der Gonorrhö war der Ausgangspunkt zur Behebung der Lues die Entdeckung des Erregers. Das gelang 1906 einem Zoologen in Berlin, Fritz Schaudinn. Wie üblich wurde auch ihm zuerst nicht dafür gedankt. Was noch schlimmer war: man belächelte ihn.

Das geschah in einer historischen Sitzung der Berliner Medizinischen Gesellschaft am 17. Mai 1905. Schaudinn und sein Mitarbeiter Erich Hoffmann berichteten, wie sie den Erreger der Lues, den sie Spirochaeta pallida nannten, gefunden hatten. Zweiundzwanzig vor ihnen hatten dasselbe geglaubt. Gerade das aber war der Grund gewesen, warum auch Schaudinn dieser Frage nachgegangen war.

Um bei der Wahrheit zu bleiben: Er hatte zunächst gar keine Lust gehabt, sich mit diesen Erregern zu beschäftigen. Aber als Angestellter des Reichsgesundheitsamtes wurde ihm die Aufgabe zugeteilt, die Richtigkeit der Entdeckung nachzuprüfen. John Siegel, der mit ihm im Zoologischen Institut gearbeitet hatte, meinte, daß er den Erreger von einer Reihe von Erkrankungen (wie Lues, Scharlach, Maul- und Klauenseuche) gefunden habe. Das wäre doch des Guten zuviel, meinte Schaudinn, der sich bis dahin schon sehr viel mit kleinsten Tierchen beschäftigt hatte. Nun ging er so systematisch vor, wie man es von einem preußischen Beamten erwarten konnte. Durch vorhergehende wissenschaftliche Arbeiten hatte er die Ansicht gewonnen, daß es am besten sei, einen Erreger im erregten Gebiet selbst aufzuspüren. Diese Möglichkeit gab es nur bei Zusammenarbeit mit einer Hautklinik, wo die meisten syphilitischen Patienten in Behandlung waren. Er setzte sich dann mit einem Fachmann für Lues, Dr. Erich Hoffmann, in Verbindung. Hoffmann brachte ihm Abstriche aus Geschwüren luetisch Erkrankter. Schaudinn war es von seinen Forschungen gewohnt, die Erreger im ungefärbten Präparat zu suchen, und gerade das war der richtige Weg, wie man bewegliche Tierchen betrachten konnte. Die bisherigen Forscher hatten stets gefärbte Präparate untersucht, dabei jedoch keinen Erfolg gehabt. Bei den äußerst feinfühligen Bewegungen des Mikroskops, durch Annäherung und Entfernung vom Präparat, wurde Schaudinn auf viele meist mit Windungen versehene Objekte aufmerksam, die eine sehr schwache Lichtbrechung hatten. Er nannte sie „Spirochaetae pallidae", d. h. blasse Haarwindungen. Die Tierchen sollten aber besser zu sehen sein, dachte Schaudinn. Da er wußte, was er zu färben hatte, wurden die Spirochäten mit Azur-Eosin besser dargestellt. Nun konnte jeder die korkenzieherähnlichen Missetäter be-

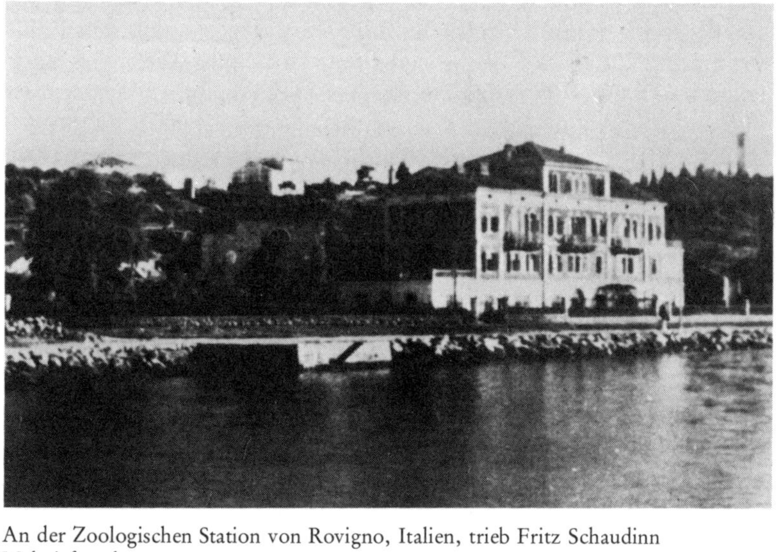

An der Zoologischen Station von Rovigno, Italien, trieb Fritz Schaudinn Malariaforschung.

trachten. Schaudinn und Hoffmann waren ihrer Entdeckung sicher und erwarteten von der Sitzung die Bestätigung ihrer Bemühungen.

Aber, wie gesagt: Es geschah, was vielen Pionieren vor ihnen zustieß und auch heute noch passiert: sie wurden nicht verstanden, es wurde ihnen kein Glauben geschenkt. Obwohl jedem Anwesenden ermöglicht wurde, durch Mikroskope die Spirochäten enthaltenden Präparate zu betrachten, wurde das, was zu sehen war, nach dem Autoritätsprinzip unterdrückt: Was einem dafür Zuständigen nicht gelingt, darf nicht ein Zufallsforscher entdecken. Obwohl Schaudinn Präparate von frisch infizierten Kranken herzeigte, wurden die Erreger als Kunstprodukte der Färbung abgetan, ohne daß für diese Gegenbehauptung ein Beweis erbracht wurde.

Wird jemand erst einmal für einen Betrüger gehalten, so wird er den Verdacht nur schwer wieder los. Schaudinn gelang das bis zu seinem Tod nicht. Und auch das höhnische Gelächter verstummte lange nicht, das durch das Schlußwort des Sitzungspräsidenten, des berühmten Chirurgen von Bergmann, entstand: „Wir vertagen die Diskussion so lange, bis der nächste Syphiliserreger unsere Aufmerksamkeit in Anspruch nimmt."

Man muß Bergmann immerhin zugestehen, daß er fast als einziger, wie schon im Falle Schleich, seinen Irrtum eingestand, als ihm klar wurde, welch großes Unrecht Schaudinn zugefügt worden war. Er lud ihn ein, erneut einen Vortrag zu halten. Doch Schaudinn wies Bergmann und die Berliner Medizinische Gesellschaft ab, was später noch Folgen haben sollte.

Dem 33jährigen Schaudinn wurde in Berlin keine weitere Aufstiegsmöglichkeit mehr geboten. London und Cambridge, wo seine Entdeckung bekannt und anerkannt wurde, boten ihm Lehrstühle an. Er wollte aber in Deutschland um den Erfolg kämpfen; das gelang ihm, wie gesagt, nicht. Zwar wurde er zum Leiter einer Forschungsabteilung im Institut für Schiffs- und Tropenkrankheiten in Hamburg ernannt, aber als ihn der Internationale Medizinische Kongreß in Lissabon mit dem höchsten Preis auszeichnen wollte, schaltete sich die Berliner Gesellschaft ein und erreichte die Annulierung der bereits erfolgten Preiszusage. Obwohl der spätere Nobelpreisträger Metschnikoff als erster die Entdeckung Schaudinns bestätigte, konnte er sich den Vorschlag des Gießener Zoologen Spengel nicht zu eigen machen und Schaudinn zur Auszeichnung vorschlagen.

Ohne Auszeichnung, ohne Lehrstuhl, ohne Anerkennung im eigenen Lande starb kaum 35jährig der bedeutendste Entdecker auf dem Gebiete der Geschlechtskrankheiten. Seine einzige Genugtuung im Leben war die Absage an die Berliner Medizinische Gesellschaft, die an seinem frühen Tod eine gewisse Mitschuld nicht abstreiten kann.

*

Im Jahre 1906, kaum ein Jahr nach Schaudinns Entdeckung, trat ein kleiner, elegant gekleideter Mann, August von Wassermann, an das Rednerpult des Vereins für Innere Medizin im Architektenhaus in der Berliner Wilhelmstraße. Er verstand, gut zu informieren und sprach sehr lebendig, als ob er alles, was er vortrug, sich gerade erst überlege. Trotz der blendenden Rede ließen sich die Zuhörer aber nicht überzeugen. Wassermann glaubte, eine Labormethode gefunden zu haben, mit deren Hilfe eine Früherkennung der Tuberkulose möglich sei.

Der Vortrag wäre bald vergessen gewesen, wenn er nicht Ausgangspunkt zu einem gewissen Kapitel der medizinischen Geschichte geworden wäre.

Neisser besuchte Wassermann in Berlin und erzählte ihm über seine Forschungen auf dem Gebiet der Syphilis. Wassermann dagegen erklärte Neisser, welche Möglichkeiten die Serologie in der Diagnosestellung sämtlicher Krankheiten bietet.

Intuitiv fühlte Albert Neisser, daß diese Untersuchungsmethode die Methode der Wahl ist, um eine Syphilisinfektion erkennen zu können, und er bat Wassermann, einen solchen Versuch in Angriff zu nehmen. Wassermann nahm die Anregung mit um so größerem Interesse auf, als ihm – wie der Syphilisforscher Professor Rudolf Müller in Wien in seinem Nachruf auf Wassermann betonte – „die Arbeiten über Tuberkulose die berechtigte Hoffnung geben, daß auch bei der luetischen Infektion eine sero-diagnostische Methode sich ausbauen ließe".

Der Abteilungsleiter für experimentelle Therapie und Biochemie am Robert-Koch-Institut in Berlin ging mit Eifer an das Problem heran. Nachdem er und sein Assistent Bruck die bei dem Tuberkulosennachweis erprobte Reaktion bei einigen Infektionskrankheiten wie Typhus und Genickstarre angesetzt hatten, versuchten sie es bei der Syphilis. Bald bemerkten sie, daß die serologische Methode eine für Syphilis spezifische Antwort im Blut von Affen und dann auch an mit Syphilis infizierten Menschen gab. Wassermann berichtete am 10. Mai 1906 in der *Deutschen Medizinischen Wochenschrift*, daß es gelungen sei, „den Nachweis zu führen, ob ein bestimmtes Organ syphilitische Substanzen beherbergt".

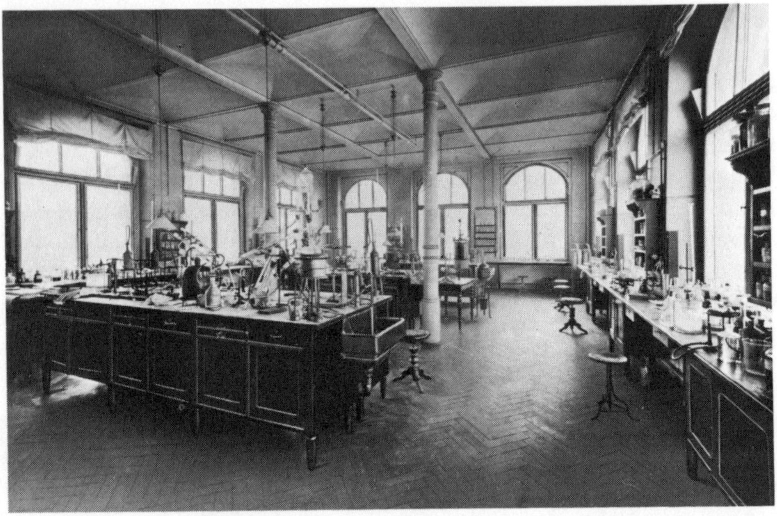

Laboratorium, in dem August von Wassermann arbeitete.

„Den Nachweis" nennt die ganze Welt seither Wassermannsche Reaktion. Obwohl vielen Menschen diese Bezeichnung bekannt ist, wissen die meisten nicht, was darunter zu verstehen ist. Man könnte es folgendermaßen erklären:

Die roten Blutkörperchen aus dem menschlichen Blut werden im Serum des Meerschweinchens unter bestimmten Voraussetzungen aufgelöst. Das Serum des Meerschweinchens und das des betreffenden Patienten werden mit dem Auszug aus einem menschlichen Organ (z.B. der Leber) vermischt. Dazu kommen noch rote Blutkörperchen eines Hammels. Ist der Patient mit Syphilis infiziert, so wird das Flüssigkeitsgemisch farblos, nachdem sich die Blutkörperchen auf dem Boden des Reagenzglases gesetzt haben und dort einen roten Bodensatz bilden. In einem solchen Fall spricht man von einer positiven Reaktion. Bleibt die Flüssigkeit dagegen durchsichtig-rot, so fällt die Reaktion negativ aus, womit bewiesen wird, daß die Blutkörperchen aufgelöst wurden und der Farbstoff sich mit der übrigen Flüssigkeit vermischt hat.

Je nachdem, wie stark, wie positiv die serologische Antwort ausfällt, spricht man von „Wassermann positiv" mit einem oder mehreren Kreuzen. Wie wichtig und notwendig die Wassermannsche Reaktion war, erkennt man daran, daß ohne diese diagnostische Möglichkeit weder der spätere Nobelpreisträger Wagner-Jauregg in der Lage gewesen wäre, seine Behandlungsmethode bei Gehirnsyphilis anzusetzen, noch Paul Ehrlich, die Wirkung seines weltberühmten Salvarsans (das erste erfolgreiche Syphilis-Heilmittel) zu kontrollieren. Dem wichtigsten im Bunde, Wassermann, wurde kein Preis verliehen; er wurde nicht einmal auf einen Lehrstuhl berufen.

Dagegen versuchte man, Wassermanns Verdienst zu schmälern, obwohl jeder, der gewillt war, diese bedeutende Entdeckung nachzuprüfen, sich von der Brauchbarkeit und Notwendigkeit der Wassermannschen Reaktion überzeugen konnte. Wie gesagt: Wenn er nur wollte! Als Wassermann, obwohl er Abteilungsleiter des weltberühmten Robert-Koch-Institutes in Berlin war und damit eine bedeutende Stelle einnahm, seine Entdeckung ankündigte, blieben auch ihm die Mißtöne von seiten der Neider nicht erspart. Bei der ersten Mitteilung in der Berliner Medizinischen Gesellschaft wurden er und seine Mitarbeiter belächelt und mit spöttischen Bemerkungen abgetan. Die in dieser Zeit in der Wissenschaft führende *Wiener medizinische Wochenschrift* tat seine Ergebnisse nur mit einer ironischen Bemerkung ab: „Vorläufig handelt es sich *nur* um das Prinzip als solches, daß es möglich ist, auf serodiagnostischem Wege eine spezifische Reaktion zu erhalten." Auch Paul Ehrlich, der von Wassermann bewunderte Meister, glaubte nicht an die Entdeckung.

„Lieber Aquaticus" – so übersetzte Ehrlich Wassermann ins Lateinische –, „Deine Reaktion ist viel zu kompliziert, als daß sie jemals Eingang in die Praxis finden wird."

Diese Skepsis zeigte sich als unbegründet, und zwar schon zu dem Zeitpunkt, als sie niedergeschrieben wurde. Die nach Wassermann benannte Reaktion trug den Namen August von Wassermann schnell in die Welt hinaus als Beweis dafür, wie richtig sein Instinkt für die praktische Anwendung war. Einer seiner Mitarbeiter, C. Bruck, hat später allerdings versucht, die Entdeckung an sich zu reißen. 1921 wollte Bruck der Welt einreden, daß er es gewesen war, der eigentlich die Wassermannsche Reaktion ausgearbeitet hatte. Warum er darüber fünfzehn Jahre geschwiegen hatte, konnte er allerdings niemandem erklären. Heute spricht man nicht mehr von ihm.

Die Wassermannsche Reaktion stellte die Diagnostik auf eine völlig neue Basis. Sie spürte die Syphilis in Körperflüssigkeiten auf und ermöglichte die Bekämpfung einer der größten Seuchen.

Hätte die Wassermannsche Reaktion der Menschheit schon früher zur Verfügung gestanden, so hätte man Heine, Nietzsche, Schumann – um nur einige Große zu erwähnen – von schwerem Leiden, vor dem Wahnsinn retten können, den die luetische Infektion bei ihnen ausgelöst hat.

Als August von Wassermann am 16. März 1925 starb, nannte man ihn einen Wohltäter der Menschheit, der durch seine wissenschaftliche Großtat Millionen von Menschen das Leben erleichtert hatte.

Von den vier Forschern, die maßgeblich an der Eindämmung der Geschlechtskrankheiten in der zivilisierten Welt beteiligt waren, ist nur Paul Ehrlich anerkannt und ausgezeichnet worden. Neisser, Schaudinn und Wassermann wurden nicht in den Kreis der für ihre Verdienste gewürdigten Entdecker aufgenommen, obwohl, wenn überhaupt jemand, sie es verdient hätten. Neisser hatte zwar einen Lehrstuhl, der Wassermann versagt wurde, aber seine Frau starb früh, und er besaß keinen Erben. Schaudinn wurde von seinen Landsleuten übel zugesetzt.

Mit ihnen gingen Forscher, die eine Epoche änderten, leer aus. Die Nachwelt kann ihnen Dankbarkeit nur noch dadurch bezeugen, daß sie ihre Leistungen nicht vergißt.

5. SEHEN OHNE BRILLE
Adolf Eugen Fick

Seit meinem fünfzehnten Lebensjahr spielte ich Handball. Ich lernte dabei viele ältere, schon Rang und Stellung bekleidende Akademiker kennen. Ein Rechtsanwalt war unser linker Verteidiger. Er war sehr kurzsichtig. Man nannte ihn den „Hasen" wegen seiner rötlichen und stark vorgewölbten Augen. Wie sich herausstellte, trug er bei sportlicher Betätigung Haftgläser. Durch diese wölbten sich die Augen so vor, daß er wie ein Basedow-Kranker aussah.

Wenn ein Spiel abgepfiffen wurde und wir im Begriff waren, das Feld zu verlassen, wiederholte sich fast jedesmal mit schöner Regelmäßigkeit folgende Szene: Die stolze Mannschaft, die eigentlich mit erhobenem Haupte hinausgehen sollte, senkte die Köpfe, beugte sich nach vorn, und bald knieten alle elf Spieler und suchten den Boden ab. Der Grund war, daß Hase wieder einmal ein oder sogar beide Haftgläser verloren hatte. Infolge der körperlichen Anstrengung, besonders wegen des Schweißes, drückten ihn die Kontaktlinsen, und so beeilte er sich, sie sofort nach dem Abpfiff von den Augen zu entfernen. Dabei bekam er manchmal einen unabsichtlichen Stoß von einem Spieler, oder er war so erschöpft, daß ihm die Haftschalen aus der Hand fielen. Da er aber ohne sie so gut wie überhaupt nichts sah, waren wir gezwungen, sie mit ihm zu suchen, besser gesagt: wir suchten, und Hase fluchte, wenn wir sie nicht schnell genug fanden. Ich brauche nicht zu sagen, welch einen komischen Eindruck wir auf die Zuschauer machten, wenn wir den Boden mit den Fingern, wie im Sand spielende Kinder, abkämmten.

Das war meine erste Begegnung mit Haftschalen. Seither bin ich vorsichtig geworden, wenn ich bei einer Untersuchung bemerke, daß ein Patient vorgewölbte Augen hat. Ich frage ihn zuerst, ob er Haftschalen trägt, bevor ich etwa eine Schilddrüsenüberfunktion wegen Vordrängung des Augapfels diagnostiziere.

Um die Priorität, wer die Haftgläser entdeckt hat, brach 1888 ein heftiges Ringen aus. Von einem halben Dutzend Gelehrten behauptete jeder, daß er allein auf den Gedanken der unsichtbaren Brille gekommen sei. Keiner wollte nachgeben. Alle miteinander waren sehr zerstritten. Nur eines hatten die meisten von ihnen gemeinsam: daß sie den eigentlichen Urheber verleugneten. Der Streit wurde nicht nur in den wissenschaftlichen Zeitschriften geführt, sondern auch vor Gericht. Heute würde man gleich annehmen: des Geldes wegen. Damals aber ging es noch vielmehr um die Ehre und Anerkennung.

Wie man weiß, war der Geheimrat Goethe ein Brillenfeind. Er fand Brillen häßlich und lästig. Er erfuhr nicht, daß noch zu seinen Lebzeiten John F. W. Herschel in der Theorie eine Möglichkeit beschrieb, wie der Mensch auch ohne Brille sehen kann. Herschel wiederum wußte nicht, daß diese Idee gar nicht von ihm stammte, sondern daß schon dreihundert Jahre vor ihm (1508) ein sehr bedeutender Künstler, Leonardo da Vinci, Kontaktlinsen für die Augen konzipiert hatte. Er hat seine Vorstellung sogar gezeichnet. Später, 1636, gab der große Philosoph und Mathematiker René Descartes unabhängig von Leonardo seine Thesen über ,,die Wege des vollkommenen Lebens“ bekannt und fertigte Zeichnungen davon an, wie man ein Glas direkt auf das Auge setzen könnte.

All diese Vorschläge gerieten in Vergessenheit. Erst 1888 ging man von der Theorie zur Praxis über. Adolf Eugen Fick, ein Augenarzt aus Zürich, veröffentlichte eine epochale Arbeit unter dem Titel *Eine Contactbrille*.

Fick ging von der Vorstellung aus, daß es eine Reihe von Augenkrankheiten gibt, die zur Formveränderung der Hornhaut führen. Die Folge ist, daß man nur verschwommen sieht. Die Augenärzte versuchten, Hornhautveränderungen mit einer Brille auszugleichen. Aber das gelang nicht im Falle all solcher Erkrankungen, da zwischen Auge und Brille ein Abstand ist, der die Lichtbrechung beeinflußt. Fick meinte, wenn er ein Glas direkt auf die Hornhaut legte, erziele er eine optimale Durchlässigkeit fürs Licht. Bei seinen Bemühungen machte er zufällig die Entdeckung der Haftgläser, die heute von Millionen getragen werden. Nietzsche sagte: ,,Das Wesentliche an jeder Erfindung ist der Zufall; aber den meisten Menschen begegnet dieser Zufall nicht.“ Fick begegnete er.

Bevor Fick diese Entdeckung machte, hat er ein abenteuerliches Leben geführt. Zunächst meldete sich der aus Marburg an der Lahn stammende als Achtzehnjähriger freiwillig zum Militär und machte den Deutsch-Französischen Krieg 1870/71 mit. Seine patriotischen Gefühle kamen ihn noch teuer zu stehen. Als er aus dem Krieg zurückkam, immatrikulierte er in Würzburg und wurde schließlich Dr. med. Dann war er eine Zeitlang Assistent in verschiedenen Instituten und spezialisierte sich als Augenarzt. 1879 brach wieder seine romantische

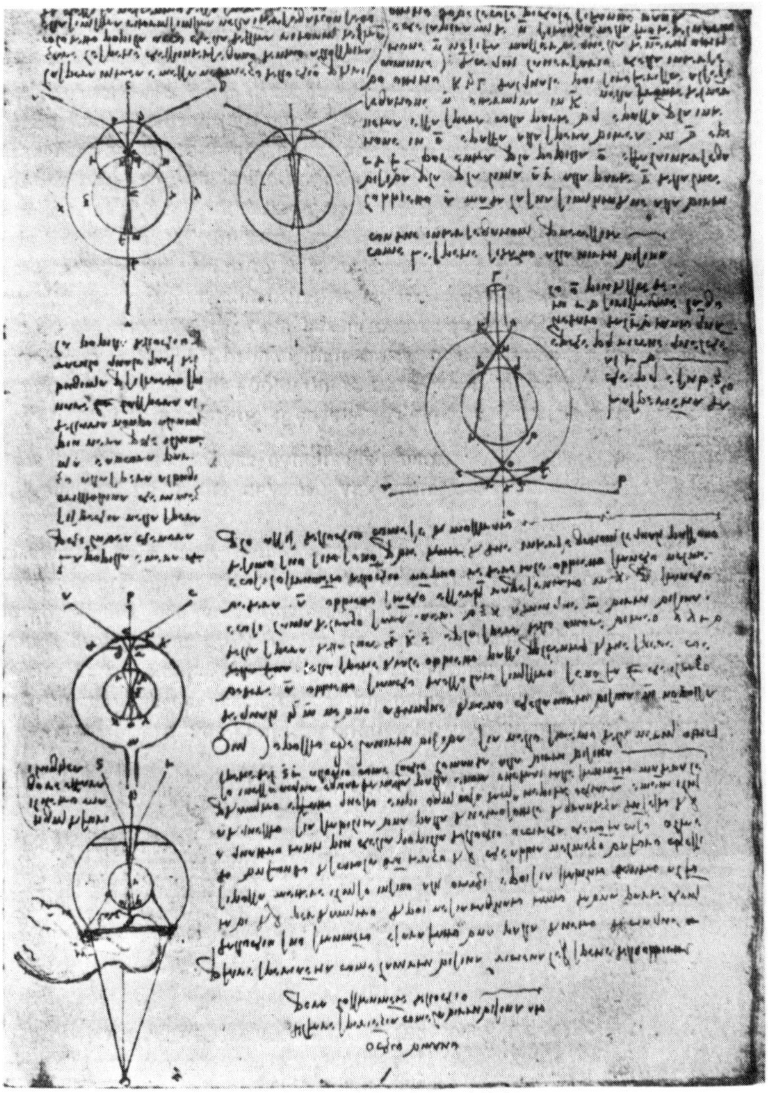

Schon Leonardo da Vinci hatte (1508) Kontaktlinsen für die Augen konzipiert.

Veranlagung durch, und er wanderte von Deutschland nach Südafrika aus. Acht Jahre später finden wir ihn in Zürich, wo er eine Augenarztpraxis aufmachte und mit einem Kollegen die Augenklinik am Neumarkt eröffnete. Gleichzeitig wurde er Dozent an der Zürcher Universität. Kaum heimisch geworden, entdeckte er die Kontaktgläser.

Wie gesagt: er wollte zunächst die Sicht bei gewissen Hornhauterkrankungen verbessern. Als Vorversuch fertigte er Gipsformen von Kaninchenaugen an und ließ nach diesen Formen Glasschüsselchen blasen. Die Ränder der Gläser wurden geschliffen, und die kleinen Probebrillen paßten auf die Kaninchenaugen wie angegossen. Fick stellte fest, daß die Augen unterschiedliche Größen hatten, weswegen die Gläser in verschiedenen Größen hergestellt werden mußten. Bevor er sie auf die Augen setzte, ließ er einige Tropfen einer Flüssigkeit zwischen Augen und Gläser tröpfeln. Überrascht stellte er danach fest, daß die Gläser auf den Augen blieben und nicht von den Lidern gehalten werden mußten. Deswegen der Name: Haftgläser; oder wegen der Form: Haftschalen. Fick ging noch einen Schritt weiter. Er suchte eine Flüssigkeit, die sich am besten als Gleitmittel eignete. Seine Untersuchungen ergaben, daß eine zweiprozentige Traubenzuckerlösung die beste war. Er setzte sich selbst die Gläser an und trug sie zwei Stunden lang ohne Vorkommnisse. Er überzeugte sich also zunächst selbst, daß seine Vorstellungen richtig waren. Dann wollte er seine Freude über die Möglichkeit einer „unsichtbaren Brille" mit Patienten teilen. Er stieß jedoch auf Herstellungsschwierigkeiten. In Zürich fand er keinen geeigneten Glasspezialisten, der ihm die Gläser fein genug schleifen konnte. Er wandte sich daher an einen großen Physiker, Professor Abbé, der die Zeiss-Werke in Jena leitete. Abbé ging auf seine Bitte ein, und nach einiger Zeit erhielt er aus Jena vier Gläschen feinster Art. Allerdings stellte sich später heraus, daß er nicht geschliffene, sondern ausgezeichnet geblasene Haftgläser bekommen hatte. Das war eigentlich gegen seine Bitte und Vorstellung, da geblasene Gläser viel zerbrechlicher waren. Die ersten geschliffenen Kontaktlinsen hat der Berliner Optiker Otto Himmler hergestellt. Bei siebzehn Patienten erprobte Fick die Kontaktlinsen vor seiner Veröffentlichung (1888), in allen Fällen waren es Hornhauterkrankungen. Einer der Patienten brachte Fick auf den Gedanken, daß Kontaktlinsen aber auch aus kosmetischen Gründen getragen werden könnten.

Diese zufällige Bemerkung eines Patienten ging in die Geschichte der Medizin als „unsichtbare Brille" ein. Fick erkannte sofort die

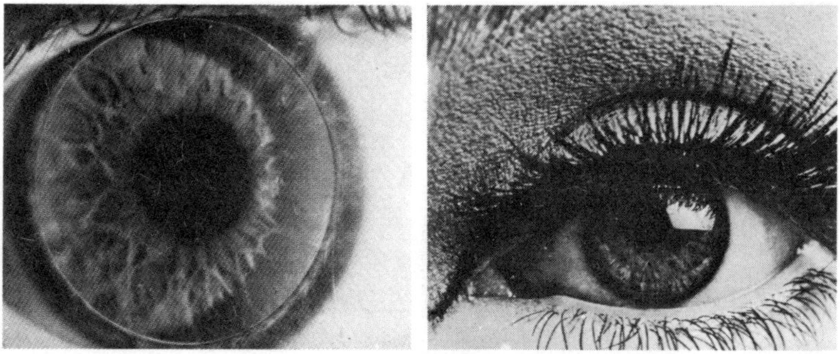

Die „unsichtbare Brille", die Haftschale, aus der Nähe.

Tragweite der Äußerung und setzte alles in Bewegung, damit die Kontaktlinsen in weitesten Kreisen bekannt wurden. Sein Eifer erwies sich, wie wir sehen werden, für ihn als Bumerang, für die Menschen jedoch als ein Segen.

Laien nehmen bis heute an, daß Haftgläser nur diejenigen tragen, die aus beruflichen Gründen (z. B. als Schauspieler oder Sportler) oder aus falscher Eitelkeit nicht wollen, daß man sie mit einer Brille sieht. Eine Brille zu tragen bedeutete ja für viele Menschen fast so etwas wie ein Gebrechen. Aber von Jahr zu Jahr nimmt die Zahl der Haftgläser-Träger zu, entsprechend ihrer ständigen technischen Verbesserung. Das bezieht sich auf die Feinheit der Ausführung, wie auch auf das Material. Glas wurde inzwischen durch Plexiglas ersetzt. Die genaue individuelle Anpassung aufs Auge ist heute eine Selbstverständlichkeit und ohne technische Schwierigkeiten zu erreichen. Im Grundprinzip jedoch sind und bleiben die Haftschalen so, wie Adolf Eugen Fick sie erfunden hat. Für die Anerkennung seiner Entdeckung mußte er ein Leben lang kämpfen, da, wie gesagt, auch andere behaupteten, die Haftschalen erfunden zu haben.

In der Zeit, als er seine Arbeit im *Archiv für Augenheilkunde* veröffentlichte, beschäftigten sich mit dem gleichen Problem ein Optiker, E. Kalt in Paris, und der Doktorand August Müller in Wiesbaden. Damit begann ein fünfzigjähriges Ringen in Ficks Leben, das erst 1937 mit seinem Tod endete.

Es begann merkwürdig. Sieben Monate nachdem Fick seine wissenschaftliche Arbeit abgeschlossen und der Zeitschrift zur Veröffentli-

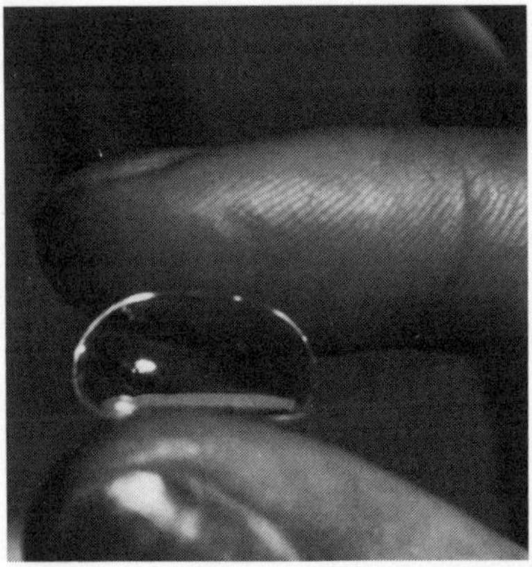

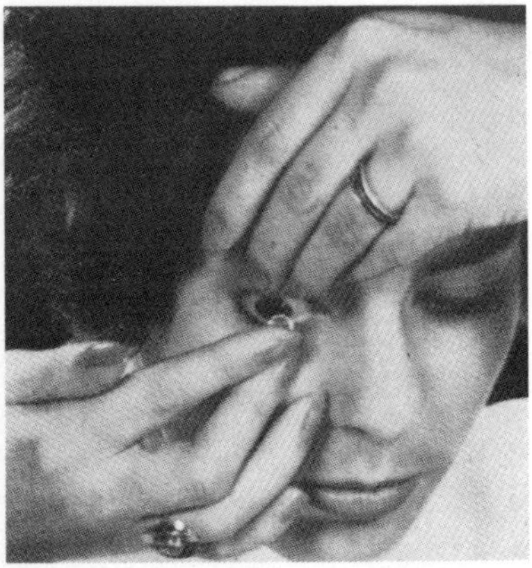

Wie man die Haftschale einsetzt

chung eingeschickt hatte, berichtete ein gewisser P. Panas in der Sitzung der „Académie de Médicine" in Paris über die Verwendung von Kontaktschalen, die von E. Kalt hergestellt und verwendet wurden. Merkwürdig war dieser Vortrag deswegen, weil Kalt unüblicherweise über seine Erfindung nicht selbst berichtete. Noch seltsamer wurde Parnas' Vortrag dadurch, daß er damit herausrückte, ein Dr. Fick aus Zürich sei der Veröffentlichung von Kalt zuvorgekommen; Kalt sei jedoch zu gleicher Zeit zu der gleichen Erfindung gelangt. Es hat bis heute nicht geklärt werden können, wieso die Pariser schon über Ficks Arbeit unterrichtet waren, als sie kaum den Druck verlassen haben konnte.

Abgesehen davon ist nicht bekannt, daß Kalts Haftgläser auf der Sitzung gezeigt wurden. Spätere Exemplare haben gezeigt, daß diese Gläser gar nicht so gut vertragen wurden, wie Kalt es behauptete.

Fünf Jahre später tauchte ein weiterer Gegner auf und zwar ebenfalls in Paris. Er hieß Dr. Sulzer und behauptete, daß er der Erfinder sei; er nannte die Kontaktbrille schlicht „Sulzersches Kontaktglas". Da war es kein anderer als Kalt, der aus Prestigegründen Sulzer zurechtwies und lieber Ficks Verdienste anerkannte, als sie seinem Landsmann zu gönnen. Sulzer, der sein Gesicht wahren wollte, hat sowohl die Kontaktgläser von Fick wie auch die von Kalt als unbrauchbar bezeichnet. Darauf kamen sich Sulzer und Fick in die Haare. Fick protestierte energisch und machte trotz Sulzers heftigem Widerspruch seine Prioritätsrechte geltend. Sulzer räumte bald den Kriegsschauplatz. Kalt wurde infolge seiner größeren Publizität in den Vereinigten Staaten anerkannt.

Dann ruhten eine Zeitlang die Waffen. Fick benutzte diese Pause, um noch brauchbarere Haftgläser herzustellen. Die große Gefahr blieb, daß sie brachen und die Augen verletzen konnten. Das war auch die Argumentation des Berliners Lohnstein, der mit einer eigenen Erfindung die Haftgläser ersetzen wollte. Fick schaltete die Gefahr der Zerbrechlichkeit aus – zumal es zu keinem solchen Vorfall kam –, indem er die Gläser geschliffen und nicht geblasen anbot. Auch Lohnstein verschwand wieder von der Bildfläche. Um diese Kämpfe richtig zu sehen, muß man wissen, daß in solchen wissenschaftlichen Auseinandersetzungen nicht immer nur objektive Argumente, sondern oft auch subjektive Gesichtspunkte (wie Ehre, Prioritätsrechte und Selbstdarstellung) die Hauptrolle spielen. Fick glaubte jetzt, sich ausruhen zu können, und ging anderweitigen Interessen nach.

Er schloß sich der Abstinenzler-Bewegung an und wurde einer ihrer Leiter. Er rauchte nicht und trank keinen Alkohol mehr. Er wollte den Mitmenschen zeigen, daß man den Körper und dadurch sich selbst jeder Zeit beherrschen und über die eigenen Neigungen Herr werden kann. Er schwamm viel und war ein ausgezeichneter Reiter, der es bis zu seinem 67. Lebensjahr blieb, als er vom Pferd fiel und ein Bein so unglücklich brach, daß es amputiert werden mußte. Er schrieb ein Buch über die Augenheilkunde, das ins Englische übersetzt wurde. In einer anderen Arbeit erregte er mit einer revolutionären Ansicht erneut wissenschaftliches Aufsehen. Er behauptete, daß die Ursache der Kurzsichtigkeit neben der erblichen Anlage auch die Naharbeit ist. Unter anderem machte er Schulen, in denen die Beleuchtung schlecht war, für Sehstörungen verantwortlich.

Trotz seiner wissenschaftlichen Verdienste wurde ihm keine Berufung zuteil. Die Zürcher schämen sich deswegen bis heute. Fick selbst war nicht sonderlich traurig darüber; er ironisierte diesen Zustand. Es war damals eine Bewegung im Gange, die die wissenschaftliche Vivisektion mit Gefängnis bestrafen wollte. In launiger Selbstironie schlug Fick vor, die älteren Privatdozenten der medizinischen Fakultät zu sogenannten Sitzprofessoren zu ernennen, deren Aufgabe es wäre, die Strafen abzusitzen, zu denen die Herren Professoren wegen ihrer Tierversuche verurteilt würden. Es kämen, so meinte er, auf diese Weise die Privatdozenten zu dem ersehnten Professorentitel.

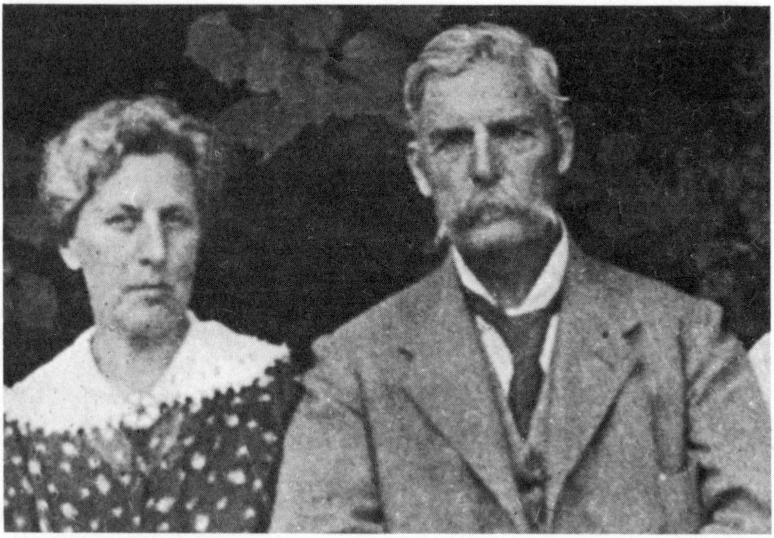

Adolf Eugen Fick (und Frau) als Dozent für Augenheilkunde an der Universität Zürich.

Als der Erste Weltkrieg ausbrach, eilte der 62jährige wieder zurück nach Deutschland, um seinem Land zu dienen. Er geriet in Gefangenschaft, aus der er mit 67 Jahren entlassen wurde.

Kaum war er zurück – er ließ sich bis zu seinem Lebensende in dem malerischen Ort Herrsching in Oberbayern nieder –, da flammte der Kampf um seine Haftgläser erneut auf. Fick gewann endlich seinen patentrechtlichen Prozeß. Das änderte aber nichts an der Tatsache, daß die Tagespresse (Deutsche Illustrierte, Münchener Post) wieder einem anderen, diesmal Professor Heine, die Erfindung des Haftglases zusprach. Damals war Fick schon 77, Heine der kommende Gelehrte, der sich in der Geschichte der Wissenschaft verewigen wollte. Fick verlor den letzten Kampf; Heine siegte.

Fick starb im Alter von 85 Jahren. Das Lehrbuch für Augenheilkunde behauptet bis heute, daß die Kontaktschalen Heines Verdienst sind. Dem großen Arzt und Erfinder Adolf Eugen Fick ist die Medizingeschichte nicht gerecht geworden.

6. DIE ENTDECKUNG DES STRESSES
Hans Selye

Ein Arzt sprach ungeschminkt die Wahrheit aus, und weil er es öffentlich tat, erregte er in den besten Kreisen Englands Ärgernis. Er sagte nicht mehr und nicht weniger, als daß seine Patienten – lauter Männer in leitenden Positionen – ganz und gar unfähig seien, eine Ehe zu führen. „Es wäre besser für sie und ihre Frauen gewesen, wenn sie sich eine Geliebte und eine Haushälterin gesucht hätten", erklärte Dr. Henry Beric Wright, Leiter des Medizinzentrums im „Institut für Direktoren", dem die führenden englischen Arbeitnehmer angehören. Grund für diese Untauglichkeit seien die Folgen der beruflichen Abnutzung, oder fachmännisch ausgedrückt: des Stresses!

Streß: das ist ein Wort wie ein Peitschenknall! Ein Begriff des zwanzigsten Jahrhunderts, ein modernes Gespenst, das aus jedem Spiegel grinst und nachts gleichsam auf der Brust des gehetzten Menschen von heute kniet. Denn Streß zwingt nicht nur einflußreiche Herren mit dicken Bankkonten in die Knie. Er scheint keine Bevölkerungsschicht und keine Altersgruppe zu verschonen.

„Streß löst ein Drittel aller Erkrankungen aus", kann man in der Zeitung lesen; oder: „Streß macht unfruchtbar", „Streß fördert Suchtgefahren", „Streß engt den Horizont ein", „Streß in der Volksschule".

Aber man hört es auch anders. „Streß", so heißt es, „kann auch nützlich sein." Ja sogar: „Die Auswertung wissenschaftlicher Untersuchungsergebnisse läßt uns fragen: Länger leben durch Streß?"

So gerät der Normalverbraucher selber unter Streß, wenn er versucht, solche unterschiedlichen Aussagen zu werten. Und er fragt sich, ob es sich um einen wissenschaftlich bedeutsamen Begriff oder nur um ein Modewort handelt.

Streß – was ist das eigentlich?

Fragen wir den Mann danach, der es am besten wissen muß: den Professor für experimentelle Medizin und Chirurgie an der Universität von Montreal, Hans Selye. Der 1907 in Wien geborene und in Ungarn aufgewachsene Wissenschaftler hat den Begriff „Streß" geprägt und sein ganzes Leben in den Dienst seiner Erforschung gestellt.

Wenn man Professor Selyes Institut betritt, glaubt man zuerst einer Sinnestäuschung zu unterliegen. Alles sieht aus wie in einer chirurgi-

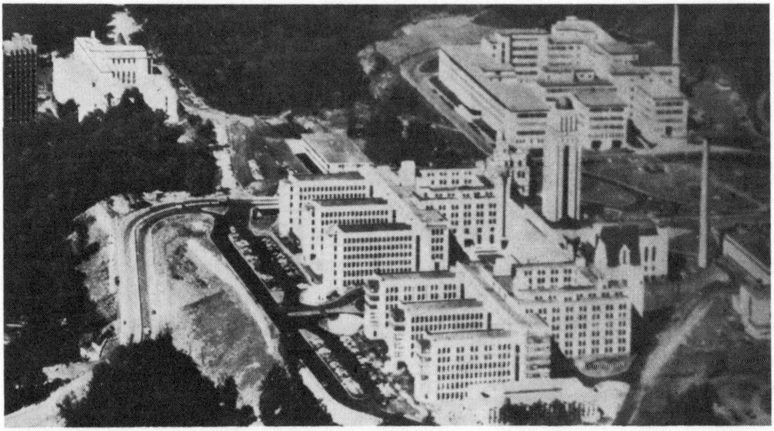

Gesamtansicht der Universität von Montreal. Der rechte Flügel des Hauptgebäudes (im Vordergrund) beherbergt das Institut für experimentelle Medizin und Chirurgie.

schen Abteilung: Man stößt auf Operationstische, Operationsleuchten, Narkosegeräte, chirurgisches Besteck. Nur ist alles viel kleiner als gewohnt, gewissermaßen auf Liliputgröße geschrumpft.

Ein weiteres Hinsehen bringt die Erklärung: die „Patienten" sind Ratten, Meerschweinchen, Hunde. Jede Woche werden hier etwa 1500 Tiere seziert, nachdem man sie den unterschiedlichsten Einflüssen ausgesetzt hat, die man als streßauslösend einschätzt. Nur auf diese Weise ist es möglich, die Auswirkungen zu erforschen, der Entstehung von Erkrankungen nachzuspüren, die biochemischen Abläufe zu ergründen. Dadurch wird es möglich, vorbeugende Maßnahmen und Behandlungsmethoden zu entwickeln, mit deren Hilfe man die gefährlichen Folgen des Stresses unter Kontrolle bekommen kann.

Streß – wörtlich genommen – bedeutet: Stoß, Schlag, Angriff. Aber Professor Selye hat diesen Begriff erweitert. Er versteht darunter den „Anteil an Belastung und Verschleiß, mit dem der Körper fertig werden muß". Er will also nicht nur die äußeren Einflüsse erfassen, sondern auch die Reaktion des Körpers darauf, den Versuch eines Organismus, sich an ungewohnte Reize anzupassen, mit schädlichen Einwirkungen fertig zu werden.

Professor Hans Selye erforscht den Streß seit 1936. Er hat sich damit eine schwere Bürde aufgeladen. Denn während die Naturwissenschaft üblicherweise den Weg zur Analyse immer kleinerer Details ging, versuchte er die ganze Vielfalt des Zusammenspiels in einem lebendigen Organismus zu erfassen. Sein Weg verlief so weitab der in unserer Zeit üblichen Bahnen, daß er immer in einer Außenseiterrolle blieb.

Als Student an der deutschen Universität zu Prag sah er sich mit einem Problem konfrontiert, das ihn sein Leben lang nicht mehr losließ. Da gab es Patienten mit Masern, Scharlach, Röteln oder anderen Infektionskrankheiten mit den typischen Symptomen, die sie voneinander unterschieden – also etwa der jeweils charakteristischen Form der Ausschläge. Und dennoch, so beobachtete der angehende Arzt, traten bei all diesen Kranken andere Symptome noch weitaus häufiger auf, und zwar Symptome, die einander sehr ähnlich waren: Die Kranken hatten Fieber, sie fühlten sich elend, gaben unbestimmbare Schmerzen in den Gelenken an, die Zunge war belegt, Hautausschläge traten auf, Unwohlsein und Verdauungsbeschwerden wurden registriert.

Bei ihnen allen gab es also Erscheinungen, die nicht für die diagnostizierte Erkrankung charakteristisch waren. Einige davon – wie zum Beispiel das Fieber – wurden sogar bei den meisten Kranken festgestellt. Das bedeutet, daß jeder Organismus, gleichgültig woran er erkrankt ist, im wesentlichen gleichartig reagiert. Um diesem Erscheinungsbild überhaupt einen Namen zu geben, nannte er es „das einfache Kranksein". Und er fand es unverständlich, daß sich die Ärzte

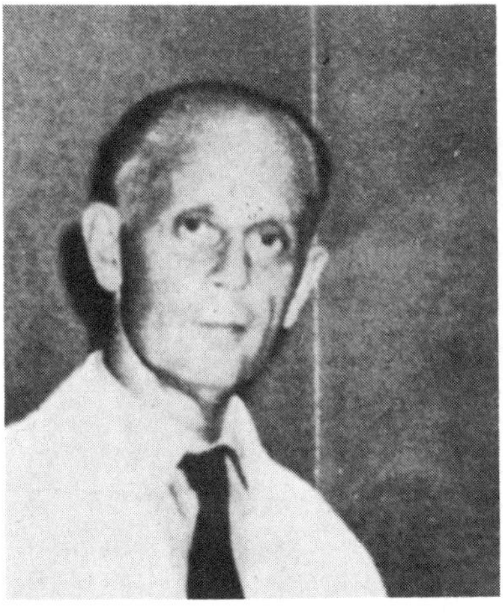

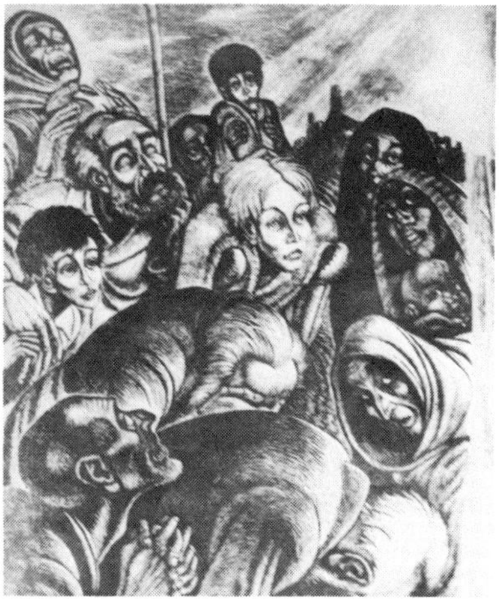

Links: Hans Selye; rechts: das Bild „Erlösung vom Streß" (nach einem Holzschnitt von Fritz Eichenberg), es hängt in der Direktion seines Instituts.

zwar auf das Charakteristische für die einzelnen Infektionskrankheiten stürzten, daß sich aber keiner mit der Mehrzahl der Symptome beschäftigte, die sie als ,,uncharakteristisch" bezeichneten.

Zehn Jahre später arbeitete Hans Selye als Assistent in der biochemischen Abteilung der McGill-Universität in Montreal. Er hatte die Aufgabe, Sexualhormone zu untersuchen, und war beherrscht von hochfliegenden Plänen. Vielleicht, so hoffte er, gelang es ihm gar, ein neues Hormon zu entdecken! Bei seinen Versuchen spritzte er zunächst Ratten Flüssigkeiten ein, die aus Eierstock und Mutterkuchen hergestellt waren. Er stellte fest, daß sich danach bei allen Tieren die Nebennierenrinden vergrößerten; gleichzeitig schrumpften Milz und Lymphknoten ein, und in Magen und Darm traten blutende Geschwüre auf.

In der nächsten Versuchsreihe verabreichte Selye anderen Ratten Spritzen mit Flüssigkeiten aus der Hypophyse (d. h. der Hirnanhangsdrüse). Zu seinem Erstaunen traten genau dieselben Ergebnisse auf, die er bei den vorhergehenden Versuchen erzielt hatte. Er stand vor einem Rätsel: Er konnte sich nicht erklären, warum unterschiedliche Substanzen nicht auch unterschiedliche Symptome auslösten.

An einem regnerischen Nachmittag im Frühjahr 1936 fiel sein Blick auf eine Flasche mit Formalin, die in einem Regal des Laboratoriums stand. Ohne sich darüber Rechenschaft zu geben, warum er es tat, zog er eine Spritze auf und injizierte den Versuchsratten behutsam verdünntes Formalin. Achtundvierzig Stunden später fühlte er sich als gebrochener Mann – denn zu diesem Zeitpunkt zeigten die mit Formalin behandelten Ratten genau dieselben Symptome, die er vorher bei den anderen Tieren mit Hilfe von Organextrakten hervorgerufen hatte! Aus schien der Traum von der Entdeckung eines neuen Hormons, vergeblich schienen die Versuche der letzten Monate.

Hans Selye war derart niedergeschlagen, daß er die Gedanken von seinen mißglückten Versuchen nicht abwenden konnte. Wie war es möglich, daß er mit so unterschiedlichen Substanzen wie mit Hormonen und mit Formalin so gleichartige Symptome hervorgerufen hatte? Und urplötzlich war die Erinnerung an seine Studentenzeit wieder da: Prag, die Infektionsabteilung, die gleichartigen Symptome aller Patienten, obgleich sie an ganz unterschiedlichen Krankheiten litten – die ,,einfache Krankheit". Ja, das war es! Auch seine Ratten waren ,,einfach krank" geworden, und die Erkrankung war so massiv, daß sie alle anderen eventuell vorhandenen charakteristischen Symptome überdeckte.

Selye hatte das S y n d r o m d e s e i n f a c h e n K r a n k s e i n s gefunden. (Syndrom = Beschwerdebild mit mehreren charakteristischen Symptomen.) Der Angriff auf den Körper, der entweder durch den Masernvirus bei den Prager Patienten oder durch die Formalinspritze bei den Ratten ausgelöste Streßzustand war so stark gewesen, daß der Organismus über die Maßen heftig reagiert hatte. Weil die Schäden, die er dabei erlitten hatte, als Folge eines Versuchs der Anpassung auf den zugefügten „Streß" auftraten, sprach Selye vom A n p a s s u n g s s y n d r o m.

Beide Begriffe gehen seither durch die Welt. Während aber das „Anpassungssyndrom" ganze Generationen von Medizinern zum Widerspruch reizte, wurde „Streß" zum Schlagwort. Und man verstand darunter bald nicht mehr allein direkte Einwirkungen auf den Körper und die Anpassungsreaktion des Organismus darauf, wie sie durch ein Gift, einen Schlag, eine Verletzung, eine Verbrennung, eine Operation ausgelöst werden. Noch weitaus zahlreicher ist der Komplex jener Einflüsse, die einen seelischen Streß hervorrufen. Die Reizüberflutung gehört genauso dazu wie die Angst unterschiedlicher Ursache, wie Leistungsdruck und seelisches Leid. Die ganze psychosomatische Medizin, die seelische Einflüsse auf die Entstehung und den Verlauf körperlicher Krankheiten untersucht, würde ohne die Entdekkungen von Professor Selye heute noch in den Kinderschuhen stecken. Jede Überbeanspruchung des Menschen kann die „Anpassungserkrankung" auslösen.

Um ein Beispiel zu geben: Da war ein Ehepaar, das sich ein Kind wünschte, aber nach einem Jahr war die Frau noch immer nicht schwanger. Ich stellte bei der Untersuchung fest, daß der Mann seelisch sehr angespannt war. Durch behutsame Fragen erfuhr ich, daß er beruflich vorübergehend überfordert war. Er konnte der Überforderung nicht nachkommen und mußte an seiner Arbeitsstelle Kränkungen hinnehmen. Das führte zu Minderwertigkeitskomplexen. Gleichzeitig wiesen die Spermienbefunde auf eine nur beschränkte Fortpflanzungsfähigkeit hin. Nach einem Monat hatte sich die berufliche Situation entspannt – da ergab die Untersuchung, daß auch der Spermienbefund wieder normal war. Prompt wurde die Frau schwanger. Es war ganz offensichtlich, daß der seelische Streß die krankhafte Veränderung der Hormonproduktion ausgelöst hatte.

Oder ein anderes Beispiel: Da ist ein Angestellter, der von oben „getreten" wird, aber niemanden unter sich hat, an dem er seinen Ärger auslassen könnte. Der seelische Überdruck findet kein Ventil, der Mann ist der Streßsituation machtlos ausgeliefert. Kopfschmerzen quälen ihn. Er verspürt Sodbrennen. Plötzlich auftretende Magenschmerzen erwecken in ihm die Befürchtung, daß ein Magengeschwür im Entstehen sein könnte. Diese Vorstellung verschlimmert die Schmerzen noch. Erst als die Alarmsituation vorbei ist, in die ihn der Druck von oben versetzt hat, verlieren sich auch die Symptome.

Dieser Organismus war also noch in der Lage, sich der Situation anzupassen – wenn auch mit unangenehmen Begleiterscheinungen. Ist ein Organismus aber erst einmal soweit vorgeschädigt, daß er die Balance nicht mehr zurückgewinnen kann, dann tritt eine Katastrophe ein: Ein Magengeschwür bricht blutend durch, ein Herzinfarkt führt zu Lebensgefahr, Lähmungen treten als Folge eines Gehirnschlages auf.

Wie oft ein Organismus einer Streßsituation ausgesetzt werden kann, bis er versagt – das ist individuell verschieden. Es gibt zartbesaitete Menschen und solche mit dicker Haut. Wer allzu sensibel ist, wird durch massiven Streß vernichtet. Oder er erstarrt in Gleichgültigkeit. Solche Fälle sind aus Kriegsgefangenenlagern und aus Gefängnissen zur Genüge bekannt.

Das Problem der Anpassung ist so alt wie die Menschheit. Selye meint: „Wahrscheinlich hatte schon der Urmensch nachgedacht, warum er durch Arbeit, Kälte, Hitze, Kampf, Angst und Krankheit ermüdet, erschöpft ist. Er hat erkannt, daß die Erschöpfung die Grenze seiner Kraft bedeutet. Später ist ihm auch wahrscheinlich klargeworden, daß er folgende drei Phasen durchmacht, wenn er mit ungeheuren Aufgaben konfrontiert wird, wenn er zum Beispiel einen kalten Fluß durchschwimmen oder schwere Steine tragen muß:
erst muß er die Schwierigkeit der Aufgabe begreifen,
dann gewöhnt er sich daran,
und endlich hält er es nicht aus."

Die Anpassung eines Organismus an die durch Streß hervorgerufenen Zustände kann nach Professor Selye in drei Stufen ablaufen:

1. Alarmzustand,
2. Widerstand,
3. Erschöpfung.

Professor Selye hat festgestellt, daß Streß keineswegs immer schädlich sein muß, daß er sogar zur ursprünglichen „Ausrüstung" des Menschen gehört. Durch ihn wurde er erst instand gesetzt, sich inmitten einer ihm feindlichen Umwelt zu behaupten. Der Anblick eines Feindes, eines bösartigen Raubtieres zum Beispiel versetzte den Urmenschen in Alarmzustand. Durch Ausschüttung von Hormonen wurde sein vegetatives d.h. automatisches Nervensystem in Tätigkeit gesetzt. Der Blutdruck stieg, das Herz schlug schneller. Herz, Lungen, Gehirn, Muskeln wurden stärker durchblutet, der Blutdurchfluß durch andere, im Augenblick weniger wichtige Organe (wie etwa die Nieren) wurde herabgesetzt. Der Angegriffene war in Sekundenbruchteilen in der Lage, Widerstand zu leisten gegen die Bedrohung seines Lebens, zu kämpfen oder zu fliehen.

Der zivilisierte Mensch aber kann solche Anpassungsvorgänge im Organismus meist nicht körperlich abreagieren, es sei denn beim Sport oder bei schwerer körperlicher Arbeit. Deshalb kommt es zu Belastungen, die sich besonders schwerwiegend auswirken können, wenn die betroffene Person bereits unter einer anderen Streßwirkung steht, dadurch vielleicht schon in eine Krisensituation geraten ist.

Ein Patient mit einer Bauchfellentzündung bekam im Krankenhaus plötzlich Schweißausbrüche und Schwindelanfälle. Der Blutdruck sank auf den sehr niedrigen Wert von 80/50. Der Puls war kaum noch zu tasten, der Körper war in Alarmzustand versetzt. Etwas Bedrohliches bahnte sich an. Plötzlich erbrach der Patient Blut. Gleichzeitig trat Durchfall auf und Blut war auch im Stuhl. Ursache war eine Magenblutung. Anfangs schien es, als könne sie mit Medikamenten gestillt werden. Aber um Mitternacht erbrach der Patient wieder Blut. Unter ständigen Bluttransfusionen wurde sein Magen geöffnet. Als Ursache der Blutung wurde ein frisches Magengeschwür festgestellt. Der Organismus des Kranken hatte gegen die Bauchfellentzündung so energisch Widerstand geleistet, daß er mehr Abwehrstoffe produziert hatte als für ihn verträglich war. Der Körper konnte nicht mehr ausbalancieren, keinen Ausgleich mehr herbeiführen. Als Folge dieser Anpassungsschwierigkeiten trat die „Anpassungskrankheit" in Gestalt des Magengeschwürs auf. Die Chirurgen versuchten den Teil des Magens mit dem Geschwür zu entfernen. Dabei versagte das Herz des Patienten. Diese Reaktion, die Erschöpfung, hatte den Tod zur Folge.

Man darf aus diesem Beispiel jedoch nicht ableiten, daß Streß schlechthin etwas Schädliches ist. Wenn Streß die Anpassungsmechanismen nicht überfordert, ist er sogar notwendig für die Entwicklung des Organismus. Auch hier gilt: Die Dosis „macht" das Gift. Reiz ist wichtig, Reizüberflutung dagegen gefährlich. Wenn sich ein gesunder Mensch mehrere Wochen ins Bett legt, ist er hinterher nicht mehr in der Lage, sich auf den Beinen zu halten, und kollabiert. Sein Organismus ist untrainiert, seine Anpassungsreaktionen sind verkümmert. Der pensionierte 65jährige, der kein Ziel und damit keinen Ansporn mehr hat, stirbt überraschend bald. Ein Gehirn, das geistig nicht beschäftigt wird, altert rasch.

Die Entdeckung und die experimentelle Erforschung des Stresses haben uns ungeahnte neue Einsichten beschert. Sie werden von vielen Wissenschaftlern zu den bedeutsamsten Fortschritten der Medizin gezählt.

Die Gegner Professor Selyes, vor Jahrzehnten noch sehr lautstark, sind heute kaum noch zu vernehmen. Immerhin haben sie mit Erfolg bis zum heutigen Tag bewirkt, daß Professor Hans Selye noch nicht mit dem Nobelpreis ausgezeichnet wurde. Aber vielleicht steht das Nobelpreis-Komitee auch schon unter dem Streß der öffentlichen Meinung. Vielleicht wird es der Wucht der Forschungsergebnisse aus Montreal nicht mehr lange Widerstand entgegensetzen können. Es wäre Professor Selye zu wünschen, daß sich die Kraft seiner Gegner noch zu seinen Lebzeiten erschöpft.

7. DIAGNOSE: GEBÄRMUTTERKREBS

Der Professor für Gynäkologie an der Grazer Universität, E. Navratil, erzählte mir eine kurze, aber aufschlußreiche Geschichte. Als er vor einiger Zeit die Vereinigten Staaten besuchte, fragten ihn die dortigen Gynäkologen, wieso bei ihm so viele Gebärmutterkrebs-Fälle vorkämen. „Österreich ist ein armes Land im Vergleich mit dem Ihren", antwortete Navratil; „aber wir verwenden drei diagnostische Möglichkeiten: das Kolposkop, das Kolpomikroskop und die Papanicolaou-Abstriche, Sie dagegen nur die letzteren."

Warum sich die Amerikaner bis Ende der sechziger Jahre ausschließlich der Papanicolaou-Tests bedienten, soll im Nachfolgenden deutlich werden.

Das Gespräch kam aus Sorge um die weltweit ansteigende Zahl des Gebärmutterhalskrebses zustande. Während in den dreißiger Jahren die Zahl von Krebserkrankungen des Gebärmutterhalses und Gebärmutterkörpers etwa die gleiche war, stellte man dreißig Jahre später eine starke Verschiebung fest: dreimal so hoch war nun die Zahl der Frauen, die von Gebärmutterhalskrebs (Kollumkarzinom) befallen waren. Wie war das zu erklären? Man muß bei diesen Angaben zwei Punkte berücksichtigen: Einerseits verbesserten sich die diagnostischen Möglichkeiten in der Zwischenzeit, andererseits lassen sich immer mehr Frauen jährlich untersuchen.

Zum Vergleich können wir die Verhältnisse in den Ostblockstaaten anführen. Zwar ist dort die Krebsvorsorgeuntersuchung nicht obligatorisch, aber man legt Frauen über dreißig betont nahe, von der kostenlosen Untersuchung Gebrauch zu machen. Allein im kleinen Ungarn bestehen mehr als 400 Krebsvorsorgestellen! Fachärzte und Fachpersonal suchen in regelmäßigen Abständen die entferntest liegenden Dörfer auf, wo dann eine Frau die andere drängt, sich untersuchen zu lassen. Ebenso werden große Fabriken, Institute, Ämter aufgesucht, um an Ort und Stelle (damit die Belegschaft nicht viel Arbeitszeit oder Freizeit verliert) die Untersuchungen durchzuführen. Während in Deutschland Professor von Mikulicz-Radecki aus einer Universitätsklinik eine Serie von 2600 Reihenuntersuchungen für eine bedeutende Zahl zu einer Publikation hält, habe ich im Lauf von zwei Jahren etwa 10000 Frauen in den Dörfern Ungarns zur Vorsorge routinemäßig untersucht. Daß westliche Länder sehr weit von diesen Einrichtungen entfernt sind, hängt eng mit ihrem Krankenkassensystem zusammen. Es bleibt uns nichts anderes übrig, als immer wieder auf die Wichtigkeit der Krebsvorbeugung hinzuweisen.

Es ist kaum verständlich, warum sich Menschen nicht jährlich einmal kontrollieren lassen. Wenn einerseits Wissenschaftler sich bemühen, immer bessere, einfach anwendbare, schmerzlose Tests zur Diagnostik des Krebses zu entwickeln, andererseits bei einem im Frühstadium erkannten Krebs eine gute Heilungschance besteht, dann sollten alle Menschen Gebrauch von Vorsorge-Untersuchungen machen. Ganz speziell betrifft das die Frauen. Eine Krebsvorsorge-Untersuchung des Unterleibs und der Brüste kann außer Krebs auch andere Erkrankungen aufdecken: Entzündungen, gutartige Geschwülste, Gebärmuttersenkung, Hormonstörungen etc. Krebsvorsorge besteht dementsprechend nicht nur aus einer einfachen frauenärztlichen Untersuchung, sondern sie wird durch zwei wichtige diagnostische Mittel ergänzt. Besser gesagt: der Verwendung des Kolposkops und des Abstriches wird eine gleiche Bedeutung zugemessen wie den Händen des Arztes.

Das Kolposkop ist eine Art von Lupe, die die Scheide und den Muttermund zehn- bis fünfzehnfach vergrößert. Es ist in einem mikroskopähnlichen Apparat eingebaut, der eine nahe Betrachtung der Scheidenschleimhaut und eines Teils der Gebärmutter erlaubt. Unter Abstrich versteht man ein einfaches Verfahren: Mit einer Platinöse wird die Scheidenwand abgestrichen und das so gewonnene Material auf einen Objektträger gebracht und verschmiert. Das Präparat wird gefärbt, und die gefärbten Zellen werden unter dem Mikroskop betrachtet. Krebszellen haben besondere Eigenschaften, so daß sie einfach zu entdecken sind. Beide Methoden sind heute für die gynäkologische Diagnostik unerläßlich. Mit ihrer Hilfe wird in den letzten fünfzig Jahren der Krebs der weiblichen Geschlechtsorgane bekämpft. Der Entdecker des Kolposkops war der Deutsche Hinselmann (1925). Im selben Jahr entdeckte der Grieche Papanicolaou die nach ihm genannte, weltweit bekannte Zytodiagnostik, die er aber erst 1928 bekanntgab. Beide Forscher haben das Leben abertausender Frauen gerettet; eine Krebsdiagnostik ist ohne sie beinahe unvorstellbar. Trotzdem wurde es unterlassen, sie mit dem Nobelpreis auszuzeichnen.

DER GLÜCKLICHE GRIECHE
George Nicholas Papanicolaou

Die wissenschaftliche Tätigkeit von George Papanicolaou beginnt mit einer heftigen Verärgerung. Er studierte Zoologie bei dem berühmten Professor Hertwig in München und wollte neben seinem Doktor der Medizin, den er bereits in Athen erworben hatte, auch den Doktortitel für Philosophie besitzen. Bei der Ausarbeitung seines Doktorthemas über *Die Bedingungen der sexuellen Differenzierung bei Daphniden* (1910) hatte er einige Vorschläge für weitere Untersuchungen gemacht. Immer aber, wenn er eine Idee vortrug, wurde er von Hertwig abgewiesen: „Das ist schon mal dagewesen.“

Das empfand Papanicolaou nur als Vorwand, um seine Ideen zu unterbinden. So kam in ihm der Wunsch auf, in die Vereinigten Staaten auszuwandern, „die eine kurze medizinische Historie haben und wo alles neu ist. Da habe ich dann die Zytologie erfunden (die Wissenschaft der Diagnostik aus den Zellen). Wäre ich in Europa geblieben, hätte mein Chef gesagt: ‚Das ist vor hundert Jahren schon mal dagewesen‘, und die Zytologie wäre unterblieben.“

Daß Papanicolaou ein Wissenschaftler von Fleisch und Blut war, zeigte sich darin, daß er sich von seinem Vorgesetzten nicht aus seiner Bahn abdrängen ließ. Das Interesse, das seine Doktorarbeit in ihm geweckt hatte, hat ihn nie verlassen. Seine wissenschaftliche Richtung war, die hormonellen Wirkungen an den weiblichen Geschlechtsorganen zu erforschen. Nach seiner Auswanderung (1913) wandte er sich an den richtigen Mann: an Thomas Morgan, Professor für Biologie an der weltberühmten Columbia-Universität in New York. Auf Umwegen kam er im nächsten Jahr zum Cornell Medical College, wo gerade das Hauptgewicht bei der hormonellen Forschung lag. Er blieb bis zu seiner Emeritierung (1961) an der Cornell-Universität, 47 Jahre lang, im starken Glauben an die Richtigkeit seiner Betrachtungen. In der ganzen Welt ist das heute ein Begriff: der „Pap“. Der abgekürzte Name Papanicolaous bedeutet für jeden Arzt, jede Schwester, jeden Patienten einen Abstrich aus einer Schleimhaut (Scheide, Harnwege) oder eines verdächtigen Gewebes (Lungen, Magen, Bauchspeicheldrüse), der nach einer Methode von Papanicolaou gefärbt und dann unter dem Mikroskop nach Krebszellen untersucht wird. Dieser Abstrich wird überall Smear- oder Pap-Test genannt.

Man streicht mit einer feinen Platinöse die Schleimhaut ab und bringt das Material auf ein Glasplättchen. Das Glasplättchen, Objektträger genannt, läßt man mindestens eine halbe Stunde in einer Mischung von Äther und Alkohol, womit man die Zellen zur Glasplatte fixiert. Dann erfolgt die Färbung und die Suche nach krebsverdächtigen Zellen. Diese einfache Untersuchung gilt als Voruntersuchung für Krebs, hauptsächlich bei Frauen. Ihre Einfachheit und Zuverlässigkeit führte dazu, daß allein 1960 in den Vereinigten Staaten fünf Millionen Frauen den Papanicolaou-Test vornehmen ließen.

War die Erfindung dieses Tests auch so einfach? Einfach nicht – man brauchte dazu Ausdauer, Logik und beharrliche Konsequenz. Es war die Entdeckung eines bestimmten, gleichsam in der Luft liegenden „Etwas". Intuitiv ging Papanicolaou seinen Weg, bis er die ersten Krebszellen fand.

Die Entdeckung hat folgende Geschichte:

Papanicolaou wollte für Versuche Eier aus Meerschweinchen gewinnen. Dazu hätte er Hunderte von Tieren opfern müssen. Das schmerzte ihn, und so grübelte er nach, wie er den Zeitpunkt des Eisprungs feststellen könnte, ohne die Meerschweinchen opfern zu müssen. Ihm kam eine erste, aber schicksalhaft geniale Idee: Er nahm jenes winzige Spiegelchen, mit dem Ohrenärzte die Ohren von Babys untersuchen, führte es in die Scheide der Tiere ein und gewann Zellen aus der Schleimhaut. Es gelang ihm nachzuweisen, daß Meerschweinchen und höher geordnete Lebewesen einen menstruellen Zyklus haben. Das war eine wichtige Entdeckung, auch wenn nur wenige Wissenschaftler anerkannten, daß aufgrund dieser Untersuchungen Papanicolaous das sogenannte weibliche Hormon, das Östrogen, entdeckt werden konnte; dafür erhielt der Amerikaner E. A. Doisy 1943 den Nobelpreis.

Im Jahre 1923 begann Papanicolaou, dieselbe Methode bei Frauen anzuwenden. Auch hier konnte er den Zyklus nachweisen und etwa den Tag des Eisprunges bestimmen, was gerade für Frauen, die bis dahin nicht schwanger geworden waren, eine große Hilfe war, da man ihnen nun mit Hilfe der Papanicolaou-Abstriche die für eine Befruchtung günstige Zeit vorausberechnen konnte. Wegen dieser Entdeckung wird Papanicolaou als der „Vater der modernen Endokrinologie" bezeichnet.

Diese wichtige Entdeckung wurde nach zweijähriger, intensiver Beobachtung des menstruellen Zyklus durch einen Zufall in ihrer Bedeutung noch übertroffen. Eines Tages, als Papanicolaou im Mikroskop

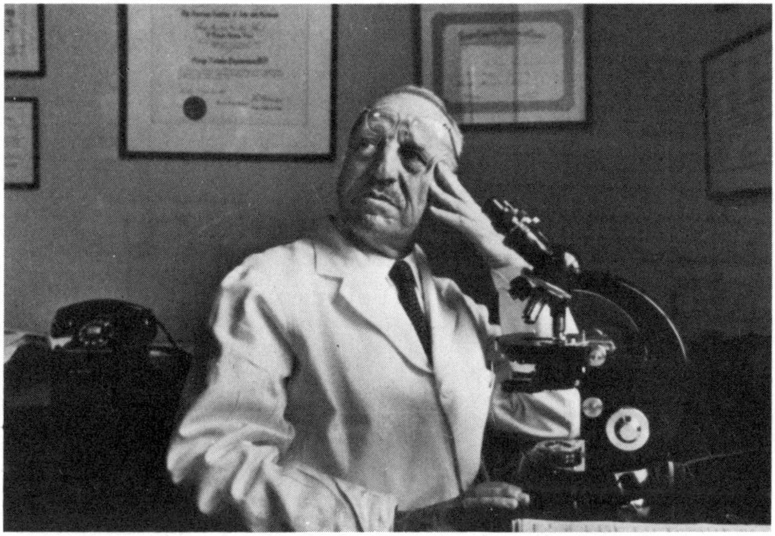

George Nicholas Papanicolaou am Mikroskop.

Abstriche beobachtete, sah er fremde Zellen auf dem Objektträger. Ihm wurde heiß; das Blut strömte in seinen Kopf. Blitzartig war ihm klar: er sah Krebszellen. Er sagte später: „Die Beobachtung der ersten Krebszellen aus dem Gebärmutterhals waren die aufregendsten Momente meiner wissenschaftlichen Laufbahn." Daß er nicht schon früher Krebszellen entdeckt hatte, erklärte er damit, daß er bis dahin Abstriche von jungen Frauen untersucht habe, die beschwerdefrei waren oder an anderen gynäkologischen Erkrankungen litten. Erst danach fing er an, Abstriche krebskranker Frauen zu studieren – und bald mit Erfolg.

Papanicolaou ließ nicht locker. Er suchte nach Methoden, um Krebszellen darzustellen. Er probierte es nacheinander mit den verschiedensten Färbungen. Unermüdlich drängte er zu seinem Ziel. Seine technischen Assistentinnen wollten ihm kündigen, weil sie seinem Tempo nicht gewachsen waren. Nur seine Frau Mary hielt aus, förderte und ermutigte ihn sogar, wenn ein vorübergehender Rückschlag seine Erwartungen erschütterte.

Sein Erfolg kam also nicht von ungefähr, sondern es war disziplinierte und systematische Arbeit notwendig, um zu der Entdeckung zu kommen. In erster Linie gelang es dank seiner Färbetechnik, die ein einwandfreies Erkennen der Krebszellen ermöglichte.

In den nächsten Jahren wies Papanicolaou eindeutig nach, daß aus dem Muttermund und auch aus dem Zervikalkanal im Falle eines Krebses Zellen abgesondert werden, die man frühzeitig durch einen Abstrich diagnostizieren kann, ohne daß die Patientin dabei Beschwerden hätte. Mit dieser Entdeckung begründete er die Krebsvorsorge, doch nicht nur für Frauen, sondern allgemein.

Papanicolaous großer Tag kam, als er auf der dritten Race-Betterment-Konferenz in dem kleinen Ort Battle Creek im Staat Michigan 1928 über seine Beobachtungen berichtete. Sein Bericht schlug wie eine Bombe ein. Die Zuhörer spürten förmlich den Anbruch einer neuen Epoche. Das Schwergewicht sollte auf die Vorbeugung gelegt werden. Der Arzt sollte nicht nur im Notfall handeln, wenn ihn der Patient rief, sondern er soll dem Patienten die Möglichkeiten der Vorbeugung anbieten können. Es hat allerdings fünfundzwanzig Jahre gedauert, bis die Medizin Papanicolaous Lehre aufnahm und verbreitete. Daß es nicht schneller ging, lag dieses Mal nicht nur an den Ärzten, sondern hauptsächlich an den Patienten, die lange nicht einsehen wollten, weshalb sie sich untersuchen lassen sollten, wenn sie sich gesund fühlten.

Papanicolaou wußte, daß er mit seiner Suche nach Krebszellen, die er Zell-Lehre, Zytologie, nannte, nicht jede Krebserkrankung der Gebärmutter erfassen konnte. Wenn er jedoch Krebszellen fand, dann waren das richtige Diagnosen, auf die hin Frauenärzte ihre Therapie einleiten konnten. Mit Hilfe von zwei Mitarbeitern vervollständigte er seine Wissenschaft mit Ephraim Shorr, der ihm bei der Ausarbeitung der Färbemethode behilflich war, und mit Herbert F. Traut, der die klinischen Fälle beurteilte. 1941, also dreizehn Jahre nach der ersten Ankündigung, trat Papanicolaou erneut vor die New Yorker Gynäkologen und gab einen umfassenden und bis heute gültigen Bericht über die diagnostischen Möglichkeiten beim Gebärmutterkrebs durch Abstriche aus der Scheide. Der Nestor der amerikanischen Frauenärzte, I.C. Rubin, sagte prothetisch in der anschließenden Diskussion: „Sollte sich diese Methode bewähren, dann werden wir einen großen Fortschritt auf dem Felde der Krebsforschung gemacht haben." Rubin sollte Recht behalten. Die Ergebnisse heroischer Arbeit – über dreitausend Frauen wurden eingehend untersucht, und ihre Ausstriche wurden bewertet – faßte Papanicolaou in einem großen Werk (1943) zusammen. 1954 veröffentlichte er sogar einen Atlas, in dem Frauenärzte all die gefärbten Zellen zu ihrer Fortbildung studieren können. Er gehört heute zur Ausrüstung jedes Gynäkologen.

Obwohl diese Werke keine Zweifel an der Richtigkeit seiner Erkenntnisse ließen, dauerte es noch Jahrzehnte, bis die zuständigen Ärzte mit seinen Methoden vertraut waren. Noch 1961 war dem Professor für Pathologie an einer deutschen Universität die Methode von Papanicolaou nicht gegenwärtig, obwohl sein Institut darauf eingerichtet war. Papanicolaou kannte seine Pappenheimer. Nicht umsonst bemerkte er: ,,Ich bin dankbar den Gynäkologen, die früher als die Pathologen mein Werk begriffen haben.“ Er blieb nicht auf seinen Lorbeeren sitzen. Er versuchte, die Krebsdiagnostik durch die Zytologie auch für andere Organe anzuwenden. So fand er im Auswurf der Lungen, im Urin der Harnblase und der Nieren, im Saft des Magens und im Stuhlgang des Mastdarmes Krebszellen. Seine Bemühungen wurden großzügig unterstützt. Allein die englische Commonwealth-Foundation stiftete bis 1952 runde 124000 Pfund Sterling.

Auch nach seiner Pensionierung (1961) arbeitete Papanicolaou weiter. Erst dann betrachtete er sein Ziel als erreicht, den Höhepunkt seiner Laufbahn als errungen, als für ihn in Miami (Florida) ein Krebsforschungsinstitut gegründet wurde, wo er all seine wissenschaftlichen Ideen verwirklichen konnte. Er war Feuer und Flamme, als er davon erfuhr. Frau Papanicolaou berichtete: ,,Ein Institut mit seinem Na-

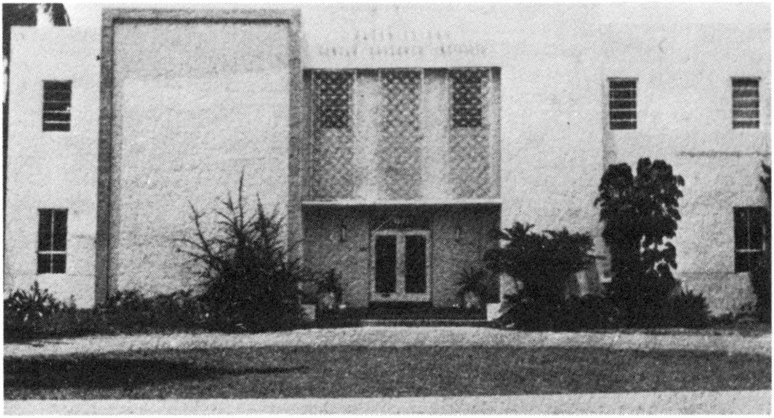

Papanicolaou-Krebsforschungsinstitut in Miami, Florida.

men, ein Laboratorium, wo er mit ausgewählten Mitarbeitern seine Forschungen fortsetzen konnte! Mit all den modernsten Möglichkeiten eingerichtet, und ein ganzes Haus! Ich habe ihn nie so aufgeregt gesehen. Sein Lebenstraum ist in Erfüllung gegangen.“ Leider konnte sich Papanicolaou nur noch einige Monate daran erfreuen. Er starb im Alter von 79 Jahren am 19. Februar 1962.

Ausstriche von 45000 Patienten wurden seither jährlich in jenem Institut untersucht. Die ganze Welt schickt Untersuchungsmaterial dorthin. Diese Lawine ist nicht mehr aufzuhalten.

Trotz des Erfolges wurde nur einmal von einem Schweden erwogen, Papanicolaou zum Nobelpreis vorzuschlagen, aber das Kommisionsmitglied starb, bevor es seine Empfehlung aussprach.

Doch Papanicolaou bleibt ohne Nobelpreis ein Pionier der Wissenschaft. In seinem Institut waren 550 Ärzte aus 50 Ländern Zeuge seiner Leistungen aus nächster Nähe. Einer davon, Peter Stoll, Professor für Gynäkologie an der Universität Heidelberg, faßte es so zusammen: „Wie Papanicolaous Name mit der modernen Zytologie immer verbunden sein wird, so wird er als Forschungspersönlichkeit, als begeisternder Lehrer und als Mensch unvergessen bleiben.“

DAS KOLPOSKOP
Hans Hinselmann

Es war vor zwanzig Jahren. Der Zug brachte mich durch malerisch schöne Gegenden entlang der Donau nach Nordungarn. Aber ich sah kaum die Schönheit. Ich hatte andere Gedanken. Die Staatliche Onkologische Zentrale hatte mich mit Krebsvorsorge-Untersuchungen in einem ganzen Komitat beauftragt. Ich machte dafür meine erste Reise. Ich sollte Dörfer aufsuchen, wöchentlich einmal, verlassene Gegenden, in denen vor mir noch kein Arzt gewesen war. Tief religiöse Frauen gab es dort, immer in Schwarz, in jeglicher Hinsicht ihrem Schicksal ergeben. Und bei ihnen sollte ich die Geheimnisse unter zwanzig Röcken lüften! Ich konnte mir nicht vorstellen, wie das sein würde, und stellte mir schon vor, daß die Männer mich verprügeln, bestenfalls verjagen würden. Und wenn ich schon eine Geschwulst finde, dachte ich, wie sollte es mir gelingen, Frauen, die noch nie ihr Dorf verlassen hatten, ins Krankenhaus zu einer Operation zu bewegen?

Es mußte aber sein, tröstete ich mich. Einer muß endlich mit der Aufklärung anfangen. Mit Instrumenten bewaffnet stieg ich aus dem Zug. Das fröhliche Gesicht einer Rotkreuzschwester empfing mich. Sie strahlte Zuversicht aus, und die ersten fünf Frauen, die sie überreden konnte, sich untersuchen zu lassen, schienen ihr zu vertrauen.

Vor dem Haus der Schwester, in dem die Untersuchungen stattfinden sollten, warteten etwa zweihundert Menschen. Aber das waren nur Neugierige, die Klatschbasen des Dorfes, die wissen wollten, ob jene fünf Frauen den Untersuchungsraum lebendig oder tot verlassen würden. Sie konnten sich überhaupt nicht vorstellen, was drinnen passieren sollte; doch erklären ließen sie es sich auch nicht.

Wir gingen hinein, um die Untersuchungen vorzubereiten. Die Schwester leistete ausgezeichnete Vorarbeit. Unsere Kandidatinnen wußten, daß ihre Brust und die Geschlechtsorgane untersucht werden würden. Sie wußten auch warum: um einer tückischen Krankheit eventuell rechtzeitig zu begegnen. Ich ließ sie zunächst ihre Brüste zeigen und tastete sie vorsichtig ab. Im Dorf ist die Brust kein Tabu, die Frauen stillen ihre Kinder sogar in der Kirche. Dann kam eine Überraschung. Ich versuchte, den Frauen anzudeuten, daß sie ihren Schlüpfer ausziehen sollten. Sie sahen mich verlegen an. Die Schwester zwinkerte mir zu und begleitete sie zum Stuhl. Ich begriff: sie trugen nichts unter den Röcken. Ich untersuchte sie gynäkologisch, ohne die vielen Röcke zu lüften. Sie selbst sahen nicht, was ich tat. So konnte ich den Muttermund mit Hilfe des Scheidenspekulums anschauen. War alles in Ordnung, dann dauerte die Untersuchung nur zwei Minuten. Glücklicherweise fand ich nichts bei den ersten vier Frauen. Sie stürmten aus dem Haus und beruhigten die Wartenden. Während sie umfassend ausgefragt wurden, fand ich bei der fünften eine pfenniggroße Wunde am Muttermund, die man medizinisch Erosion nennt. Eine Erosion weist auf Krebsverdacht hin, meist jedoch ist sie harmlos. Entweder entsteht sie durch eine Entzündung oder durch Ausfluß. Aber es können auch, umgekehrt, Ausfluß und Entzündung eine Erosion verursachen. Ich mußte erfahren, ob sie harmlos war oder nicht. Dazu machte ich einen Abstrich von der Wundoberfläche, um ihn zur histologischen Untersuchung zu schicken. Das Ergebnis bekam man erst nach einer Woche. Das war eine lange Zeit; und ich mußte in einer Woche schon im nächsten Dorf sein.

Deswegen nahm ich das Kolposkop, ein Gerät ähnlich einem Fernglas, und betrachtete den Muttermund in der Vergrößerung, um schneller zu einer Diagnose zu kommen.

Das Kolposkop war sogar der Schwester unbekannt. Sie wollte wissen, worum es sich dabei handelte und wie man dazu kam, ein solches Gerät in der Krebsvorsorge zu verwenden. Seine Geschichte war damals etwa fünfundzwanzig Jahre alt.

Es begann in den zwanziger Jahren. Das Schwerpunktprogramm der Universitäts-Frauenklinik in Bonn war damals die Bekämpfung des Gebärmutterkrebses. Der Chef der Klinik, Professor von Franqué, verteilte die Arbeiten unter seinen Assistenten. Oberarzt Hinselmann fiel die Aufgabe zu, das Frühstadium des Krebses zu studieren und nach geeigneten diagnostischen Maßnahmen zu suchen.

Dies war notwendig, weil die Patientinnen sich meistens erst sehr spät zur Operation meldeten, d.h. in einem Zustand, in dem man sie entweder nicht mehr behandeln konnte oder die operative Entfernung der vom Krebs befallenen Gebärmutter erhebliche Komplikationen mit sich brachte. Die Ergebnisse der operativen Behandlung oder Bestrahlung waren daher sehr unbefriedigend – die Geschwülste waren einfach zu spät festgestellt worden. Den Ärzten standen damals nur zwei diagnostische Möglichkeiten zur Verfügung: die gynäkologische Untersuchung und die Betrachtung des Muttermundes (Portio) mittels Scheidenspekulum (Spiegel). Wenn man aber eine entartete Geschwulst schon tasten kann oder mit bloßen Augen die Veränderungen der Portio sieht, befindet sich der Krebs in einem fortgeschrittenen Zustand, und die Behandlung kann zu spät kommen.

Nichts war also nötiger, als daß man nach besseren diagnostischen Möglichkeiten suchte, um die tückische Erkrankung rechtzeitig erkennen zu können.

Hans Hinselmann ging an die Arbeit. Er studierte zunächst, welche Methoden die in- und ausländischen Kliniken in diesem Falle anwandten. Diese Studien waren sehr nützlich für ihn, da er außerdem beauftragt wurde, ein Kapitel über den Ursprung, das Erscheinungsbild und die Diagnostik des Gebärmutterkrebses für das Handbuch von Veit-Stoeckel zu schreiben.

Hinselmann war eines späten Nachmittags, kurz vor Aufgehen des ersten Sternes am Himmel, in Gedanken versunken und „erblickte" das Bild eines mittelalterlichen Marktes. Vor einer Bude sah er eine Menge Leute, die einen Ausrufer umringten, der verkündete, daß drinnen ein froschgroßer Floh zu sehen sei. Die Neugier der Menschen war größer als ihr Ekel; sie eilten hinein, um sich dieses Wunder anzuschauen. Und was sahen sie? Wie versprochen: einen froschgroßen Floh. In Wirklichkeit war der Floh aber wie gewöhnlich winzig klein; man zeigte ihn jedoch unter einem Vergrößerungsglas, und so sahen die Leute etwas, was ihre Augen noch nie erblickt hatten.

Aber man wollte noch kleinere, dem bloßen Auge unsichtbare Gegenstände sehen. Hinselmann fiel der holländische Optiker Zacharias Janzen ein. Dieser baute 1590 das erste Mikroskop, mit dem dann der Italiener Francesco Stelluti 1625 den Bau der Honigwabe beobachtete und beschrieb.

Dann erinnerte sich Hinselmann an die kleine holländische Stadt Middelburg an der Nordsee unweit des Ärmelkanals. Dort entdeckten Linsenschleifer um 1600, daß sie Gegenstände in größerer Entfernung beobachten konnten, wenn sie in ein Rohr mehrere in gewissen Abständen zueinander stehende Linsen einbauten. Sie sprachen vom Fernrohr. Man hält den Optiker Johannes Lippeshey (1608) für den eigentlichen Erfinder.

Allmählich wurde Hinselmann klar, daß er etwas Ähnliches wie eine Lupe oder wie ein Fernrohr zusammenstellen mußte, um den einzig sichtbaren Teil der Gebärmutter, den Muttermund, genauer untersuchen zu können. Dieser gilt als Eingang der Gebärmutter und ist erfahrungsgemäß der häufigste Ausgangspunkt des Krebses. Eine leicht blutende Wunde, eine Farbveränderung am Muttermund, die ein beginnender Herd sein können, erkennt zwar unser bloßes Auge; ob es sich aber um Krebs handelt, das sieht man dabei nicht. Früher pflegte man von einer solchen Stelle ein beliebiges Stück herauszuschneiden, um es histologisch untersuchen zu lassen. Die Erfahrung zeigte aber, daß diese Methode unzuverlässig war. Die Probe war häufig von einer nicht erkrankten Stelle entnommen worden; die Untersuchung fiel also negativ aus, und man lebte irrtümlich in dem Glauben, daß man keine bösartige Geschwulst habe. Wenn sich der Krebs dann doch offenbarte, war es für eine Behandlung zu spät. Um solche Fehldiagnosen zu vermeiden, und den Krebs früh zu erkennen, kam der 43jährige Hinselmann auf eine einfache geniale Lösung:

Er nahm eine Lupe, hielt sie vor die Scheide und betrachtete den Muttermund. Er sah in vergrößert, alles wurde deutlicher, kleine Auf- und Abhebungen des Gewebes wurden sichtbar, die man ohne Lupe nicht sehen konnte. Man mußte besser noch das Vergrößerungsglas mit einer Lampe kombinieren, um die Scheide auch besser zu beleuchten. Hinselmann konstruierte einen mikroskopähnlichen Apparat, einem Theaterglas ähnlich, befestigt an einem rollenden Stativ. In das

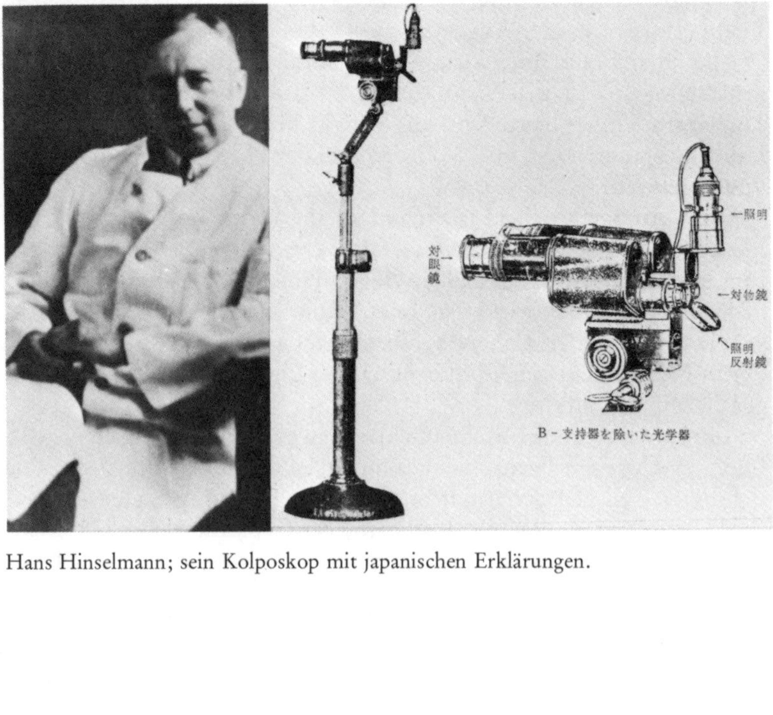

Hans Hinselmann; sein Kolposkop mit japanischen Erklärungen.

Fernrohr war eine Lampe eingebaut. Er nannte sein Gerät Kolposkop (von griech. *kolpos* = Scheide, *skopein* = betrachten). Schon 1925 berichtete er über die ersten Erfahrungen mit diesem neuen Apparat.

„Von allen Disziplinen der Medizin sind wir in der Gynäkologie hinsichtlich des Portiokarzinoms und damit des entscheidenden Karzinoms in einer einzigartigen Lage. Die bevorzugte Stelle des Krebses liegt derartig zutage, daß wir die Vorstadien in situ [an Ort und Stelle] sichtbar machen können." Damit sagte Professor Hinselmann, damals schon Chefarzt der Frauenklinik Hamburg-Altona, dem Muttermundkrebs den Kampf an.

Er verfeinerte seine Technik von Jahr zu Jahr. Es kam darauf an, mit Hilfe einer zehn- bis zwölffachen Vergrößerung festzustellen, ob ein Krebs vorlag oder nur eine verdächtige Stelle. Im letzteren Fall konnte außer der früheren Blindprobe die Probeentnahme unter der Kolposkopbetrachtung mit äußerster Genauigkeit durchgeführt werden.

Im Jahre 1933 richtete Hinselmann eine unentgeltliche Krebssprechstunde ein, unter Anwendung des Kolposkops. Damit stieß er in Neuland vor. Er war der erste, der Reihen-Voruntersuchungen vornahm. Dem „Erfolg" des Kolposkops war es zuzuschreiben, daß man dreimal so viele Portiokrebse fand wie früher. Damit wurde eine frühzeitige Behandlung ermöglicht, und die Frauen hatten größere Heilchancen. In Zahlen verdeutlicht: während vor der Zeit des Kolposkops nur jede vierte Frau, die an Portiokrebs erkrankt war, eine Chance hatte, fünf Jahre nach der Diagnose noch zu leben (vorausgesetzt, daß sie behandelt wurde), gelingt es heute jeder zweiten. Das bedeutet, daß bei rechtzeitiger Feststellung des Krebses die Lebenserwartung deutlich erhöht wird. Hinselmann drückte sich so aus: „Die Kolposkopie setzt uns, organisatorisch richtig eingesetzt, instand, zu verhindern, daß die Frauen an Gebärmutterkrebs sterben oder Radikaloperation und eingreifende Bestrahlung erdulden müssen." Bei seinen Studien prägte er einen Ausdruck: das Frühstadium des Krebses. Darunter verstand er Gefäßmißbildungen, Verhornungsstellen, Leukoplakien am Muttermund, die man nur mit Hilfe des Kolposkops entdecken konnte. Daß es sich tatsächlich um Frühstufen des Krebses handelt, ließ sich einfach beweisen.

Der Berliner Gynäkologe Walter Stoeckel, eine führende Persönlichkeit in der wissenschaftlichen Welt, glaubte Hinselmann nicht. Er dozierte gegen Hinselmanns Ansichten und versuchte zusammen mit seinem Histologen Lax, das Kolposkop als überflüssig hinzustellen, indem beide sich die inzwischen bekanntgewordene Papanicolaou-Smear-Methode zu eigen machten und sie als allein zuverlässig bezeichneten. Hinselmann gelang es, diese Behauptung zu entkräften. Er konnte anhand von Zeichnungen und später von Photogrammen des kolposkopischen Bildes beweisen, daß bei jenen Fällen Krebs entstand, wo nach diagnostiziertem Frühstadium nichts unternommen worden war. Der Widerstand der Berliner Kliniker, die nur sehr zögernd ihren Irrtum einsahen, verhinderte leider, daß das Kolposkop früh zum Bestandteil jeder gynäkologischen Praxis wurde. Die Auswirkung davon ist heute noch – nach vierzig Jahren – spürbar, obwohl über 20000 Kolposkope* auf der ganzen Welt im Gebrauch sind. Die offizielle Ablehnung führte auch dazu, daß das Kolposkop für die Amerikaner zu Hinselmanns Lebzeiten zu keinem Begriff wurde. An den deutschen Universitäten wurde kaum darüber gelehrt; daher konnten Studenten und Gäste aus Übersee, die an den europäischen Hochschulen lernten, nichts in die Welt hinaustragen.

So verwandten die Amerikaner bis in die sechziger Jahre hauptsächlich die Papanicolaou-Methode für die Frühdiagnose des Gebärmutterkrebses. Das erste Buch über die Kolposkopie von Karl Bolton erschien erst 1960. Während in Ungarn (wo ich selbst studierte) schon Studenten den Namen Hinselmann und sein Kolposkop kennenlernten, fand in Amerika dieser Apparat nur sehr zögernd den Weg zur gewöhnlichen Ausrüstung eines Frauenarztes. Das lag auch daran, daß Papanicolaous Ansehen so groß war und seine in Amerika entwickelte Methode als einziges Verfahren zur Früherkennung des Krebses galt. Offenbar kannte Papanicolaou das Kolposkop nicht, obwohl Hinselmann den Apparat schon 1924 konstruiert hatte. Erst als Bolton auf der Ausstellung des zweiten Internationalen Kongresses für Geburtshilfe und Gynäkologie in Genf das Kolposkop „entdeckte“ und nach intensivem Studium seine Arbeit darüber veröffentlichte, wurde das Gerät auch in den Vereinigten Staaten bekannt. Bei dieser Gelegenheit soll auf die selbst vielen Wissenschaftlern wenig bekannte breite Anwendungsmöglichkeit des Kolposkops hingewiesen werden. Fernab von Portio und Scheide häuften sich in den letzten zwanzig Jahren andere Möglichkeiten des Kolposkop-Einsatzes. So beispielsweise in der

*(Diese Angabe schließt die Firma Zeiss, Oberkochen, aus, die ihre Zahlen nicht preisgeben wollte.)

Mundhöhle, im Ohr, an der Haut. Es spricht für die Erfindung, daß man sie weit vielseitiger verwenden kann, als der Erfinder selbst es vorsah.

Aber Hinselmann blieb nicht bei seinem ersten Apparat. Er machte Gebrauch von den neuesten technischen Entwicklungen. So kann man heute durch das Kolposkop nicht nur Farbaufnahmen machen, sondern das untersuchte Organ zum Beispiel im Fernsehen zeigen.

Doch trotz des wissenschaftlichen Erfolges blieb der Mensch Hinselmann unbefriedigt. Seine Hoffnung auf einen Lehrstuhl wurde nicht erfüllt. Er reagierte darauf: Je weniger ihn die Professoren auf einer Universität sehen wollten, um so schärfer attakierte er sie. Vielleicht zu scharf. Er zeigt sich nicht verbindlich, blieb kompromißlos.

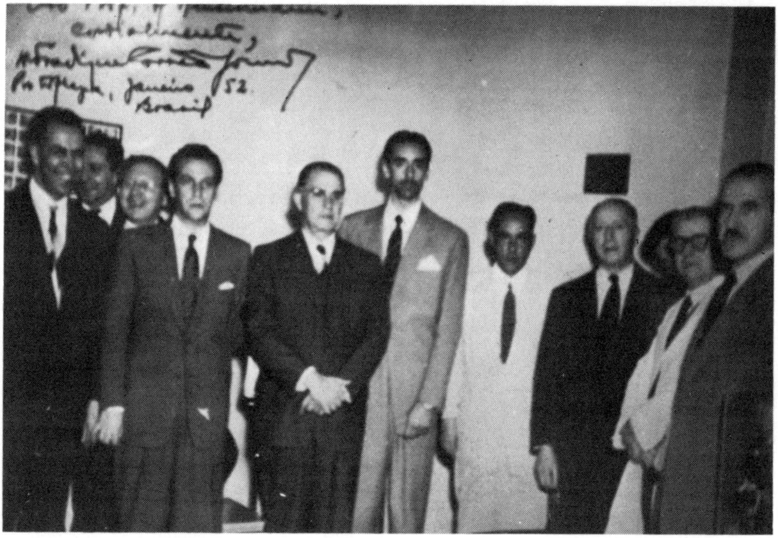

Hans Hinselmann (dritter von rechts) nach der Verleihung des Ehrendoktorates der Universität Rio de Janeiro.

Spät, viel zu spät, als er bereits 72 Jahre alt war, kam für Hinselmann die internationale Anerkennung: das Ehrendoktorat der Universität Rio de Janeiro und 1956 die wissenschaftliche Unterstützung der Deutschen Forschungsgemeinschaft.

Hinselmann versuchte, seine kolposkopische Schule in die ganze Welt hinauszutragen. Er fühlte sich als Missionar, der die Frauen bekehren wollte, sich frühzeitig untersuchen zu lassen. Seine Wünsche sind heute teilweise schon in Erfüllung gegangen.

*

In meinem ersten Fall in Ungarn haben die fünf untersuchten Frauen die anderen bekehrt. Kaum war ich mit dem Kolposkopieren der fünften fertig, als sich weitere freiwillig meldeten. Es ging vielfach einfacher, als ich gedacht hatte. Die Untersuchung war kostenlos, das machte viel aus. Etwa achtzig Frauen kamen bereits am ersten Tag. Drei davon hatten Krebs, weitere fünf mußte ich ins Krankenhaus bestellen, um dort aus der Wunde mit Hilfe des Kolposkops eine Probe zu entnehmen. Im nächsten Jahr kam ich wieder. Auch da fand ich Fälle von Gebärmutterkrebs bei Frauen, die im Jahr davor noch nichts gehabt hatten. Aber der Krebs war im Frühstadium, so daß eine Operation rechtzeitig durchgeführt werden konnte. Sie lebten noch nach vielen Jahren und leben vielleicht – ich weiß es nicht – heute noch.

Papanicolaou und Hinselmann haben unabhängig voneinander dieselben Ziele angesteuert: die rechtzeitige Erkennung des Gebärmutterkrebses. Viele Wissenschaftler versuchten anfangs für oder gegen die eine oder andere Methode eine Lanze zu brechen, oder sie behaupteten, daß die zytologische Untersuchung die Krebsfälle eher erfaßt als die Kolposkopie. Heute sind sich jedoch die Gynäkologen einig: Die eine Untersuchung ergänzt die andere. Sie nebeneinander anzuwenden gibt die besseren Ergebnisse, als nur auf eine zu setzen. Man würde schwerlich sagen können, wer den Frauen mehr geholfen hat, Papanicolaou oder Hinselmann. Daß Frauen heute länger und gesünder leben können, daran haben beide das gleiche Verdienst.

8. REVOLUTION IN DER UNFALLCHIRURGIE

Seit der Mensch lebt, gibt es Unfälle. Rutschte unserem Ururahnen ein Stein aus der Hand, mit dem er Kerne aufbrechen wollte, und brach ihm einen Knochen des Fußes, so blieb ihm nichts anderes übrig, als die Schmerzen zu ertragen. Die Knochen heilten von selbst. Vielleicht aber blieb der gute Mann sein Leben lang gelähmt, oder er humpelte.

Ali Khan fuhr mit seinem Wagen gegen einen Baum im Bois de Boulogne und starb. Der Industrielle Quandt stürzte mit seinem Flugzeug über den Alpen ab. Irgendein Fußgänger wird von einem Moped überfahren. Ein Student fällt von seinem Fahrrad und erleidet einen Schädelbruch. All das sind Verkehrsunfälle. Wenn Graf Berge von Trips in seinem Wagen bei dem Grand Prix von Monza verbrannte, Jupp Elze bei einem Boxkampf durch den Hieb des Gegners eine Gehirnblutung bekam und daran starb, wenn das Meniskus-Band von Netzer riß, dann sprach man von Sportunfällen. Als vor kurzer Zeit in England achtzehn Bergarbeiter in einer Mine durch einstürzende Mauern umkamen, wenn in einer Autowerkstatt Benzindämpfe zur Vergiftung führen, der Schreiner mit der Säge seinen Finger abtrennt, so erleiden diese Leute Arbeitsunfälle. Die Hausfrau, die mit heißem Wasser ihre Haut verbrennt, hat einen häuslichen Unfall. Der Junge in der Schule, der von seinen Kameraden aus der Bank gestoßen und verletzt wird, hat einen Schulunfall. Zahlenmäßig die höchste Unfallziffer produziert jedoch der Krieg. Ob sich der Soldat einen Nervenzusammenbruch, eine Gehirnerschütterung oder eine Hodenverletzung zuzieht: man spricht von einer Kriegsverletzung, einem Kriegsunfall.

Was versteht man unter Unfall? Eine Unfallverletzung ist eine Erkrankung, die plötzlich und durch Einwirkung äußerer Umstände zustande kommt, ohne Willen der Verletzten. Der Mediziner spricht von einem Trauma. Die Verletzten werden an einer „traumatischen Abteilung" behandelt. Die medizinische Wissenschaft, die sich mit Unfällen beschäftigt, heißt Traumatologie. Die Bedeutung der Traumatologie erhöht sich von Tag zu Tag mit der zunehmenden Zahl von Verkehrsmitteln und mit dem Fortschreiten der Industrialisierung. Die Unfallchirurgie beschäftigt sich mit der Heilung der Verletzung, mit der Wiederherstellung der Erwerbstätigkeit, unabhängig davon, ob die Verletzung chirurgisch oder neurologisch war oder einem anderen Gebiet der Medizin zuzuordnen ist. Obwohl die Verletzungen auch von Chirurgen, Neurologen usw. behandelt werden könnten, liegt es nahe, daß in der Zeit der Spezialisierung Unfallverletzte von Traumatologen, d.h. von speziell für diese Zwecke ausgebildeten Ärzten, versorgt werden sollen. In der Bundesrepublik Deutschland kennt man immer noch keinen Facharzt für Unfallmedizin, aber in vielen Ländern, besonders in den Ostblockstaaten, gibt es sie. Paradoxerweise aber wurde in Deutschland, 1889 in Bochum, das erste Unfallkrankenhaus gebaut.

Die Erfahrungen während des Ersten Weltkriegs haben den österreichischen Arzt Lorenz Böhler gelehrt, wie stiefmütterlich ein solch wichtiges Fach der Medizin behandelt wird. Er sah die Lücken in der Forschung und Praxis und machte es sich zur Lebensaufgabe, sie zu schließen. Er ging als Begründer der modernen Unfallmedizin in die Geschichte ein. Er schuf dieses Fach und bildete Tausende von Ärzten aus, die in aller Welt die Bedeutung der Traumatologie verkünden und überall Krankenhäuser oder wenigstens Fachabteilungen ins Leben rufen. Böhler machte eine traumatologische Schule in Wien auf. Er systematisierte und organisierte. Er verkündete die Lehre der Unfallmedizin, er stellte in seinen Büchern Richtlinien auf, an die sich Ärzte bei Verletzungen halten sollen. Die Regeln, die Systematik, die er schuf, sind in jedem Land gültig, wo es gilt, sich bei einem Unfall sachgerecht zu verhalten. Er gleicht dem Schöpfer eines Gesetzbuches, ohne das ein geregeltes Leben in der Gesellschaft nicht vorstellbar ist. Böhler revolutionierte die Unfallheilkunde nicht mit Steinewerfen auf Fensterscheiben oder Absingen der Marseillaise, sondern Schritt für Schritt, sozusagen von einem Knochen zum anderen. Die Revolution fand eigentlich 1925 statt. Daß er damals schon ein halbes Jahrhundert weitersah, bestätigt die Statistik von heute. 4,7 Millionen bundesdeutscher Bürger haben jährlich einen Unfall, d.h. jeder dreizehnte Deutsche fehlt kürzere oder längere Zeit an seiner Arbeitsstätte, in der Schule, kann seine häusliche Arbeit nicht verrichten, nicht an Sportwettbewerben teilnehmen usw. Anders gesagt: fünfundzwanzig Prozent aller Erkrankungen werden durch Unfälle verursacht. Es gibt keine andere Krankheit, hat Böhler richtig festgestellt, die den Erwerbstätigen selbst, seine Familie und die ganze Wirtschaft stärker beeinträchtigen würde, als der Unfall.

DER BEGRÜNDER DER UNFALLMEDIZIN
Lorenz Böhler

Trotz der frühen Nachmittagsstunde fiel plötzlich Nebel auf die österreichische West-Autobahn in Höhe von Melk an der Donau. Die Autofahrer, die mit über hundert Stundenkilometern in den Nebelvorhang hineinsausten, versuchten zu bremsen, doch vergebens. Dreißig Personenwagen fuhren aneinander. Geschrei, Hilferufe, Hupen flossen in einem einzigen Wirrwarr zusammen. Straßenwacht und Polizei waren zehn Minuten später an Ort und Stelle. Schon in dieser kurzen Zeit war der Nebel wieder verschwunden. Hubschrauber und Rettungswagen trafen ein. Die leichten Verletzungen wurden sofort versorgt, die mittelschwer Verletzten mit Rißwunden und Knochenbrüchen in die nächstliegenden Krankenhäuser gefahren. Die drei Bewußtlosen transportierte der Hubschrauber nach Wien. Nach etwa einer halben Stunde landete die Maschine auf dem Dach des modernsten Unfallkrankenhauses in Europa, das nach Lorenz Böhler benannt ist.

Die Schwerverletzten wurden zu den Röntgen-Stationen gefahren. Schädel, Rumpf und Glieder wurden geröntgt. Inzwischen legten die Ärzte den Armvenen der Patienten Infusionen an, um die Schockwirkung zu bekämpfen. Zwölf Ärzte beschäftigten sich mit den drei Kranken. Zwei der Schwerverletzten kamen nach einigen Minuten zu sich. Die dritte, eine 32jährige Frau, mußte sofort operiert werden, da man bei ihr innere Verletzungen vermutete. Die Operation bestätigte die Diagnose: die Milz war gerissen und blutete stark; man mußte sie entfernen. Die junge Frau bekam inzwischen einen Liter Blut. Als sie nach der Operation erwachte, fühlte sie sich, abgesehen von den Operationsschmerzen, ausgezeichnet.

Wäre diese Massenkarambolage vor fünfzig Jahren passiert, so wäre es wahrscheinlich für die Beteiligten nicht so glimpflich ausgegangen. Daß die Unfallversorgung diesen fortschrittlichen Stand erreicht hat, ist, wie gesagt, ganz wesentlich Lorenz Böhler zu verdanken.

Professor Bürkle de la Camp schilderte den Weg in seiner Gedenkrede anläßlich des 85. Geburtstages von Lorenz Böhler mit folgenden Sätzen:

„Lorenz Böhlers Wiege – der Vater hat sie wahrscheinlich selbst gezimmert – stand im Vorarlbergischen, in Wolfurt, dort wo dem Bodenseesegler, wie ich in der Fussacher Bucht es erlebt habe, plötzlich heftige Sturmböen und sogar Windhosen gefährlich werden können, die aus dem Rhein- und Achetal einfallen. Eine eigenwillige Landschaft mit eigenwilligen Menschen des alemannischen Grenzlandes. Ich kenne sie, da ich Alemanne bin.

Sein naturwissenschaftliches Interesse zeigte er wirklich schon früh, er zerlegte Eichkatzerln und Vögel und präparierte sie. Er wollte ein ‚Lipburger' werden, also ein Chirurg, der im Bregenzerwald in den Bauernhäusern operiert. Am Dreikönigstag 1896 brachte ein Verwandter des Vaters das ‚Interessante Blatt' ins Haus, in dem ein menschliches Handskelett abgebildet war. Der Elfjährige band sein Lesebuch damit ein, um das Bild immer vor sich zu sehen. Es war die erste Röntgenphotographie von Röntgens Hand.

Nach der Gymnasiumschulung in Brixen und Bregenz, wo er 1905 die Matura machte, studierte er in Wien Medizin, promovierte 1911 zum Doktor der Medizin und fuhr als Schiffsarzt in die Welt, zunächst nach Südamerika.

Im zweiten Semester seines Studiums erfuhr er aus einem Anschlag am ‚schwarzen Brett', daß das medizinische Dekanat ein Stipendium von tausend Kronen zu vergeben habe. Er reicht sein Gesuch ein und erhält vom Pedell die Belehrung, daß ein so junger Student sich um ein so hohes Stipendium nicht bewerben dürfe, er solle in höheren Semestern mal wieder kommen. Aber mit Böhlerscher Beharrlichkeit erklärt er: ‚Geschrieben ist geschrieben, eingereicht ist eingereicht.' Und er erhält das Stipendium – denn kein anderer hatte es gewagt, diese hohe Summe zu beantragen. Er behielt das Stipendium während des ganzen Studiums, während der freiwilligen Militärzeit und noch im ersten Jahr nach der Promotion.

1914 sehen wir ihn in Nordamerika, in Rochester in der Mayo-Klinik. Beladen mit starken Eindrücken und beeinflußt von der besonderen Organisation dieser Klinik kehrte er eiligst nach Österreich zurück, gerade rechtzeitig, um für Jahre den Uniformrock zu tragen. Die Kriegschirurgie war für ihn nicht nur Lehrmeister, sie bestimmte seinen Lebensweg – allerdings fiel ihm nichts kampflos in den Schoß."

Lorenz Böhler gründete 1917 als k. u. k. Regimentsarzt in Bozen ein Speziallazarett für Knochenbrüche, die durch Schüsse verursacht worden waren. Diese Tat war für die Nationen, die am Krieg teilnahmen, ein einmaliges Ereignis. Während die Schrapnelle schnurrten, die Minen platzten, die Kanonen donnerten, hat der junge Arzt, davon beeinflußt, aber unbehindert, seine Energie, seinen wissenschaftlichen Ehr-

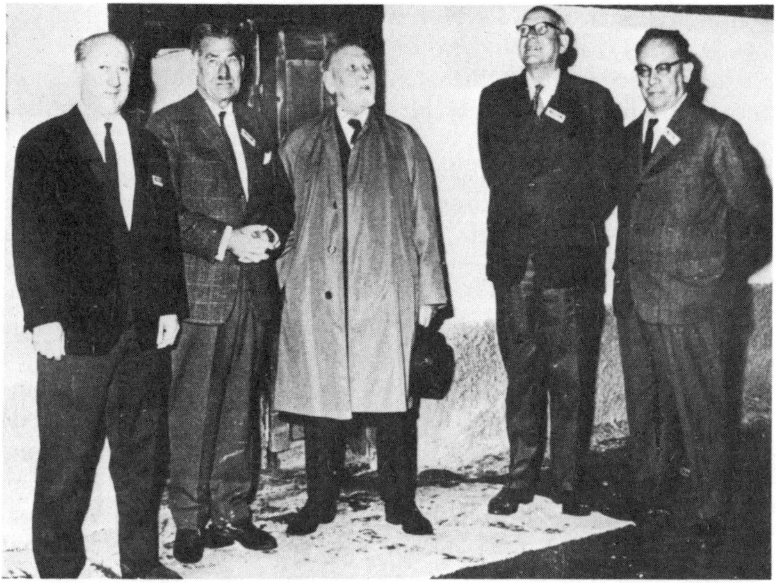

Lorenz Böhlers Geburtshaus in Wolfurt, Vorarlberg. Böhler (in der Mitte) mit seinen Schülern Primarius Eigenthaler, Professor Ehalt, Graz, Regele, Bozen, und Pedott, Bozen.

geiz daran gesetzt, die Frage praktisch zu beantworten, wie man die Verwundeten vor Amputationen und Krüppeltum bewahren konnte. Er hatte reichlich Gelegenheit, um Erfahrungen zu sammeln. Als der Krieg beendet war und er heil zurückkam, katalogisierte er seine Aufzeichnungen und baute ein System auf, wie man Verletzungen jeder Ursache am besten behandelt und am schnellsten die Arbeitsfähigkeit der Menschen wiederherstellt. Böhler konnte sein Ziel nur erreichen, wenn er die praktische Tätigkeit mit der wissenschaftlichen verband. Das stellte ihn auf eine harte Probe: Tagsüber hatte er Patienten zu versorgen, nur die Nacht blieb ihm, um wissenschaftlich zu arbeiten. Dann konnte er die genauesten Beschreibungen verschiedener Verletzungen anhand der besten Methoden aus der Literatur und eigener Erfahrung mit deren Umständen und genauen Hinweisen für die Behandlungen auswerten. Sie haben zum größten Teil bis heute Gültigkeit behalten. Damals galt es als eine Revolution und war der Auftakt zum Aufbau der Unfallmedizin für die ganze Welt. Eine solche Revolution war im weitesten Sinne des Wortes für das Spezialgebiet nötig. Im selben Jahr, 1917, als Böhler sein Kriegslazarett gründete und neue Methoden einsetzte, tat ein Wiener Kliniker den Ausspruch: „Die Frakturenbehandlung ist ein abgeschlossenes Kapitel, über das zu sprechen nicht lohnt."

Da Böhler trotzdem darüber zu sprechen begann, mußte er einen mühsamen Weg gehen, bis seine Methoden Anerkennung fanden. Viele wollten ihm ein Bein stellen, aber er kämpfte sich verbissen durch, über alle bürokratischen Hürden hinweg, gegen alle Widerstände.

Sein Kampf begann, wie gesagt, im Ersten Weltkrieg. Er wollte die Soldaten besser versorgen, als es offiziell vorgesehen war. Deswegen galt er bald als Besserwisser und Aufwiegler. Er hatte mit dem Kommandanten seiner Divisions-Sanitätsanstalt häufig Schwierigkeiten, da dieser die Dienstvorschriften, Böhler aber die Behandlung der Verletzten beherrschte. Eines Tages hatte er bei einer Oberarmverletzung eine Abduktionsschiene (Befestigung des Oberarmes an einem Verband, der den Arm vom Körper entfernt hält) angelegt. Der Kommandant ordnete an, daß diese republikanische (!) Schiene sofort zu entfernen sei, da sie im Reglement nicht vorgesehen war. Auf Böhlers nicht gerade gehorsame Einwendung, daß das Reglement dann eben nicht stimme, wurde ihm lautstark bedeutet, daß seine Majestät der Kaiser das Reglement sanktioniert habe. „Davon versteht der Kaiser nichts", meinte Böhler. Daraufhin wurde ihm wegen Majestätsbeleidigung ein Kriegsgerichtsverfahren angedroht. Böhler schwang sich aufs Pferd und meldete den Vorfall dem ihm wohlgesinnten Divisionsarzt, bevor der Kommandant das tun konnte. Dieser wurde dann auch entsprechend empfangen und zu den schweren Haubitzen versetzt (nach Bürkle de la Camp).

Dann organisierte Böhler 1917 mit unendlicher Mühe ein Lazarett, in dem er selbst mit geschickter Hand das medizinische Instrumentarium schuf.

Nach dem Kriege wollte er seine Kenntnisse allen Unfallverletzten zugute kommen lassen. Aber er stieß überall auf Ablehnung und Widerstand. Weder Behörden noch Kollegen verstanden ihn, oder sie wollten sein Anliegen nicht unterstützen. Die Behörden argumentierten – wie immer – mit Finanzsorgen, und die Ärzte hielten ihre eigenen Methoden für besser.

Die erste, die einsah, daß nur mit Konsequenz und Systematik ein so ausgedehntes Problem, wie es die Behandlung von Unfällen darstellt, zu bewältigen war, war die Arbeiter-Versicherung Österreichs. Sie stellte 1925 in der Webergasse in Wien – wo sie sich auch heute noch befindet – zwei Stockwerke für die Behandlungen zur Verfügung. Dort wurde, wie Böhlers Mitarbeiter Professor Ehalt aus Graz sagt, „unter bescheidenen Verhältnissen, aber beseelt von einem prophetischen Willen, das Mekka der Unfallchirurgie geschaffen, wohin jährlich 800 Chirurgen und Orthopäden aus aller Herren Länder kamen. Die Visiten wurden gewöhnlich in drei bis vier Sprachen gehalten".

Das erste Unfallkrankenhaus hatte 1927 schon 5022 Neuzugänge; im Jahre 1963 verzehnfachte sich diese Zahl auf 49103. Böhlers Ansichten waren bestätigt worden. Es war sogar nötig, ein neues Krankenhaus zu bauen, da das alte durch den ständigen Zuwachs an Patienten aus allen Nähten platzte. Nicht weit vom ersten wurde im zwanzigsten Bezirk das Lorenz-Böhler-Krankenhaus mit 122 Betten, versehen mit allen technischen Raffinessen, gebaut. Böhler konnte noch erleben, wie dieses Krankenhaus 1972 eröffnet wurde. 1973 starb er im 88. Lebensjahr.

Woraus bestand Böhlers Revolution? Kurz gesagt: aus seiner Systematik. Wenn man seine Bücher liest, die bislang in sieben Sprachen erschienen sind, wird einem klar, warum sein System in der ganzen Welt angewandt wird.

Ohne ein solches System wäre es gar nicht möglich, jährlich 4,7 Millionen Unfallverletzte allein in der Bundesrepublik zu behandeln. Davon sind verletzt worden (1972):

im Straßenverkehr	528242
am Arbeitsplatz	2245387
zu Hause (geschätzt)	2000000

An Toten waren zu verzeichnen:

durch Verkehrsunfall	18793
durch Arbeitsunfall	4127
durch häuslichen Unfall	11000

Erschreckende Zahlen!

Böhler setzte nicht ein medizinisches Thema in den Mittelpunkt seiner Forschungen, sondern den unfallverletzten Menschen. Er versuchte, sich in seine Situation zu versetzen. Wie und wann ist der Unfall passiert? fragte Böhler den Kranken. Was hat der Patient vor dem Unfall gemacht; in welch körperlicher und seelischer Verfassung befand er sich zum Zeitpunkt des Unfalls? Was spürt er, wann und wo treten

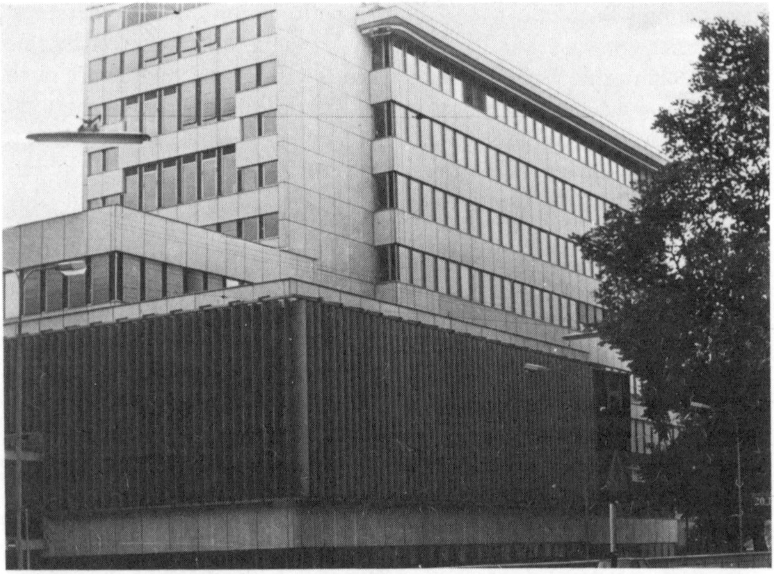

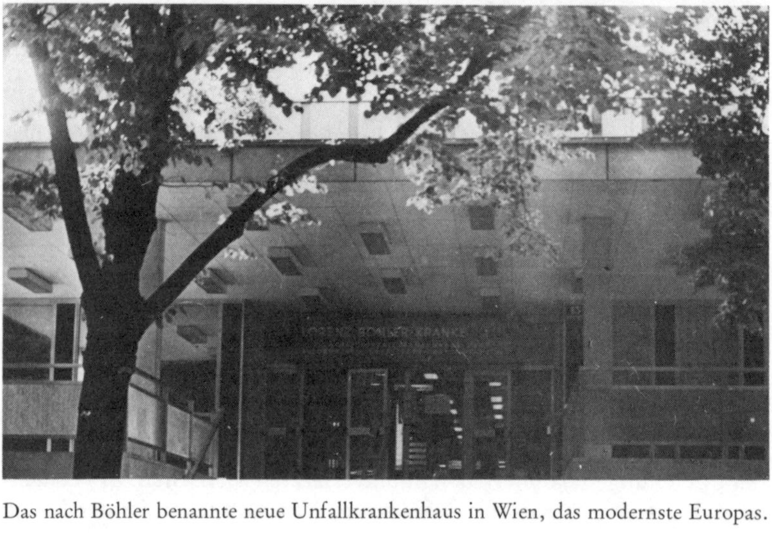

Das nach Böhler benannte neue Unfallkrankenhaus in Wien, das modernste Europas.

Schmerzen, Blutungen usw. auf? Während Böhler fragte – und er ließ alle seine Ärzte auf diese Weise vorgehen – beobachtete er äußerlich den Verletzten: seine Hautfarbe, die Pupillen, die Zunge, sein Verhalten. Dann wurde der Patient nicht nur am verletzten Teil, sondern am ganzen Körper sorgfältig abgetastet. Böhler warnte vor der Unterlassung dieser Regel. Wenn zum Beispiel jemand überfahren worden ist und *nur* das Bein gebrochen zu sein scheint, kann doch auch die Leber gerissen sein, und der Patient wird verbluten, wenn die Leberverletzung nicht rechtzeitig entdeckt wird.

Dann werden die speziellen Untersuchungen vorgenommen wie Röntgen-, Laboruntersuchungen. Wenn notwendig, werden andere Spezialisten (Augenarzt, Neurologe, Zahnarzt usw.) hinzugezogen. Nach alldem stellt der Unfallmediziner die Diagnose fest. Ist es ein Knochenbruch, eine Verrenkung, ein Bänderriß? Böhler läßt uns überlegen, was bei dem Unfall passierte. Welche Muskel, Bänder können verletzt sein: wie ist die normale Haltung des Beines, des Halses, wie schaut sie jetzt aus? Er vergleicht, führt zu der normalen Anatomie des Menschen zurück und richtet seine Behandlungsweise so aus, daß die Heilung der Verletzung, wenn möglich, die alte anatomische Lage und Funktion wiedergibt.

So geht er in jedem Falle vor: bei jedem Knochen, jedem Gelenk, mit der verletzten Harnblase, dem Mastdarm, dem Brustkorb, der Wirbelsäule. Er gruppiert, systematisiert, beschreibt genauestens, was man zu tun hat, welche Verletzungen auch immer vorliegen. Wenn es zeitlich möglich und vor dem Patienten nicht unangebracht wäre, könnte jeder Arzt Böhlers Buch aufschlagen und unmittelbar daraus entnehmen, was zu machen ist. Dieses Buch ist gleichsam die Bibel der Unfallchirurgie, in der für jeden Fall eine Lehre steht. Es hat mehrere Jahrzehnte gedauert, bis die Staaten und Versicherungsgesellschaften endlich erfaßt hatten, was Böhler schon 1917 klargeworden war: Die Wirtschaft ist von der Gesundheit der Arbeitnehmer, ja sogar von der Familie abhängig. Deswegen ist es für einen Staat oder Vesicherungsträger eine elementare Aufgabe, dafür zu sorgen, daß seinen Bürgern die modernste Behandlung zuteil wird. Je früher die Arbeitsunfähigkeit beendet ist, um so günstiger ist das für die Produktion, das Sozialprodukt eines Staates und mit ihm für den Wohlstand der einzelnen Bürger. Da bei Arbeitsunfähigkeit die Unfälle an der Spitze der Statistik stehen, ist in der Gesundheitsfürsorge nichts wichtiger, als diese nach den Richtlinien Böhlers zu bekämpfen.

Mir scheint, daß aus Böhlers Schriften eindeutig hervorgeht, daß er neben dem Arzt, wie Ehalt es sagt, „immer auch Mensch geblieben ist, der nicht nur selbst weiß, sondern auch seinen Mitarbeitern gegenüber immer wieder betont, daß ein Verletzter außer einem gebrochenen Knochen auch eine Seele hat und daß die psychologische Seite der Behandlung auch beim Handwerk der Unfallchirurgie eine ausschlaggebende Rolle spielt".

Böhler ist es gelungen, das ganze Netz der Unfallversorgung aufzubauen. Fünf Krankenhäuser, zwei Rehabilitationszentren und fünfzehn Unfallstationen hat er gegründet. Damit und mit der Anerkennung seiner Ideen hatte er sein Lebensziel erreicht, obwohl ihm eine seinem Verdienst entsprechende Auszeichnung – der Nobelpreis – nicht zuteil wurde.

MIT DEM NAGEL IN DAS KNOCHENMARK
Gerhard Küntscher

Bevor ich 1958 der Einladung der Amerikanischen Nationalakademie für Wissenschaften folgte, meine Untersuchungen in den Vereinigten Staaten fortzusetzen, entschloß ich mich, in Paris eine kleine Umschau zu halten. Ich hatte Gelegenheit, Sylvester 1957/58 mit einem Freund dort zu verbringen, der Assistent bei dem führenden und berühmten französischen Chirurgen Gosset war. Ich wollte das Angenehme mit dem Nützlichen verbinden und trat mit Raoul Palmer in Verbindung, dessen Name in der Untersuchungstechnik und Behandlung von kinderlosen Frauen ein Meilenstein ist. Ich war sehr froh, daß er mir Gelegenheit gab, seine Methoden im Hôpital Broca studieren zu können. Er nahm mich auch in andere Krankenhäuser bzw. Privatkliniken mit, wo er Operationen ausführte. Die Grundeinstellung der Franzosen zu der Operation ist eine völlig andere als die unsere. Sie stopfen den Operationssaal nicht mit Assistenten und Personal voll; auch die großen gynäkologischen Operationen werden nur von einem Operateur und einem Assistenten durchgeführt, während bei uns zwei assistieren und eine Operationsschwester sich mit den Instrumenten beschäftigt. Daher sind die französischen Instrumente auch auf Automation ausgerichtet. Während uns Skalpell, Klemmen usw. von der Schwester gereicht werden, nimmt ein französischer Operateur sie selbst von einem bereitgestellten Tischchen. Während bei uns die Schwester die Nadel fädelt – und man herumschimpft, wenn die Nadel bricht oder der Faden reißt –, hält der französische Operateur dem Assistenten einen speziellen Nadelhalter hin, der mit einer Bewegung einfädelt, und man kann dann sofort nähen. Während bei uns der Bauch vom zweiten Assistenten mit dem Spekulum offengehalten wird, hängen die Franzosen sich selbsthaltende Haken in die Operationswunde ein, womit verhindert wird, daß man dem Gutdünken, der Laune oder physischen Kraft des Assistenten ausgeliefert ist. Man könnte diese Aufzählung von Einzelheiten der vereinfachten und damit schnelleren Operationstechnik fortsetzen, aber ich möchte lediglich auf die Grundeinstellung der Franzosen für die manuellen medizinischen Fächer hinweisen. Das folgende Erlebnis war die selbstverständliche Folge dieser Mentalität.

Als sich mein Zug aus Wien, wo ich damals arbeitete, dem Pariser

Gare de l'Est näherte, glaubte ich, daß Jean Gabin auf mich warte. Schon aus der Ferne sah ich einen mittelgroßen Mann mit Baskenmütze. Im Mundwinkel hing lässig eine brennende Zigarette, die Hände hatte er in die Taschen gesteckt. Er machte nur einige Schritte, ohne den Kopf zu bewegen; doch die Augen beobachteten scharf die Umgebung. Als der Zug näher kam, entdeckte ich einen zweiten, dann einen dritten Jean Gabin. Endlich begriff ich, daß Jean Gabin nur ein Prototyp der Franzosen ist, sozusagen der Pariser Schulze. Das war keine Enttäuschung, ganz im Gegenteil – ich freute mich, daß ich von so vielen Jean Gabins umgeben war. Es war für mich vom Anfang meines Paris-Aufenthaltes an ein Fingerzeig, daß ich alles genauer beobachten mußte. Ich sprach nur einige Worte Französisch, und schon das konnte verheerende Folgen haben. Außerdem mußte ich mich auf die legere Haltung der Franzosen einstellen. Sie nahmen sich nicht die Mühe wie etwa die Italiener, mich zu verstehen. Sie warfen gebrauchte Tüten und Zigarettenstummel auf den Boden. Oder: In Frankreich braucht man Münzen zum Telephonieren, die man nur in einer Trafik bekommen kann. Briefmarken kauft man in den Bistros. Der Polizeiwagen gilt als Rettungswagen.

Man lernt all das schnell. Am zweiten Tag wußte ich schon, wie man in der Metro mit einer Karte für die zweite Klasse in der ersten Klasse fahren kann: Man kauft eine Zehnerkarte für die zweite und eine Karte für die erste Klasse – für den Fall, daß eine Kontrolle kommt. Der Schaffner im Metro-Eingang locht die Zweite-Klasse-Karte, und man steigt in die erste Klasse ein. Das Spiel geht so lange, bis ein Kontrolleur die Karte für die erste Klasse ungültig macht. Dann muß man eine neue Erste-Klasse-Karte lösen.

Mein Freund und so auch ich wohnten im Hôpital St. Antoine, in einem der ehrwürdigsten und ältesten Krankenhäuser von Paris. Nach den Universitätskliniken von Wien war mir St. Antoine mit seinen grauen Wänden, schäbigen Toiletten, vier Meter hohen Krankenzimmern mit jeweils zwanzig Betten nicht ungewohnt. Nur was in Wien weiß war, war hier hellgrün: die Wände, die Arztkittel. Die Chirurgen sahen aus wie Metzger. Sie trugen eine Metzgerschürze und einen kurzen, weißen Rock und nicht wie wir lange Kittel. Aber nicht nur äußerlich, sondern auch innerlich waren die französischen Ärzte völlig anders. Sie waren Kameraden, immer zu Witzen aufgelegt, zu Bonmots. Sie betrachteten den Vorgesetzten als Menschen, ihre Wirbelsäule wurde nicht krumm vom vielen Verbeugen vor dem Professor, bis sie selbst Professor geworden waren. Der Rang war eher nebensächlich. Raoul Palmer hatte zum Beispiel nie die Dozentenprüfung abgelegt, trotzdem betrachteten ihn alle Professoren für Gynäkologie als den führenden Mann, den sie zu ihrem Präsidenten erklärten; so etwas ist bei uns völlig undenkbar.

Ebenso ungezwungen benahmen sich die französischen Ärzte in der Privatsphäre. Im Ärztehaus, wo sie wohnten, schmückten sie die Wände des Speisesaals mit obszönen Szenen, zu denen nicht einmal ein heutiges deutsches kühnes Wochenmagazin die Phantasie aufbrächte. Während des Essens konnte es vorkommen, daß unter den Ärzten auf einmal Bananen und in Suppe getauchte Brotstücke umherflogen. Auch so etwas ist unvorstellbar im Speisesaal einer deutschen Klinik. Diese entspannte Haltung hat aber etwas für sich; Leichtsinn, Großzügigkeit, Spaß und Erfindungsgeist standen in naher Beziehung zueinander. Das wirkt sich auch auf die medizinische Tätigkeit aus.

Mein Freund, der heute ein angesehener plastischer Chirurg in Cassablanca ist, war befreundet mit dem Oberarzt von Professor Gosset. Der durfte Privatpatienten außerhalb der Klink behandeln. Dazu nahm er öfters meinen Freund mit zum Assistieren. Als ich damals in Paris Gast war, lud er auch mich ein, ihm zuzuschauen.

Auf dem Operationsprogramm stand ein doppelter Unterarmbruch, d.h. beide Knochen des Unterarmes eines achtzehnjährigen Jungen waren beim Skifahren gebrochen. Ich war erstaunt, daß der Arm nicht eingegipst war und fragte, was er denn operieren wolle. Er sagte, er wolle die Knochen nageln. Bis ich mich durch die Übersetzung meines Freundes auf die nächste Frage vorbereitet hatte, war der Junge schon narkotisiert und zur Operation vorbereitet. Ich hatte kaum gefragt, warum der denn nagele, da waren die Nägel schon in die Markhöhle der Elle und Speiche hineingeschossen worden, und die Operation war beendet. Zwar hatte ich davon gehört, daß man Knochen nageln kann, aber meist wird diese Operation im Hüftgelenk vorgenommen. Er klärte mich auf, daß diese Methode von einem deutschen Chirurgen namens Gerhard Küntscher stammt, der sie vor über fünfzehn Jahren beschrieben hat; in Frankreich hält man sie für eine geniale Lösung. Man braucht nicht den schweren Gips zu tragen, die Frakturen verheilen besser, und der Verletzte kann seine Arbeit viel früher aufnehmen als nach einer Eingipsung, nämlich mit dem Nagel im Knochen. Ich sagte dem Franzosen, ich wüßte nicht, ob sich im deutschen Sprachgebiet diese Marknagelung einer größeren Beliebtheit erfreue, da sie kaum irgendwo verwendet werde. Niemand sei offenbar Prophet im eigenen Lande, lachte der Oberarzt.

Diese Methode nagelte sich auch in mein Gehirn ein. Als ich Jahre später einer sportärztlichen Tätigkeit nachging und ein Rugby-Spieler der Frankfurter Eintracht sein Schlüsselbein brach, nagelte ich es zusammen, und der Junge konnte mit dem Nagel im Knochen seiner Tätigkeit nachgehen. Ich erinnere mich, wie erstaunt der Mannschaftsleiter war, der gewohnt war, daß seine Spieler nach einem Schlüsselbeinbruch ein Vierteljahr nicht spielen durften und einen Verband wochenlang tragen mußten, ohne die Arme zu bewegen, die Schultern nach hinten gezogen.

Von einer Million Unfallverletzten in der Bundesrepublik Deutschland erleiden rund 413000 Knochenbrüche. Eine riesige Zahl, wenn man bedenkt, daß 413000 Menschen mit Knochenverletzungen für mindestens zwei Monate arbeitsunfähig bleiben. Um diese Zahl zu veranschaulichen: Eine Fabrik mit 70000 Beschäftigten (also etwa von der Größe der Opel-Werke) müßte ihre Tore ein Jahr schließen, wenn sie es mit all diesen Verletzten zu tun hätte oder der gesamte Steinkohlenbergbau wäre für zwei Monate lahmgelegt, wenn alle Bergleute derart verletzt wären. Seitdem Knochenbrüche mit einem Gipsverband versorgt werden – der Gipsverband wurde 1852 von dem flämischen Militärarzt Antonius Mathysen (1805–78) eingeführt – ist auf diesem Gebiet Wissenschaftlern kaum noch eine Verbesserung eingefallen. Dazu kommt noch, daß nur Bein- und Armknochen gegipst werden können, während bei Schlüsselbein-, Kiefer- oder Schädelbruch eine Ruhigstellung durch den Gipsverband aus anatomischen Gründen nicht möglich ist. Endlich fand am 18. März 1940 die zweite Revolution in der Unfallchirurgie statt: dieser Tag bedeutet ein Wendepunkt in der Behandlung von Knochenbrüchen.

An diesem Tag trat ein schmaler, mittelgroßer, mittelblonder Dozent der Chirurgischen Universitätsklinik Kiel an das Rednerpult der 64. Tagung der Deutschen Gesellschaft für Chirurgie in Berlin und referierte in sächsisch gefärbtem Hochdeutsch über seine Methode mit dem Titel *Die Marknagelung von Knochenbrüchen*. Er hatte nur zehn Minuten zu sprechen; aber wer viel zu sagen hat, kann sich auch kurz fassen. Kurz und bündig war, was Gerhard Küntscher vortrug. Und in seiner ganzen Bedeutung kaum zu ermessen. Obwohl die ehrwürdigen Herren Mediziner ruhig zugehört hatten, was Küntscher vorschlug, waren es nur wenige, die ihm auch geistig und praktisch folgten.

Küntscher beschrieb eine Möglichkeit, wie er den schweren Gipsverband durch eine Marknagelung der gebrochenen Knochen ersetzen konnte. Der Vorteil dieser Methode bestand u. a. darin, daß die Patienten ihre Arbeit bald aufnehmen konnten und nicht lange Zeit untätig bleiben mußten.

Es war eine revolutionäre Tat. Ohne Gips, mit einem Nagel im Knochen herumzulaufen – merkte man überhaupt nicht, was passiert war! Wie verfiel Küntscher auf diese Idee?

Mitte der dreißiger Jahre beauftragte ihn sein damaliger Chef, Geheimrat Anschütz, Direktor der Chirurgischen Klinik in Kiel, sich mit Knochenbrüchen zu beschäftigen. Das war anscheinend keine große Aufgabe für einen Assistenten, der gewohnt war, heldenhafte Bauchoperationen vorzunehmen. Unfallchirurgie in einer großen Klinik wurde sehr stiefmütterlich behandelt. Was kann man da schon Wichtiges entdecken? Es ist der tägliche Trott: Das Eingipsen war ein seit vielen Jahrzehnten bewährtes System. Die Verletzten hatten sich an die Vorstellung gewöhnt, einige Zeit im Bett zu bleiben, dann mit Gehgips herumzuhopsen oder mit aufgepolstertem, gegipstem Arm in der Straßenbahn einen zwei- bis dreifachen Platz zu benötigen.

Küntscher fühlte sich auf ein Nebengeleise abgeschoben. Aber er dachte nach. Man soll nicht aufgeben, man soll das Beste auch aus einer scheinbar aussichtslosen Sache herausholen. Er wog ab: Der Gipsverband gewährt dem gebrochenen Knochen eine Ruhestellung. Neben diesem Vorteil waren seine Nachteile aber in der Überzahl: durch die Ruhigstellung wurden unwillkürlich auch die Gelenke, die Sehnen und die Muskeln zur Ruhe, zur Unbeweglichkeit, zur Inaktivität verurteilt. Das brachte Schäden mit sich. Zunächst wird die Blutzirkulation und dadurch die Ernährung der eingegipsten Gewebsteile gestört. Die Muskeln werden schlaff, die Scharniere (Gelenke) rosten ein. Folglich wird nach Abnahme des Gipsverbandes eine Nachbehandlung notwendig. Bewegungsübungen, Massage und Heißluft müssen für mehrere Monate eingesetzt werden, bis der Körperteil wieder seine frühere Tätigkeit aufnehmen kann – bis ein Tischler wieder sägen, eine Sekretärin wieder tippen und das Schulkind seinen Kameraden wieder einen ordentlichen Schups verpassen kann. Und das auch nur dann, wenn alles gutgeht! Nicht selten bleiben Dauerschäden zurück: Schmerzen, Bewegungsbeschränkungen. Sie können die Arbeitsfähigkeit behindern oder sogar verhindern. Die erzwungene Bettruhe bei einem Oberschenkelbruch im fortgeschrittenen Alter kann sogar zum Tode

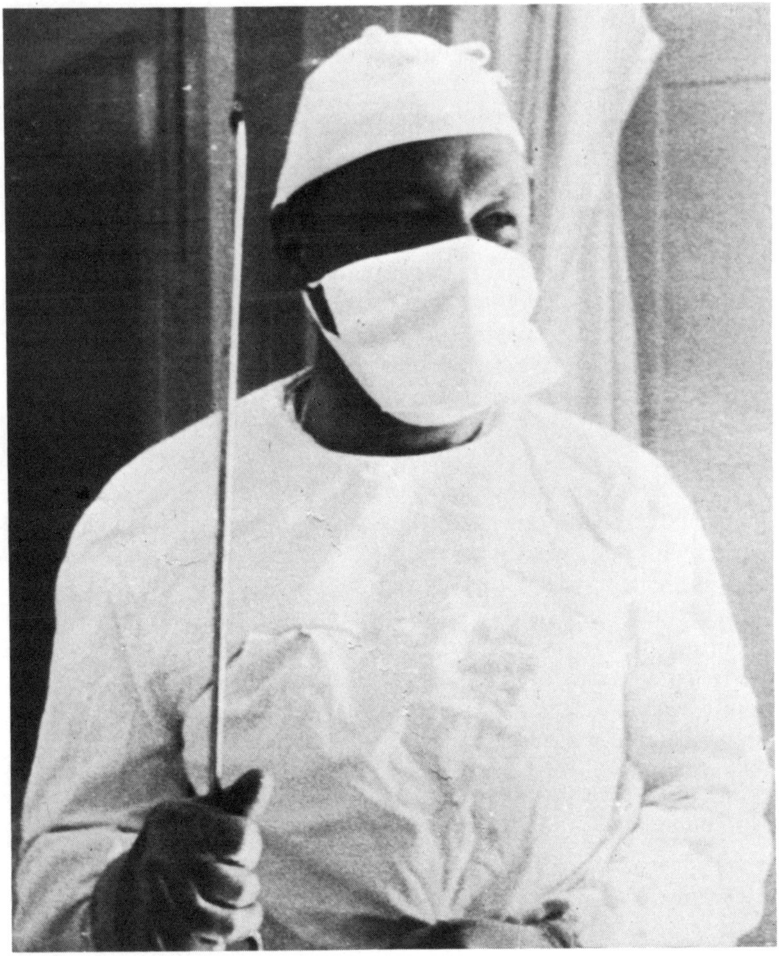

Gerhard Küntscher mit seinem Handbohrer im Operationssaal.

führen. Die Nachteile des Gipsverbandes sind also sehr beachtlich.

Küntscher war fest entschlossen, etwas zu tun, um Menschen früher aus dem Bett holen zu können, ihre vom Gips verursachte Behinderung zu beheben. Das Hauptziel hieß: den Gipsverband, den Grund des Übels, durch ein besseres Mittel zu ersetzen. Küntscher waren einige Bemühungen aus der Literatur bekannt. Als erstes dachte er an den großen Londoner Chirurgen Lister, der nicht nur die keimfreie Operation eingeführt, sondern mit einigen wichtigen Entdeckungen die Chirurgie bereichert hatte. So nähte Lister zum Beispiel schon 1877 die gebrochene Kniescheibe mit einem Draht zusammen, anstatt das Bein des Patienten nur in Gips zu legen. Neun Jahre später versuchte Hausmann, aus Aluminium und Bronze hergestellte Schienen auf die Knochen aufzuschrauben und damit die Bruchstelle zu überbrücken. Etwa in derselben Zeit gelang dem Schweizer Bircher aus Aarau, eine kleine Rebellion in der Knochenchirurgie herbeizuführen: er setzte in den Knochen einen Stift aus Elfenbein ein. Diese Bemühungen fanden jedoch wenig Interesse bei den Ärzten und wurden vergessen.

Als Küntscher diesen Verfahren nachforschte, stellte sich heraus, warum eigentlich diese Stifte und Bolzen keinen Widerhall gefunden hatten. Elfenbein und Silber waren nicht elastisch, und wenn man sie in die Markhöhle einführte, hätte es zu einer Spaltung des Knochens kommen können.

Da hatte Küntscher eine glänzende Idee: Man mußte einen Nagel herstellen, der nicht spreizt und nicht steif ist. Und er fand die Lösung, indem er einen kleeblattförmigen Nagel erdachte. Er meinte, daß ein Nagel aus rostfreiem Stahl, der nicht massiv, sondern ein aufgeschlitztes Rohr ist, genug Elastizität besitzt, dort nachzulassen, wo die Knochenmarkhöhle es benötigt. Seine Vorstellung war goldrichtig. Die ersten Versuche Ende der dreißiger Jahre bestätigten seine Theorie. Sofort setzte er mit der Genauigkeit, die ihm eigen war, alles in Bewegung, um seine Methode zu vervollständigen. Er stellte fest, daß jede Markhöhle einen anderen Durchmesser hat. Folglich benötigte er für jeden Knochen die passende Nagelgröße. Da der Innenraum des Knochens nicht gleichmäßig ist wie ein Tunnel, erfand Küntscher einen Markhöhlenbohrer, der tunnelisierte, so daß der Nagel überall gleichmäßig auflag. Durch eine kleine Hautwunde führte er den Bohrer in die Markhöhle ein, bohrte sie auf und nagelte dann die gebrochenen Fragmente zusammen. Außer dieser einige Zentimeter großen Hautwunde sieht man als Außenstehender nicht, daß der Patient einen Nagel trägt.

Die revolutionäre Ankündigung blieb zunächst ohne Widerhall, sie stieß sogar auf erheblichen Widerstand. Nicht einmal sein damaliger Klinikdirektor, Professor Albert Wilhelm Fischer, konnte Küntscher empörte Stellungnahmen ersparen. Der weltberühmte Frankfurter

Chirurg Schmieden kam von dem Kongreß nach Hause und war richtig aufgebracht, als er seinen Mitarbeitern sagte: „Stellen Sie sich vor, so einen Nagel, wie ein Daumen so dick, schlägt er da hinein! Das ist ja unerhört! Das Knochenmark geht ja kaputt! Aber das ist nicht das Schlimme", fügte er mit seiner ganzen Autorität hinzu, „schlimmer ist, daß sein Chef, mein ehemaliger Schüler, das zugelassen hat!"

Aber weder Schmieden noch andere Chirurgen konnten den Fortschritt aufhalten. Es dauerte zwar mehrere Jahrzehnte, bis sich die Chirurgen der Genialität von Küntschers Erfindung beugten. Je länger aber dieser Anerkennungsprozeß dauerte, um so verbissener, eigenwilliger wurde Küntscher. Er heiratete nicht, er lebte nur für die Knochennagelung. Er wurde als einseitig abgestempelt und erhielt nie einen Lehrstuhl. Alles, was er erreichen konnte, war eine ärztliche Direktorenstelle im Hafenkrankenhaus in Hamburg, das dann das Mekka der Unfallchirurgie wurde. Alle Welt besuchte Küntscher dort, und aus

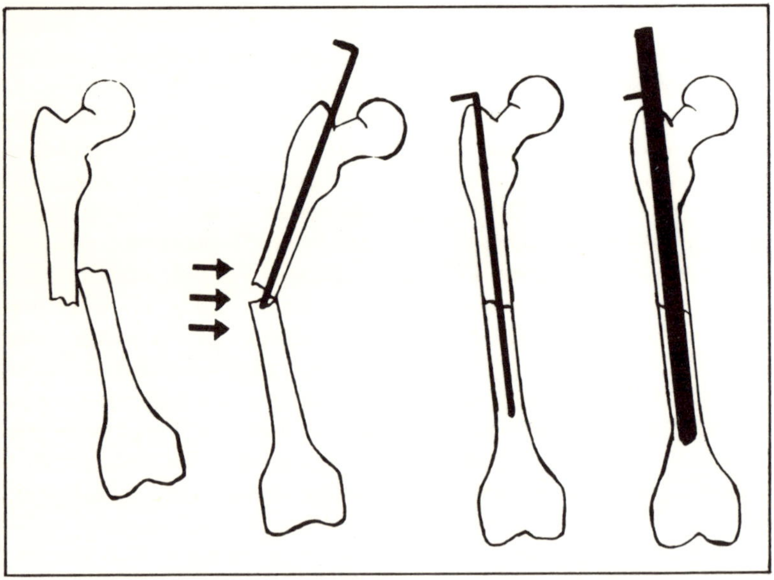

Schema der offenen Reposition eines Oberschenkelbruches:
der Winkel der aufeinandergestellten Fragmente wird durch Druck gestreckt und der Führungsspieß ins distale Bruchstück vorgeschoben, auf ihn der Nagel gesetzt.

dem Ausland wurden ihm bald Anerkennungen zuteil. In Spanien baute er später ein Nagel-Zentrum auf. Nur im eigenen Lande gilt, wie gesagt, der Prophet nichts. In Hamburg hatte er endlich ein Tätigkeitsfeld nach seinem Geschmack gefunden: er war sein eigener Herr, Direktor des Krankenhauses. Vorher war er Leiter der Chirurgischen Abteilung am Stadtkrankenhaus Schleswig-Hesterberg, wo er eine Versuchsstation von fünfzehn Hunden (was recht ungewöhnlich für ein deutsches Krankenhaus war) unterhalten hatte. Durch seine Freundschaft mit dem Inhaber der Kieler Firma Pohl konnte er die notwendigen Teile für jene Instrumente bekommen, die er nacheinander erfand, um seine Technik zu verfeinern. Er hat die Innensäge erfunden, einen Apparat, mit dem er von der Markhöhle aus den Knochen zersägen konnte. (Das ist dort notwendig, wo Knochen falsch verheilt sind.)

Die Revolution war eigentlich eine doppelte Revolution. Einmal war es verwunderlich, daß anstatt der äußerlichen Gipsschiene eine unsichtbare Schiene denselben Heilungseffekt erbrachte. Zweitens mußte das medizinische Gedankengut geändert werden: Man dachte bis dahin, daß das Knochenmark wesentlich ist für die Heilung der Bruchstücke, daß die Blutzufuhr und damit die Versorgung des Knochens nur mit Hilfe des Marks möglich ist. Der Küntscher-Nagel bewies die Unhaltbarkeit dieser Auffassung. Erst recht heilten die Brüche ohne Mark. Außerdem wuchs das Knochenmark nach, wenn der Nagel nach der Heilung entfernt wurde.

Wenn man alteingefahrene Gedanken ändern will, muß man selbst ein eigenartiger Mensch sein; Küntscher war es. Wie eigenartig, das erzählte er selbst in einer für ihn typischen Geschichte.

Er hatte zu Geld keine Beziehung. Das Geld, das er in Zehn- und Zwanzig-Mark-Scheinen einnahm, warf er in einen Schubkasten und wartete, bis der Schubkasten voll war. Eines Tages wollte er ein Auto kaufen. Da sagte er zu der Sekretärin: „Zählen Sie mal, was da jetzt drin ist", und wies auf den Schubkasten. Es waren um die 20000 Mark. Daraufhin packte er das Geld in einen Aktenkoffer und fuhr damit in die Stadt. In einem Schaufenster erblickte er einen wundervollen weißen Mercedes mit rotem Polster. Er ging hinein und fragte, ob er den Wagen kaufen und gleich mitnehmen könne. Seine Frage wurde bejaht. Da öffnete er den Koffer und sagte: „Zählen Sie mal, das muß ungefähr stimmen." Die Verkäufer fingen an zu zählen; das aber dauerte Küntscher zu lange, und so sagte er, daß er fort müsse. Inzwischen wa-

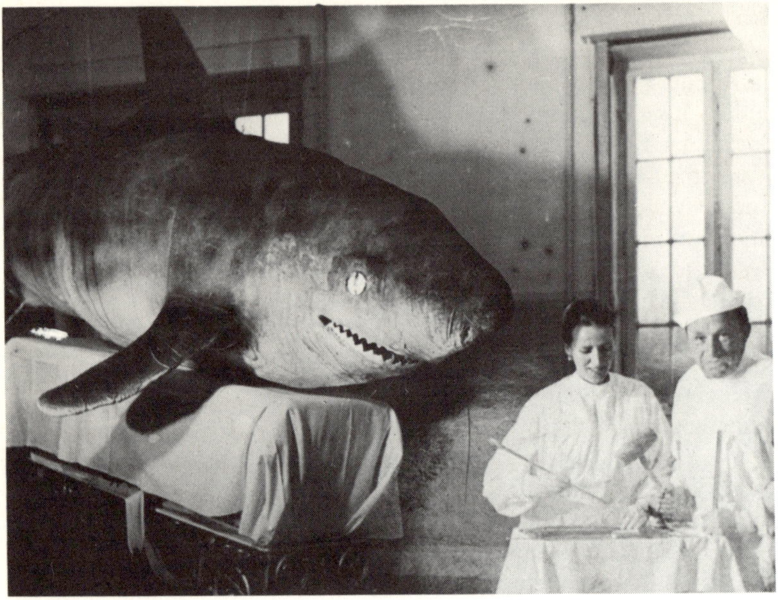

Auch ein Fisch wird genagelt!

ren noch mehr Leute in den Laden gekommen und plötzlich stand recht und links von ihm je ein Mann: ,,Kriminalpolizei, Ihren Ausweis bitte!" Die Beamten schauten sich den Ausweis und Küntscher mehrmals an. Dann fragten sie: ,,Sie sind das wirklich?" ,,Ja, ich bin Professor Küntscher." ,,Oh, entschuldigen Sie vielmals", stammelten sie und gaben ihm den Ausweis zurück. Auch der Verkäufer entschuldigte sich, während der Professor zu dem Geldbündel ging, alles wieder einsteckte und die Leute, die ihm, den Unbekannten, nicht trauten, stehenließ. Auf die gleiche Weise kaufte er aber im nächsten Laden einen Jaguar. Mit diesem Wagen stand er eines Tages vor dem Hotel ,,Vier Jahreszeiten", als Professor Junghanns gerade herauskam und den Wagen bewunderte. ,,Donnerwetter, was haben Sie da für einen schikken Sportwagen!" ,,Ja, ich will Ihnen was sagen", antwortete Küntscher: ,,Ein solch rassiger Sportwagen ist das erotische Äquivalent für einen Junggesellen."

Ein Junggeselle wird vielleicht immer als Sonderling gelten. Aber ledig zu bleiben heißt nicht unbedingt, daß jemand ein Frauenfeind ist.

Es heißt beispielsweise, daß einer sein ganzes Leben ungehindert der Wissenschaft opfern will. Eine Familie könnte dabei stören und lästig sein. Selbstverständlich nimmt ein Junggeselle andere Eigenschaften an. Er kann nicht die täglichen Sorgen bei der Familie abreagieren. Er zieht sich zurück, kapselt sich ab. Er reagiert auch empfindlicher als Verheiratete. Damit kann man bei Küntscher vielleicht erklären, daß er sich von niemandem etwas gefallen ließ. Er schlug zurück. Auch als Assistent hat er sich vieles von den Vorgesetzten nicht gefallen lassen. Er vertrat seine Meinung bis zur letzten Konsequenz. Dadurch wirkte er unbeweglich. Das brachte ihm Feinde ein. Aber es kümmerte ihn wenig. Er suchte Freundschaften nicht, um Vorteile durch sie zu haben. Ein Bad im Meer hat er wissenschaftlichen Sitzungen vorgezogen, wo die Kollegen nur ein ,,Gesichtsbad" nehmen. Er war eigentlich gesellig und verachtete den Wein nicht. Männerfeste, die er mit Kollegen feierte, brachten ihm Konflikte mit der Oberin ein. Aber sein Standpunkt war, daß ein Krankenhaus vom Arzt und nicht, wie damals in Deutschland oft üblich, von der Oberin dirigiert wird.

Er verbarg seine Meinung vor niemandem und vor nichts. Aber in ihn hineinzuschauen: das konnten nur wenige. Einmal fragte man ihn im Flensburger St.-Franziskus-Krankenhaus, wo er nach seiner Emeritierung in Hamburg (1965) als Gastarzt tätig war, ob er an Gott glaube. ,,Ja", war die Antwort; ,,nur: ich kann ihn nicht klinisch fassen."

Vielleicht gaben all die menschlichen Qualitäten Küntschers den Ausschlag, warum er im eigenen Land nicht als Prophet galt. Vielleicht lag es daran, daß man vergaß, ihn für den Nobelpreis vorzuschlagen. Seit drei Jahrzehnten werden Abertausende von Knochenbrüchen genagelt, d.h. Knochennagelungen nach Küntscher, durchgeführt. Die Patienten können sich freuen, daß sie dann herumlaufen und arbeiten können und nicht zu Dauerkranken verurteilt werden. Wissen diese Patienten, wem sie das zu danken haben?

Die Marknagelung ist eine Wissenschaft geworden, wie Gerhard Küntscher es forderte, ein Fach innerhalb der Chirurgie, ein wichtiges Gebiet in der Unfallchirurgie. Ohne sie würden die Tage der Arbeitsunfähigkeit der Erwerbstätigen im Anschluß an erlittene Brüche in die mehrfache Höhe steigen und die Wirtschaft erheblich beeinträchtigen. Auch in diesem Sinne meinte ein bekannter amerikanischer Chirurg 1972, als Küntscher starb, seine Feststellung: ,,Ein Riese der Chirurgie ist fort."

Ich habe den Worten von Küntschers ehemaligem Oberarzt, Siegfried Fischer (Bevensen), nichts hinzuzufügen: „Küntschers Lebenswerk nicht nur zu erhalten, sondern weiterzugeben und zu verbreiten, ist unsere Verpflichtung.“

9. DIE ÄRZTE-TECHNIKER

Um die Jahrhundertwende begnügte sich ein Geburtshelfer im Entbindungssaal mit einer Zange, um dem gefährdeten Kind in die Welt zu helfen, und mit einem Holzhörer, um die Herztöne des Kindes im Mutterleib zu kontrollieren. Heute verfügen dieselben Kreißsäle über eine Reihe von automatisierten Instrumenten und Maschinen. Das Fruchtwasser beispielweise wird mit Hilfe eines Amnioskops betrachtet, ob es nicht dunkel verfärbt ist, was auf die Gefährdung des noch nicht geborenen Kindes hinweisen würde. Ist das der Fall, setzt man weitere technische Mittel ein: Das Fruchtwasser wird punktiert, von dem Kind wird etwas Blut gewonnen und chemisch analysiert. Während die Chemiker ihre Untersuchungen anstellen, wird ein EKG-Apparat durch den Mutterleib die Herztöne des Kindes kontrollieren, auf einem Band registrieren und mit Hilfe von Lautsprechern übertragen. Die Intensität der Geburtswehen wird mit einem anderen Instrument aufgezeichnet und durch eine Infusion, die in der Armvene der Schwangeren befestigt ist, reguliert.

Aber nicht nur der Entbindungssaal, der Operationssaal, das Laboratorium, die internistische Station machten eine technische Revolution durch.

Das Laboratorium von heute ähnelt der Alchimisten-Werkstatt eines Doktor Faust, die Intensiv-Station, wo akute Herzfälle und Patienten nach der Operation liegen, mit ihren automatischen Apparaten und Computern fast einer Weltraum-Station. Der Kittel des Arztes wird aus diesen Räumen verbannt, die technisch geschulte Hilfskraft sitzt vor den Kontrollgeräten, hört sie ab, beobachtet sie. Bei Unregelmäßigkeiten wird auf den Knopf gedrückt, der Arzt erscheint, verordnet ein Medikament. Heute noch; vielleicht wird er bald nicht mehr gebraucht, weil die Apparate automatisch die Regulierungsmittel bestimmen und dosieren werden.

Die Grundzelle der Gesundheit, das Badezimmer, machte ebenfalls eine gewisse Revolution durch. Wenn früher Seife und Wasser für die Körperpflege genügten, so sind heute schon viele Badezimmer kleine Wunder der Technik. Man verletzt sich nicht mehr mit der Rasierklinge; ein elektrischer Rasierapparat steht zur Verfügung. Gegen Karies wird die elektrische Zahnbürste verwendet. Der Duscharm ist gleichzeitig auch ein Massagegerät. Wenn das nicht genügt: Ein „Schüttelbad" bewegt und entspannt den ganzen Körper.

Aber warum soll sich gerade in der Medizin eine solche Entwicklung nicht vollziehen, wenn auf allen anderen Gebieten der Mensch durch Maschinen abgelöst wirt? Soll die Medizin vielleicht rückständig bleiben, nur um Traditionen zu bewahren? Zweifellos wird von den Ärzten erwartet, daß sie moderne Mittel, moderne Untersuchungsmethoden verwenden, entwickeln und gebrauchen. Inwieweit man aber die technischen Mittel einsetzt, das bleibt weiterhin dem Arzt überlassen. Wie kein Computer ohne menschliche Vorprogrammierung und Hilfe seine Daten ausspucken kann, so bleibt auch der Arzt weiterhin eine Notwendigkeit. Der Arzt kann durch kein Instrument, Kontrollgerät oder Reagenzglas ersetzt werden; sein Auge, sein Einfühlungsvermögen in die Lage des Patienten und sein sechster Sinn, die Intuition, unwillkürlich etwas zu „spüren", in welcher Richtung er die Krankheit suchen und womit er sie behandeln soll, werden wohl niemals ersetzt werden können.

Die Technik hilft dem Arzt, schneller auf die Spur der Diagnose zu kommen, bessere Mittel in der Behandlung anzuwenden, mehr Krankheiten und diese früher zu entdecken als vor hundert Jahren. Die Technisierung begann zwar schon früher, aber die Entdeckung der Elektrizität, des Telephons und des Motors gaben der Entwicklung der medizinischen Technik gewaltige Anstöße.

Danach ist es klar, daß das Krankenhaus von heute nicht ohne technisch geschultes Personal existieren kann. Größere Krankenanstalten haben schon heute ihre Ingenieure, die etwas von Medizin verstehen. Längst haben die Chemiker angefangen, die Ärzte aus dem Laboratorium zu verdrängen (oder der Arzt muß auch Chemiker sein); und so werden auch die Techniker in jedem Krankenhaus größeres Gewicht bekommen (oder der Arzt muß sich auch mit der Technik vertraut machen). Früher wurden uns die medizinischen Geräte in den ersten Semestern des Physik-Unterrichts einigermaßen bekanntgemacht. Das reicht heute nicht mehr aus. Computer, Röntgen-Apparate mit Fernsehverbindung, Eiserne Lunge – um nur einige zu erwähnen – verlangen nach dem Arzt-Techniker. Dieses Fach wird mit Sicherheit bald notwendig sein, besonders auch deswegen, weil immer weniger technische Kräfte dem Arzt im Krankenhaus zur Verfügung stehen, die seine Geräte reparieren wenn sie ausfallen. Und ein Ausfall kann eine Katastrophe bedeuten. Technisch geschulte Ärzte geben den Geräten erste

Hilfe. Sie werden genötigt, außer mit Skalpell und Klemme auch mit Schraubenzieher und französischer Zange umzugehen. Die Ärzte selbst haben das Fach geschaffen; sie haben Erfindungen gemacht und sie verbessert, vervollständigt.

Die Literatur kennt eine Reihe von begabten „Ärzten": Schiller, Cronin, Maugham usw. Der Arzt Julius Robert Mayer entdeckte das physikalische Gesetz der Energieerhaltung, der Physiologe Willem Einthoven den Elektrokardiographen (EKG), d.h. auch im technischen Bereich zeichneten sich Ärzte aus. In diesen Kapiteln wird von Ärzten die Rede sein, die ihr technisches Können in den Dienst der Menschheit gestellt haben.

DER GENIALE BASTLER
Richard Thoma

Als ich in New York arbeitete, beschäftigte ich mich mit der Beweglichkeit der Samenfäden. Mir war aufgefallen, daß wir darüber nur sehr wenig wußten. Wenn ich nachdachte, häuften sich die Fragen: Wie schnell können die Samenfäden eigentlich das Ei erreichen? Wann befruchten sie das Ei? Wie lange leben sie? All diese Fragen konnten beantwortet werden, wenn wir einmal wußten, wie schnell sich die Samenfäden überhaupt bewegen. Wir wissen, wie lange eine Fahrt von Rotterdam nach New York dauert oder mit welcher Geschwindigkeit unser Auto fährt. Man muß nur die Entfernung kennen, die Stoppuhr drücken, und schon hat man das Ergebnis. Ebenso mißt man mittels Stoppuhr, wie schnell ein Athlet die hundert Meter bewältigt. Also mußte es auch eine Möglichkeit geben, die Geschwindigkeit der Fortbewegung der Samenfäden zu messen.

Ich kam auf den Gedanken, daß man die Zahl der Samenfäden mittels einer Zählkammer berechnen könnte. Diese hat Einteilungen, ähnlich einer Aschenbahn. Von diesem Gedanken bis zur Verwirklichung einer Geschwindigkeitsmessung war es nur ein Schritt. Ich nahm die Stoppuhr und fing an zu beobachten, wie sich die Samenfäden zwischen den einzelnen „Bahnen" bewegten. Ich sah, wie sie bei einer Linie starteten und wie sie die „Ziellinie" erreichten. Die Länge der Bahnen war bekannt, also war es einfach, die Geschwindigkeit der Spermien auszurechnen. Heute wird diese einfache Methode auf der ganzen Welt angewandt; es ist die einzige, die über die Kräfte der Samenfäden Auskunft gibt. Ich hätte sie nicht entwickeln können, wenn Richard Thoma (1847–1923) nicht 1881 die Zählkammer erfunden hätte.

Aber zunächst: Wer war Richard Thoma? Mit 37 Jahren wurde er Professor für pathologische Anatomie an der Universität in Dorpat (1884), Estlands zweitgrößter Stadt (estländisch Tartu genannt). Estland gehörte damals (wie heute wieder) zu Rußland, und die Russen strebten danach, das ganze Baltikum in ihr Reich einzubeziehen. Das gefiel dem jungen Wissenschaftler nicht. Auch fürchtete Thoma, daß seine Söhne zum russischen Militärdienst eingezogen würden. Deshalb quittierte der lebenslustige Pfälzer lieber seine hohe Stellung, als sich der zaristischen Verwaltung zu unterwerfen. Die Universität war eine freie Körperschaft, die Russen aber wollten sie in eine Staatsbehörde umwandeln. Obwohl Thoma sich in Dorpat wohlfühlte und auch Russisch sprach, ließ er sich diesen Schritt nicht gefallen. Er beugte vor und ging nach Magdeburg. Hier arbeitete er in nicht bezahlter Stellung als Pathologe in den Städtischen Krankenanstalten. Merkwürdig und unverständlich bleibt, daß ihm, der schon damals als hervorragender Wissenschaftler galt, nie ein Lehrstuhl in Deutschland angeboten wurde. Diese Tatsache wurde von dem Pathologen der Charité, Lubarsch, zutiefst bedauert, allerdings erst in seinem Nekrolog über Thoma. Der patriotisch denkende Thoma hatte um 1900 einen Ruf nach New York ausgeschlagen. In Magdeburg konnte er seine fruchtbare wissenschaftliche Tätigkeit fortsetzen. Er arbeitete sehr fleißig und glücklicherweise ohne finanzielle Sorgen. 1906 übersiedelte er mit seiner Familie nach Heidelberg, wo seine Laufbahn begonnen hatte und wo er 1923 starb.

Sein erstes großes Verdienst war, wie gesagt, seine Zählkammer für die Berechnung der roten und weißen Blutkörperchen (Erythrozyten bzw. Leukozyten). Diese Erfindung war äußerst notwendig, da die

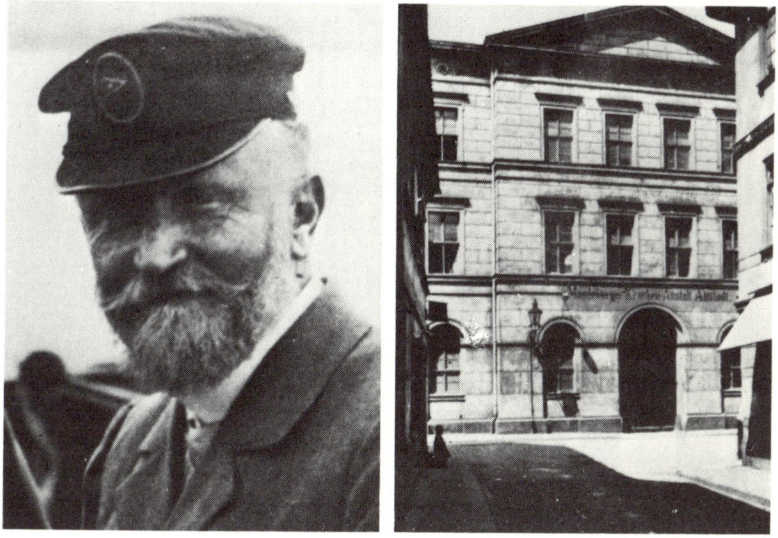

Links: Richard Thoma aus seiner Magdeburger Zeit; rechts: Haupteingang des Magdeburger Krankenhauses, wo er von 1894 bis 1906 arbeitete.

Ärzte eine Reihe von Erkrankungen (wie zum Beispiel die Blutarmut, die Entzündungen im menschlichen Körper) nicht exakt diagnostizieren und sie dadurch nicht in den Griff bekommen konnten. Heute weiß fast jeder Mensch, wie man Blut aus der Vene oder Fingerspitze entnimmt, und er kennt auch die kleinen Glasröhrchen mit dem dicken Bauch, die Pipetten, in die das Blut aufgesaugt wird.

Vor hundert Jahren war die Auszählung der Blutkörperchen noch eine gewagte, schwierige und ungenaue Methode. Thoma wußte das, er kannte die Schwierigkeiten, die technischen Unzulänglichkeiten. Als Pathologe war er sich über die Notwendigkeit im klaren, und er nahm sich vor, eine Lösung zu finden. Es hat ihn viele schlaflose Nächte gekostet, bis er sie fand.

Als erster hatte ein Tübinger Professor, Karl Vierodt, es 1852 ermöglicht, Blutzellen unter dem Mikroskop zu zählen. Dann bemühten sich der Holländer Cramer, der Engländer Govers, der Franzose Hayem (um nur einige Forscher zu nennen) darum, eine technische Lösung zu finden. Aber vergebens. Nur Hayem ist es wenigstens gelungen, die Flüssigkeit zu finden, mit der wir auch heute noch das Blut verdünnen, um die roten Blutkörperchen auszählen zu können.

Die Schwierigkeit der Auszählung lag darin, daß man überhaupt nicht wußte, wie viele Blutzellen im Blut vorhanden sind. Den Ärzten fehlten die mathematisch-physikalischen Kenntnisse, solche Berechnungen vornehmen zu können. Ihr Fehler war es, daß sie zuerst die Zahl der Blutzellen wissen wollten und dann aufgrund dieser Zahl die Methode zu ihrer Berechnung suchten. Thoma ging den umgekehrten, den richtigen Weg.

Er entwickelte zwei Glasröhrchen, ähnlich einer Kalebasse, aber viel kleiner, deren Inhalt er angab. In diesen Pipetten, die wir auch heute verwenden, wird das Blut aufgesaugt. Dann erfand er eine Zählkammer, in der man die präzise Auszählung der Zellen vornehmen konnte.

Schritt für Schritt bastelte er seine Zählkammer in einer Glaserwerkstatt. Er nahm ein 25 mal 75 Millimeter großes, dickes Glas. In der Mitte ätzte er zwei Gräben ein und schliff den Raum zwischen den beiden Gräben 0,1 Millimeter tief. Dann kratzte er ein Quadrat von einem Quadratmillimeter Glasfläche (also ein Quadrat, dessen Seiten je einen Millimeter lang waren). Thoma unterteilte dieses in 25 Quadrate und diese wiederum in 400 noch kleinere. Damit hatte er einen Raum geschaffen, dessen Tiefe, Breite und Länge bekannt waren. Die Unterteilungen machten es möglich, die Auszählung besser und genauer vor-

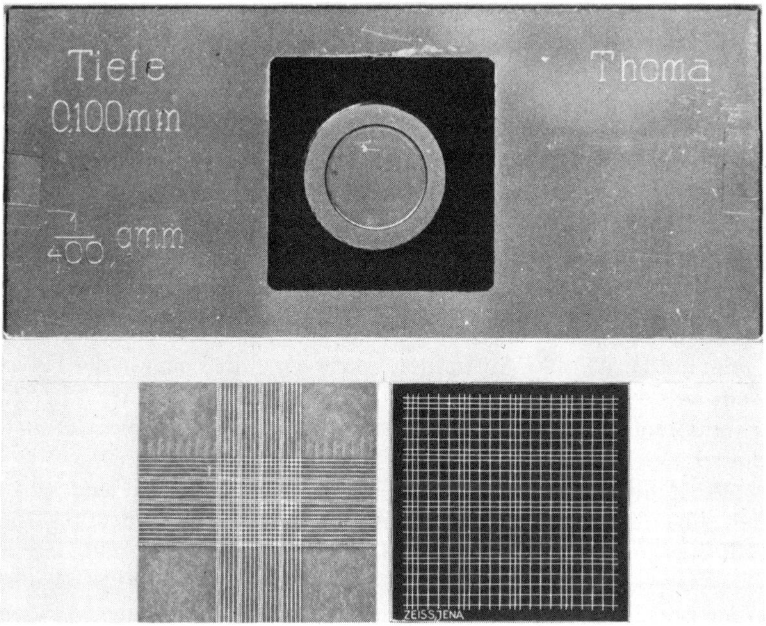

Alte Thoma-Zählkammer (oben) mit Netzeinteilung nach Thoma (links) und aus neuerer Zeit (rechts).

nehmen zu können. Nun bedeckte er den winzigen Raum mit einem dünnen Deckgläschen und schickte aus der Pipette einen Tropfen Blut darunter. Er beschrieb die Formel, mit der man die Zahl der Blutzellen ermitteln kann. Später erkannte er, daß man die Leukozyten besser im mittleren und die Erythrozyten in den kleinsten Quadraten auszählen kann.

Nachdem Thoma diese wichtige Erfindung gemacht hatte und die ersten genauen Angaben über die Zahl der Blutzellen vorlagen, hat man auch verstanden, weshalb es so schwierig war, eine solche Methode zu entwickeln. Man muß bedenken, daß sich in einem Kubikmillimeter Blut etwa fünf Millionen rote Blutkörperchen befinden. Obwohl sie so klein sind, daß man wenigstens fünfhundert Zellen nebeneinander stellen muß, um sie mit bloßem Auge überhaupt sehen zu können, findet man im menschlichen Körper fünf Billionen! Wenn man diese Zellen nebeneinander auf eine Oberfläche legte, würden sie mehr als die Hälfte eines Fußballplatzes bedecken. Der Berliner Physiologe Du Bois-Reymold sagte einmal: „Wenn die Erythrozyten des Menschen die Größe eines Markstückes hätten, so müßte der dazu gehörige Mensch den Chimborasso* mit dem Scheitel küssen können."

Die Zählkammer gehörte bald zur Grundeinrichtung jedes Arztes. Die Optischen Werke der Firma Zeiss haben die kommerzielle Bedeutung der Thomaschen Erfindung sofort erkannt; sie produzierten die Zählkammer bereits seit 1882. Zeiss verkaufte Millionen von ihnen und verdiente viel daran – Thoma sozusagen nichts. Er war der Meinung, daß medizinische Erfindungen der Öffentlichkeit zur Verfügung gestellt werden sollten, unabhängig vom materiellen Vorteil des Arztes. Diese hochanständige Auffassung führte dazu, daß man in der Firma Zeiss in Oberkochen heute nicht einmal mehr den Namen Richard Thoma kennt . . . Unsere Pflicht aber ist es, dafür zu sorgen, daß man diesen Namen in Erinnerung behält.

Alle Zählkammern, die seit Thoma hergestellt wurden, sind lediglich Abänderungen der Thomaschen Idee. Welche Bedeutung die Zählkammer hat, geht aus der Tatsache hervor, daß alle praktizierenden Ärzte auf der Welt wenigstens je ein Exemplar von ihr brauchen. In Zahlen ausgedrückt heißt das weltweit rund 1,6 Millionen, von den Laboratorien ganz zu schweigen.

Die physikalisch-mathematische Begabung in Richard Thoma führte zu weiteren Entdeckungen, die ohne diese Eigenschaft kaum möglich gewesen wären. In den letzten dreißig Jahren seines Lebens und Wirkens begründete Richard Thoma die Lehre der H ä m o d y n a m i k, die Lehre von den physikalischen Grundlagen der Blutströmung.

Bereits 1628 hatte der Engländer William Harvey seine Beobachtung veröffentlicht, daß Herz und Puls synchron schlagen. Das bedeutete die Erkenntnis eines ständigen Kreislaufs des Blutes, dessen Anfang und Ende das Herz ist. Bis zu Thoma hin wurde dann auf dem Gebiet der Kreislaufforschung keine wesentliche Entdeckung mehr gemacht. Thoma wußte, daß da, wo Strömung, Widerstand, Geschwindigkeit, also physikalische Begriffe eine Rolle spielen, die Ärzte völlig im dunkeln tappten. Er aber besaß jene physikalisch-mathematische Begabung, die für die Lösung der Kreislaufprobleme Voraussetzung war, sowie die Phantasie, um Neues zu entdecken.

*Ein Berg (erloschener Vulkan) in Ecuador, 6310 Meter hoch.

Er beobachtete zunächst Frösche, dann Warmblüter (Katzen, Hunde). Er wollte wissen, wieviel Blut in den Adern strömt, wie schnell das Blut von einem Organ zum anderen fließt, wie groß der Druck ist, wenn das Blut zum Beispiel in den Nieren ankommt, und wie groß, wenn es die Nieren verläßt. Heute wäre es einfach, an einer bestimmten Stelle radiumhaltige Stoffe in den Kreislauf zu spritzen und den Verlauf am Röntgenschirm zu verfolgen. Zu Thomas Zeiten konnte man nur Farbstoff, hauptsächlich Tusche, in die Blutbahn bringen und beobachten, wie schnell die Tuschekörper von einem Punkt zum anderen wanderten. In zahllosen Arbeitsstunden unternahm er Tierversuche und stellte anhand der Ergebnisse mathematische Formeln zur Berechnung der Blutströmung auf. Außerdem maß er noch den Durchmesser, die Lichtung Tausender von größeren und kleineren Gefäßen, und er berechnete den Druck des Blutes, das Druckgefälle.

Mit den Augen eines Arztes, aber wie ein Physiker denkend, stand Thoma bei Leichen, untersuchte er Tiere. Das Ergebnis seiner Berechnungen war die Feststellung, daß das Blut mit Flüssigkeiten, wie Kochsalzlösung, aufgeschwemmt werden konnte. Er ersetzte das Blut einer Katze mit dieser Lösung. Das Tier lebte eine Zeitlang weiter. Diese Beobachtung begründete die heutige Infusionstherapie. Nach Magenoperationen, Gebärmutterentfernungen, Transplantationen ist die Infusion unentbehrlich.

Als zweites Ergebnis der Forschungen stellte Thoma fest, daß die Gefäßweite von der Strömungsgeschwindigkeit abhängig ist. Wenn man einen dünnen Schlauch an die Wasserleitung anschließt und Wasser durchlaufen läßt, wird sich ein Teil des Schlauches erweitern. Wie weit – das hängt von der durchströmenden Menge der Flüssigkeit ab. Öffnet man die Wasserleitung nur wenig, dehnt sich der Schlauch nicht aus, dreht man sie stark auf, wird der Schlauch entsprechend weiter. So ist es auch beim Kreislauf. Wenn die Pumpe, das Herz, schnell viel Blut in die Blutbahnen befördert, führt das zur Gefäßerweiterung. Wenn der Zustand lange anhält, so verlieren die Gefäßwände ihre Elastizität und bleiben erweitert. Das führt einerseits zur Verlangsamung des Kreislaufs; andererseits versuchen die Wände der größeren Aufgabe gerecht zu werden, der Strömung zu widerstehen, indem sie ihre Wände verstärken. Diese Verstärkung der Gefäßwände zieht eine Verengung und Versteifung nach sich. So verursacht hoher Blutdruck indirekt eine Gefäßverkalkung (Arteriosklerose). Thomas Berechnungen und Thesen zur Entstehung dieser häufigen Erkrankung sind grundlegend noch heute gültig. In diesem Zusammenhang darf die Konsequenz dieser Forschungsergebnisse nicht unerwähnt bleiben.

Der Leipziger Pathologe Julius Cohnheim (1839–1884) beschäftigte sich ebenfalls intensiv mit dem Kreislauf. Er behauptete, daß im Herzen die Kranzadern keine Verbindung, keinen Abfluß haben. Wie sich dann herausstellte, injizierte er ein gipsähnliches Material in die Gefäße, das diese bald verstopft hat, da das Material ungeeignet war, in engere Gefäße vorzudringen. Thoma nahm die viel kleinkörnigere und lösbare Tusche und spritzte diese in die Gefäße. Die Tusche floß weiter, und er konnte die Herzkranzgefäße darstellen. Diese technische Raffinesse hatte Folgen für seine späteren Entdeckungen. Was heute gültig ist und was später die Strophantin-Behandlung ermöglichte, war seinen Forschungen zu verdanken. Ihm ist es gelungen nachzuweisen, daß die arteriosklerotischen Gefäßveränderungen keinen Herzinfarkt hervorrufen.

Mit diesen Forschungsergebnissen hat Thoma die Grundsteine für ein heute verbreitetes Fach, die Angiologie, d.h. die Lehre von den Blutgefäßen und deren Krankheiten, gelegt. Wer von den Nobelpreisträgern zu seiner Zeit hat eine ähnlich wichtige Wissenschaft wie die Angiologie gegründet und dazu die wichtigsten Impulse gegeben? Wer von jenen Nobelpreisträgern hat die praktische Medizin mit so grundlegenden Hilfsmitteln wie der Zählkammer und der dazu gehörenden Pipette bereichert? Ich weiß niemanden.

Und zu diesen beiden grundlegenden Großtaten kam noch eine dritte Leistung.

Im Jahre 1866 hatte der schottische Physiker James Clark Maxwell (1831–1879) eine kinematische Konstruktionslehre entwickelt, d.h. die physikalisch gesetzlichen Grundlagen dargelegt, wie man bewegliche Apparate konstruieren soll. Diese theoretische Arbeit war Thoma bekannt. Er war in der Lage, Maxwells Erkenntnisse für die medizinische Wissenschaft praktisch auszuwerten. Er hatte als Pathologe täglich mit Geweben zu tun gehabt, die er unter dem Mikroskop untersuchen mußte. Die Ergebnisse der histologischen Untersuchungen ließen Wünsche offen, da die Gewebsteile dick und deswegen für das Licht des Mikroskops schwer durchlässig waren. Dieses Übel war nur zu beseitigen, wenn man papierdünne Teile des zu untersuchenden Gewebes auf ein Glas auftragen konnte. Wie aber sollte man so dünne Schichten gewinnen? Eine weitere Schwierigkeit war, daß das aus dem Körper entnommene Material vielleicht nur die Größe einer Linse hatte, die man kaum zwischen den Fingern halten konnte. Diesem Problem half Thoma ab. Er hatte eine Objektklemme gebastelt, in der das Gewebe jeglicher Größe festgeklemmt werden konnte. Dann entwikkelte er ein Einbettungsverfahren: Das zu untersuchende Gewebe wurde in ein wachsähnliches Material gepreßt, das an einer Schiene festgemacht wurde und dann nur noch entsprechend dünn geschnitten werden mußte. Thoma gelang es dank seiner technischen Geschicklichkeit, dafür einen Apparat zu entwickeln, bei dem man mit Hilfe von Schrauben die Breite des zu schneidenden Gewebes einstellen konnte und sogar noch die Möglichkeit hatte, das an der Schiene befestigte Objekt zu bewegen. Es wurde vor einem Messer gedreht, das je nach Wunsch verschieden dünne Schichten von dem Material abschnitt. Dieser Apparat, Schlitten-Mikrotom genannt, entspricht in groben Zügen etwa einem Schinken-Schneidegerät. Der Schinken wird eingepreßt, man schneidet eine Scheibe von ihm ab, die Federn drücken den Schinken erneut zum Messer, und der nächste Schnitt

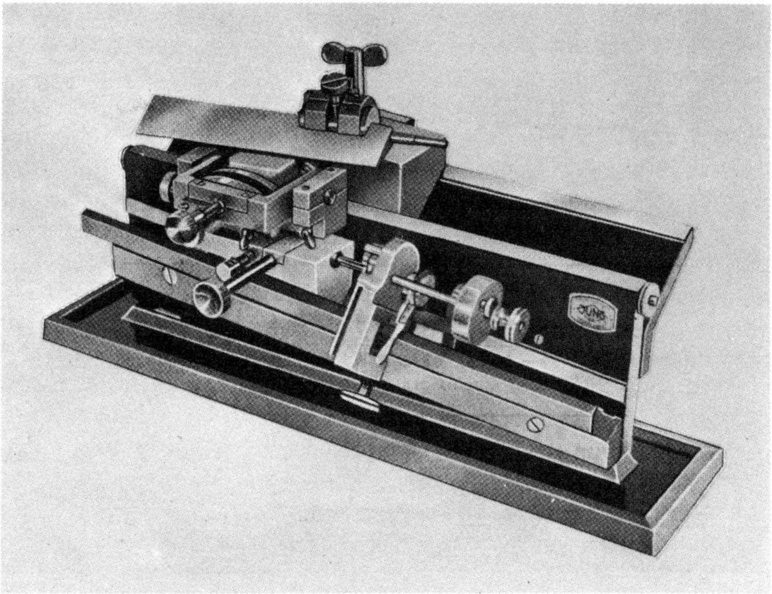

Werbebild für das Schlitten-Mikroton nach Thoma.

wird durchgeführt. Thoma sorgte mit seinem Gerät für so gleichmäßige Schnitte, wie sie für die Aufarbeitung des Gewebes notwendig waren.

Das Schlitten-Mikrotom wird gebaut, seit es Thoma 1878 als Assistent in Heidelberg entwickelt hat. Aber er ergänzte und verbesserte es bis in die zwanziger Jahre mit ständig neuen Ideen. Immer neue Zubehörteile konstruierte er. Das Mikrotom wird heute nicht nur in der Medizin verwendet, sondern in vielen wissenschaftlichen Bereichen, insbesondere in der Botanik, Zoologie, Technologie, wo man dünnste Teilchen eines Materials unter dem Mikroskop untersuchen muß.

Der „geniale Bastler" war ein Vorkämpfer der Automationstechnik in der Medizin. Er veröffentlichte 1897 eine kurze Mitteilung, die damals kaum Beachtung fand. Was er sagte, war so der Zeit voraus, daß es damals nur gegenwartsfremd wirken konnte. Er beschrieb ein mit Wasserkraft betriebenes Rad, an dem kleine Glasbehälter hingen – wie die Gondeln am Riesenrad im Prater. In den Glasbe-

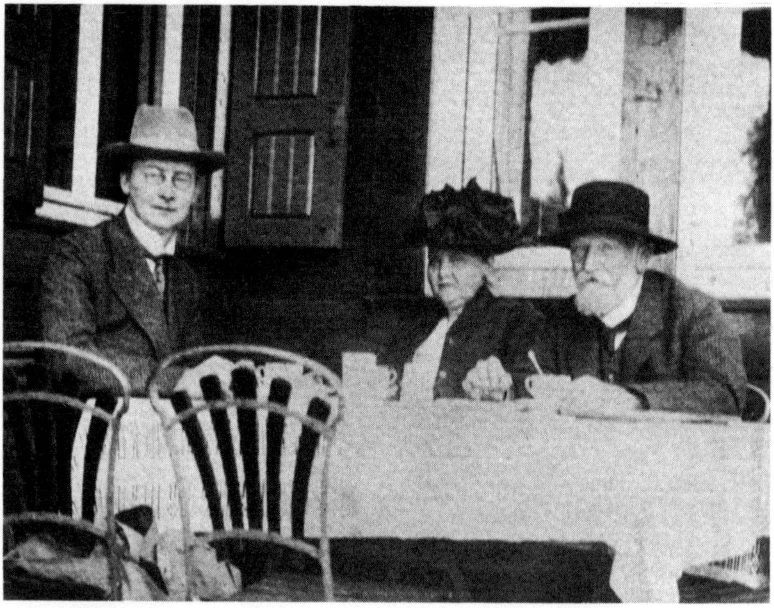

Richard Thoma mit Frau und Sohn Dieter vor seinem Haus in Heidelberg, Blumenthalerstraße 18, um 1910.

hältern befanden sich die Gewebestücke, die man erhärten mußte, bevor man sie mit dem Mikrotom schnitt. Das Rad drehte sich und tauchte immer andere Gewebe in die Flüssigkeit, die sie fixieren sollten. Mit diesem Apparat hatte er den Grundstein zur Automation in der Laboratoriumstechnik geschaffen.

Bei seinem technischen Können war es nicht erstaunlich, daß er um die Jahrhundertwende ein hochseetüchtiges Segelboot baute. Oft segelte er mit seinen Söhnen, auch bei Unwetter, geschickt im Windschatten der Ostsee-Inseln bis nach Dänemark hinauf. Damit erweckte er in ihnen das Interesse an der Technik. Mit einer Ausnahme haben alle Söhne und Enkel einen technischen Beruf ergriffen und große Leistungen vollbracht. Dieter Thoma, Richard Thomas ältester Sohn, führte bei Wasserturbinen eine Kavitationszahl ein, die mit Sigma bezeichnet wird. Durch diese Zahl wurde er weltbekannt. Er war es auch, der bei der Erarbeitung der hydrodynamischen Gesetze des Blutkreislaufs seinem Vater beistand.

Richard Thoma war ein erfolgreicher Wissenschaftler. Trotzdem wurde ihm kein Denkmal gesetzt. Sein Denkmal ist, daß seine Erfindungen in jeder Minute rund um die Uhr in allen Laboratorien der Welt gebraucht werden. Aber keine deutsche Universität fand ihn eines Lehrstuhls für würdig. Die Zählkammer, das Mikrotom, die Gesetze des Blutkreislaufs beweisen täglich die Blindheit der damaligen Fachwelt. Wer kennt nach fünfzig Jahren noch die Namen von damals? Der Name von Richard Thoma aber bleibt in seinen Werken verewigt.

DIE MAGEN-DARM-NÄHMASCHINE
Aladár Petz

Vor hundert Jahren galten Operationen als Heldentaten. Arzt und Patient wurden gleichzeitig und gleichermaßen Helden. Trotz der sorgfältigsten Operationstechnik waren die äußeren Umstände noch so ungenügend, daß nur wenige Patienten eine Operation überstanden. Die Ärzte operierten noch ohne Kittel, Handschuhe und Gesichtsmaske, in Redingote und Manschetten. Die Tücher, mit denen der Patient abgedeckt wurde, waren durchaus nicht keimfrei, die Narkose war gefährlich. Diese Bedingungen mußten die besten Operationserfolge zunichte machen, den besten Operateur zur Verzweiflung bringen. Wenn ein Patient das Krankenhaus lebend verließ, war er gleichsam ein Feldherr, der eine Schlacht gegen eine hundertfache Übermacht gewonnen hatte. Je tiefer der Chirurg in den menschlichen Körper eindringen mußte, beispielsweise um eine Darmgeschwulst oder ein Magengeschwür zu entfernen, um so größer war die Gefahr, daß bei der Operation der Inhalt des Magen-Darmkanals eine Infektion hervorrief, die zu bekämpfen die damalige Medizin noch nicht imstande war. Hervorragende Chirurgen (wie Richard Volkmann in Halle) haben sogar überlegt, ob sie ihre Klinik nicht schließen sollten, weil fast jeder Patient an irgendeiner Infektion starb.

Nur langsam setzten sich die Thesen von Ignaz Semmelweis durch, der die Grundlagen der keimfreien Behandlung geschaffen hat. Er hatte eine sehr gründliche Desinfektion von allen, die mit Patienten in Berührung kamen, verlangt. Der englische Chirurg Joseph Lister entdeckte, daß man vor der Operation mit Karbol die Haut, die Instrumente und selbst die Luft in den Operationsräumen von Bakterien freihalten konnte. Diese Maßnahmen erhielten manchen Kranken am Leben. Die Chirurgen bekamen mehr Mut, neue Operationsmethoden zu entwickeln.

Die Vorsichtsmaßnahmen, die Desinfektionen waren aber nur äußerlich vorzunehmen. Im Bauch selbst war eine Bekämpfung der Keime zunächst nicht möglich, weil die Verwendung von Karbol und Jod in der Bauchhöhle weitere Schwierigkeiten heraufbeschworen hätte. Also mußten die Chirurgen ihre Technik so verändern, daß bei der Entfernung von Darm- und Magengeschwülsten oder bei sonstigen Operationen an den im Bauch befindlichen Organen kein Darm- oder

Galleninhalt in die Bauchhöhle fließen konnte. Es war ein schwieriges Unternehmen, die geeignete Methode zu finden; und das galt vor allem bei Magengeschwüren, wenn der kranke Teil des Magens entfernt werden mußte. Theodor Billroth, der große Chirurg in Wien, beschrieb geniale Lösungen, um den verkleinerten Magen erneut mit den Därmen zu verbinden. Aber das Problem, wie man verhindern sollte, daß durch die große Wunde des Magens während der Operation Mageninhalt herausfloß, konnte er nicht bewältigen.

Diese Aufgabe mußte von technisch begabten Ärzten gelöst werden, die seither als Pioniere der Ärzte-Techniker gelten.

Zunächst glaubte um die Jahrhundertwende Florian Hahn, den Magen mit dem Darm mit Hilfe einer Miniatur-Nähmaschine vereinen zu können, um einer Infektion vorzubeugen. Sie wurde, ebenso wie die Nähmaschine im Haushalt, verwendet, aber mit wenig Erfolg. Es war eher ein Spielzeug als ein Instrument, und außer dem Erfinder konnte kaum ein anderer mit dieser Nähmaschine nähen.

Einen wesentlichen Fortschritt brachte das Jahr 1907. Professor Hümér Hültl, Chefarzt in Budapest, schuf mit Hilfe eines geschickten Instrumentenbauers, Viktor Fischer, eine völlig neue Konstruktion. Wie das Patent aus dem Jahr 1908 belegt, handelte es sich dabei um eine „Nähvorrichtung für chirurgische Zwecke zur raschen Herstellung von Nähten mittels u-förmigen Drahtklammern".

Hültl stellte einen Apparat her, mit dem man nicht nur eine Klammer, sondern gleichzeitig in vier Reihen Klammern aus Draht zusammenpreßte. Damit kam er dem Ziel näher: die Bauchhöhle von Mageninhalt zu verschonen. Dieser Apparat war zweifellos ein Fortschritt, stellte aber noch nicht die Lösung des Problems dar. Seine Verwendung bereitete verschiedene Schwierigkeiten. Die erste bestand darin, daß die „Nähmaschine" mehrere Kilo wog. Man brauchte also kräftige Assistenten, um sie halten zu können. Dann war sie sehr teuer. Es kam zum Beispiel zu der paradoxen Situation, daß – als Hültl seine Chefarztstelle wechselte – in dem neuen Krankenhaus kein Exemplar seiner eigenen Erfindung zur Verfügung stand. Die dritte Schwierigkeit bereitete die Füllung der Nähmaschine mit den Klammern: nur der Hersteller war in der Lage, neue Klammern einzusetzen. Das hieß also, daß man den Apparat immer wieder zu ihm transportieren mußte, um ihn gefüllt zu bekommen. Diese Prozedur dauerte jeweils Tage, also waren in der Woche höchstens zwei Magenoperationen möglich. Das letzte Problem tauchte bei der Sterilisation auf. Um die Jahrhundertwende kochte man noch die Instrumente für die Operationen in Wasser aus. Beim Kochen nahm die große Metallmasse viel Wärme auf, und es dauerte lange, bis die Nähmaschine so abgekühlt war, daß man sie anfassen konnte. Hültl half dieser Schwierigkeit damit ab, daß er den Apparat mit mehreren Flaschen Äther übergoß, was zweifellos eine rasche Abkühlung erbrachte; der Äther war jedoch sehr teuer, und der Operationsraum war danach von einer dicken Ätherwolke durchzogen.

Diese Gründe erklären, warum in der ganzen Welt nur fünfzig Hültl-Maschinen in Betrieb waren.

Einem jungen, erst zweiunddreißigjährigen Chirurgen namens Aladár Petz waren diese Schwierigkeiten bewußt. Er wurde täglich mit Magen- und Darmoperationen an der Ersten Chirurgischen Klinik der nach Kardinal Péter Pázmány genannten Budapester Universität konfrontiert. Man besaß dort eine Hültlsche Maschine, aber das Monstrum wurde kaum verwendet. Die Chirurgen haßten sie. Manchmal war die Nähmaschine so heiß, daß der Assistent sie nicht in den Händen halten konnte. Die Maschine fiel zu Boden, und man war noch glücklich, wenn sie dabei niemanden verletzte.

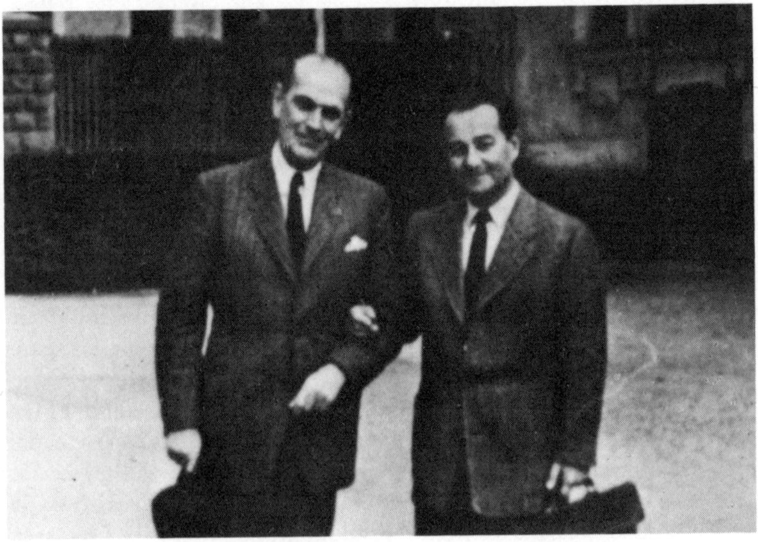

Aladár Petz (links), hier mit Professor Rubányi.

Das Mißfallen an der Magennähmaschine hatte Petz' Phantasie beflügelt. Er zog sich in sein Zimmer zurück, breitete große Papierbogen auf dem Schreibtisch aus und versuchte, mit einer völlig neuen Konstruktion das Problem zu lösen. Es war für ihn eine interessante Aufgabe, die er sich selbst stellte. Er hatte seit seiner Schulzeit nicht mehr gezeichnet. Zwar war er manuell geschickt, wie gute Chirurgen es fast immer sind, aber eine Vorstellung in eine Zeichnung umzusetzen, war für ihn nicht einfach. Wochenlang sah es so aus, als ob er mit den Zeichengeräten nicht zurechtkommen würde. Das forderte seine Reserven, seine Geduld und Ausdauer heraus. Allmählich gelang es ihm, seine Ideen zur Darstellung zu bringen.

Petz verminderte zunächst die vier Klammerreihen auf zwei. Wenn die Klämmerchen richtig schließen, so ist es nicht erforderlich, daß man vier Reihen einsetzt, meinte er. Wenn man Papiere zusammenheftet, ist es auch nicht nötig, daß man mehrere Klammern nebeneinander verwendet. Dann änderte er den Griff der Maschine: er entschied sich für den sogenannten Exzenterhebeschluß, mit dem sie einfach zu schließen und zu öffnen war. Gleichzeitig verkleinerte er die Maschine, um sie leichter zu machen.

Als dieses Werk auf dem Papier fertig war, kam die Schwierigkeit, die Ideen in die Wirklichkeit umzusetzen. Es bereitete Petz großen Kummer, daß die ungarischen Hersteller medizinischer Geräte keine Ätzungsmöglichkeiten hatten, so daß man alles mit der Hand feilen mußte. Petz wandte sich an eine Lehrlingsschule für Uhrmacher, wo er einen geschickten Abteilungsvorsteher und eine entsprechende Einrichtung vorfand. Der Abteilungsleiter stellte in Überstunden den Nähteil der Maschine her. Der Stiel der Maschine konnte schon in einer Instrumentenfabrik produziert werden.

Dann kamen für den jungen Arzt aufregende Stunden. Er wollte prüfen, ob seine Vorstellung mit den zwei Reihen Klammern richtig war. Er entnahm Hunden und Toten Mägen und nähte ihre Wände mit der Maschine zusammen. Dann schloß er diese Mägen an die Wasserleitung an, öffnete sie und prüfte, ob und wie die Klammern dem Wasserdruck standhielten. Die kleinen Klammern, die er aus Silber und nicht aus Draht herstellen ließ, entsprachen seinen Hoffnungen. Die Mägen platzten nicht, die Klammern hielten sie zusammen. Da sein Instrument nur ein Fünftel der Hültlschen Maschine wog, machten die Sterilisation und die Abkühlung keine Sorgen. Die Silberklammern waren leicht zu ersetzen, eine Schwester konnte es sofort nach der

Operation erledigen. So konnte man am selben Tag hintereinander beliebig viele Operationen durchführen.

Die erste Anwendung des Apparats fand noch 1920 statt. Ohne Dramatik, ohne größere Spannung bei den Beteiligten. Und ohne Komplikationen bei dem jungen Mann, der seit Jahren an einem Magengeschwür gelitten hatte.

Um 8.30 Uhr begann man mit der Narkose. Der Äther verdichtete sich wie üblich im Operationsraum der Ersten Chirurgischen Universitätsklinik. Die Klinik war alt, aber sie wurde jährlich neu gestrichen; so wirkte sie wie neu. Der Operationsraum war mit allen technischen Raffinessen der damaligen Zeit ausgerüstet. Der Patient schlief schon, als sich die bis zur Kopfspitze in sterile Wäsche gekleideten Herren seinem Bauch näherten. Die Nähmaschine lag auf einem Extra-Tisch, abgedeckt mit einem sterilen Tuch, und wartete auf ihren Einsatz.

Der Oberbauch wurde zweimal mit Jod desinfiziert, und mit Ausnahme einer schmalen Stelle von fünfzehn mal vier Zentimetern wurde alles abgedeckt. Der Chef der Klinik, Paul Kuzmik, ließ sich nicht die Ehre nehmen, die erste Operation mit der neuen Nähmaschine selbst durchzuführen. Der Erfinder, Oberarzt Petz, durfte dabei assistieren. Der Bauch wurde mit einem fünfzehn Zentimeter langen Schnitt vom Brustknochen bis zum Nabel geöffnet. Die Assistenten setzten Klemmen auf die blutenden Gefäße, und schon nach zwei Minuten war der Magen sichtbar. Mehrere Geschwüre konnte man nicht weit von der Stelle tasten, die man Magenausgang nennt und die den Magen mit dem Zwölffingerdarm verbindet. Wenn man diesen Teil des Magens entfernen wollte – resezieren, sagen die Chirurgen –, so mußte man ihn von seiner Umgebung befreien, d.h. die Gefäße, die mit ihm verbunden waren, unterbinden. Professor Kuzmik hatte vor, die Hälfte des Magens wegzunehmen. Und jetzt war es soweit: die Nähmaschine kam zum Einsatz! Sie wurde enthüllt. Behutsam setzte man den Magen zwischen die Zähne der Maschine, so wie man Papier in den Klammerhefter setzt, und zwar an der Stelle, wo man den Magen durchschneiden wollte. Dann schloß man die Maschine und drehte an der Vorrichtung, die die Silberklammern durch die Magenwände drückte. Vorsichtig wurde das Nähgerät geöffnet und entfernt. Dicht nebeneinander lagen die silbernen Klämmerchen. Eine Reihe schaute auf die andere. Zwischen ihnen lag sozusagen Niemandsland. Es war wichtig, daß in diesem Raum nichts war: kein Mageninhalt, nichts. Denn wenn man mit der Schere durchtrennte, durfte nichts in den Bauch hineinfließen.

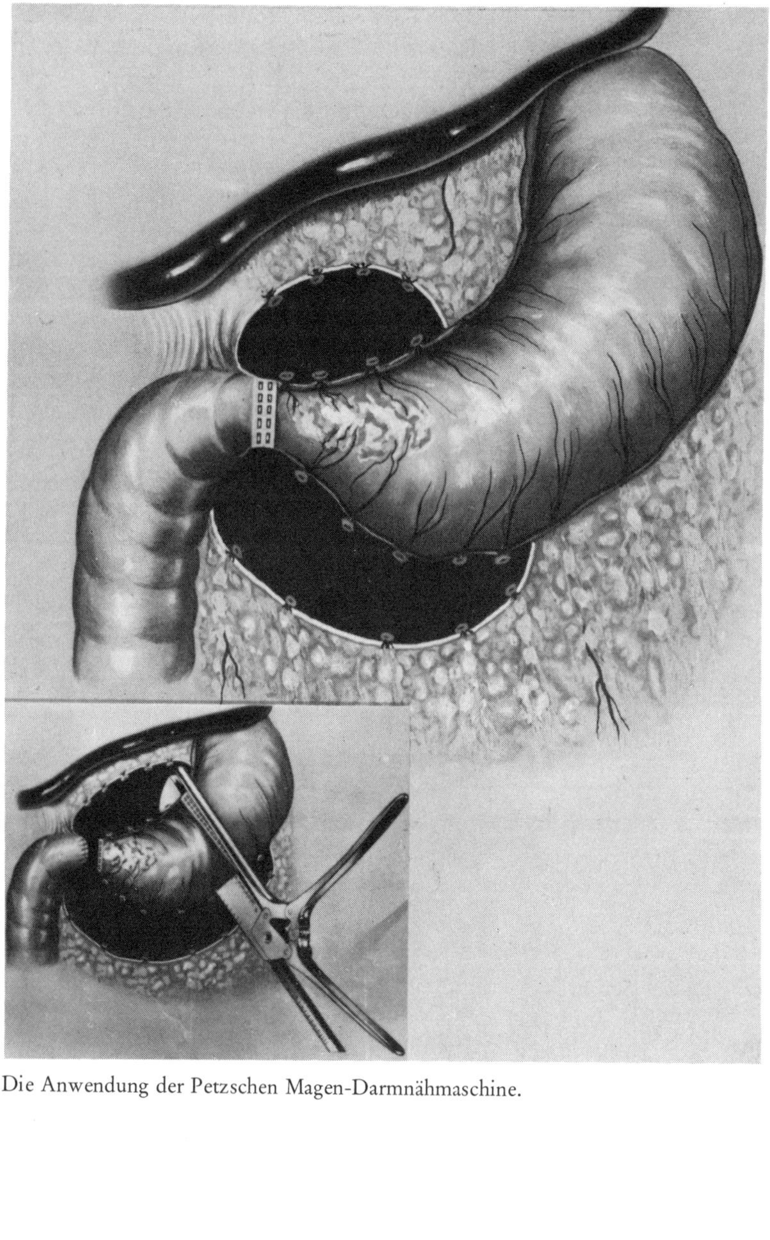

Die Anwendung der Petzschen Magen-Darmnähmaschine.

Vorsichtig grenzte man mit Tüchern die anderen Eingeweide ab. Der Operateur nahm die Schere in die Hand; er ging von Zentimeter zu Zentimeter, schnitt die Wände zwischen den Klammerlinien durch. Langsam, behutsam. Er beobachtete, ob die Klammern nicht aufgingen, ob sie den Magen gut schlossen. Sein Vertrauen zu der Maschine seines Assistenten, der ihm fast teilnahmslos gegenüberstand, weil er des Erfolges sicher war, nahm mit jedem Zentimeter zu. Endlich war der Magen durchgeschnitten. Der Professor drückte etwas am Magen, um festzustellen, ob die Klammern tatsächlich festhielten. Die Festigkeit war für ihn verblüffend. Dann setzte man die Operation fort. Der kranke Teil des Magens wurde auch vom Zwölffingerdarm befreit. Dort setzte man eine zweite Nähmaschine ein, die ebensogut funktionierte wie die erste. Kein Tropfen Magensaft, kein Tropfen Galle, die aus dem Zwölffingerdarm herausfließen konnten! Alles blieb trocken! Die Hälfte des Magens wurde also entfernt, die Wunde am Zwölffingerdarm nochmals mit Nähten verschlossen. Der Professor holte eine Dünndarmschlinge, die Fortsetzung des Zwölffingerdarmes, und verband sie mit dem gesunden Magenteil. Jetzt konnten die Speisen einen neuen Weg nehmen, und das Essen würde dem Patienten nicht mehr Schmerzen bereiten! Die Wunde wurde danach schichtweise geschlossen. Der Patient lag noch drei Wochen in der Klinik. Alles verlief – wie Petz es erwartet hatte – wie am Schnürchen. Die Nähmaschine hatte ihre Bewährungsprobe bestanden.

Dutzendweise wurden jetzt die Operationen mit dem Petzschen Apparat vorgenommen. Er bewährte sich jedesmal. Bald, schon ein Jahr später, konnte Petz auf dem Jahreskongreß der Ungarischen Chirurgenvereinigung sein Gerät vorführen.

Dieser Vortrag erregte Aladár Petz mehr als seine ersten praktischen Versuche. Niemand, außer den Kollegen der Chirurgischen Klinik, kannte seinen Apparat. Er mußte etwas Unbekanntes vorführen. Die Mediziner sind meist skeptisch und erzkonservativ. Sie von den Vorteilen einer neuen Sache zu überzeugen, gelingt kaum einem berühmten Professor, und nun versuchte es ein 32jähriger unbekannter Chirurg. Petz erinnerte sich an das höhnische Gelächter der Berliner Ärzte, die Schaudinn, Wassermann und Schleich vernichtend abgetan hatten, als sie zum ersten Mal von deren Erfindungen gehört hatten.

Darüber hinaus fand Petz etwas Unerwartetes vor: Professor Hültl war ebenfalls anwesend. Um seine Priorität zu sichern, hatte er die Broschüren über seine Nähmaschine mitgebracht. Er wollte sie vertei-

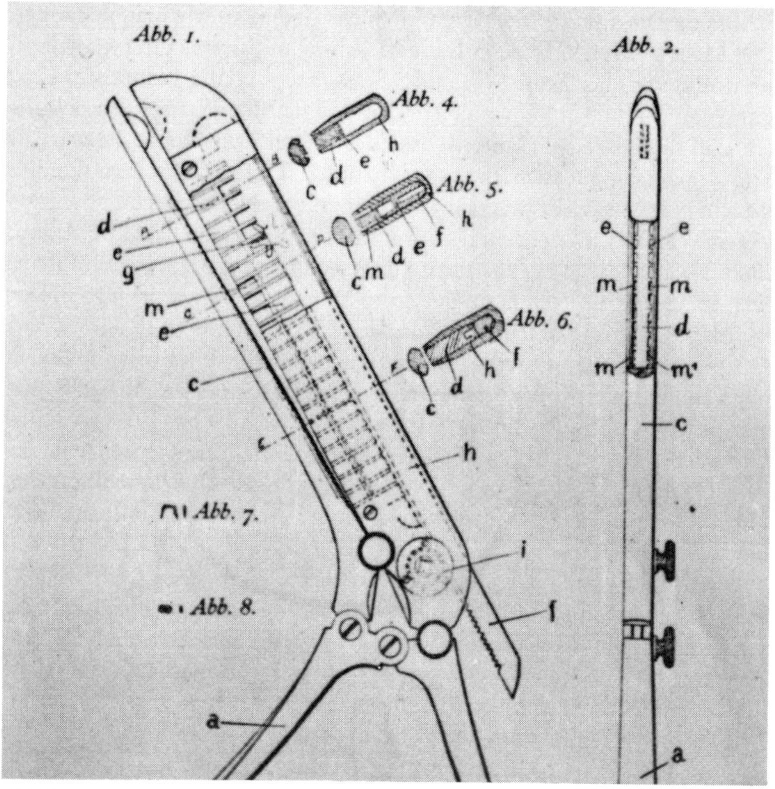

Abbildung der Magen-Darmnähmaschine von Aladár Petz in der Beilage zur Patentschrift.

len. Als alter Hase, mit einer richtigen Spürnase, tat er es aber doch nicht. Ruhig hörte er sich den Vortrag an. Es waren nur wenige im Sitzungssaal, die sich überhaupt eine Meinung bilden konnten. Zu den wenigen gehörte sicherlich Hültl. Er sagte aber nichts. Eine heiße Debatte, wie Petz es befürchtet hatte, fand nicht statt. Die Sitzung war ebenso ohne Dramatik verlaufen wie die erste Operation mit der Nähmaschine.

Etwas Außergewöhnliches geschah dann aber doch. Hültl, der angesehenste Chirurg seiner Zeit in Ungarn, der Erfinder einer Magennähmaschine, bat Petz nach dem Vortrag, ihm den Apparat zu zeigen. Er betrachtete ihn, probierte die Preßkraft aus. Dann nahm er sein

Brillenetui und setzte den Apparat an das Leder, so wie man ihn auf einen Magen ansetzt. Er schloß die Maschine und setzte die zwei Klammerreihen in das Etui. Sorgfältig betrachtete er die Nahtlinie. Und dann stand er auf und gratulierte dem Gegner herzlichst! Er erkannte an, daß die Petzsche Nähmaschine der seinen weit überlegen war. Er zog die Konsequenzen daraus, und die Herstellung seines Gerätes wurde eingestellt. Er war ein Gentleman sondergleichen.

Gibt es eine größere Anerkennung als die durch den Rivalen? Kaum. Damit waren die Wege für die neue Maschine geebnet. Aber auf ihren Siegeszug mußte Petz noch geduldig warten. Und zwar wegen Herstellungsschwierigkeiten.

Völlig unerwartet stellte sich heraus, daß die Instrumentenfabrik jährlich nur zwei Apparate herstellen konnte. Damit war die weltweite Verbreitung stark behindert. Petz war also aus patenttechnischen Gründen nicht in der Lage, seine Nähmaschine in wissenschaftlichen Zeitschriften zu veröffentlichen; sonst bestand die Möglichkeit, daß jemand im Ausland mit ihrer Herstellung beginnen und er leer ausgehen würde.

Dazu kam noch, daß Petz 1922 in seiner Vaterstadt Györ (Raab) zum Chefarzt der Chirurgischen Abteilung und gleichzeitig zum Krankenhausdirektor ernannt wurde. Obwohl diese Stadt an der Donau nur 150 Kilometer von Wien entfernt ist, waren dort die Möglichkeiten, die Nähmaschine weltweit bekanntzumachen, stark begrenzt. Neben seiner täglichen Routinearbeit, die er so gründlich ausführte, daß er selbst dem Krankenhausgärtner auf die Finger schaute, blieb ihm zunächst nur der schriftliche Weg übrig. Einer der größten amerikanischen Instrumentenhersteller lehnte den Apparat ab. Das erschütterte Petz, denn bis dahin war alles glattgegangen.

1923 aber wurde das Jahr des Erfolges. Petz wandte sich, nachdem er sich von dem Rückschlag erholt hatte, erneut an eine Firma, diesmal an Jetter und Scheerer in Tuttlingen. Diese antwortete postwendend, daß sie an der Fabrikation Interesse habe.

An einem schneereichen Wintertag setzte sich Aladár Petz in den Zug und reiste mit einem Exemplar des Apparats über München nach Tuttlingen. Seine Überzeugung war nach wie vor: Wenn ein Arzt etwas erfindet, das dem Kranken hilft, dann muß er kämpfen, um es bekanntzumachen, und es nicht verärgert oder gekränkt in der Schublade liegen lassen. Aber ein Kampf war gar nicht mehr nötig. Petz schrieb selbst:

„Damals lebte noch der alte Kommerzialrat Scheerer, einer der Gründer der Firma. Scheerer war Ehrendoktor der Universität Tübingen. Als ich ihn in seinem Büro aufsuchte, klingelte er und rief nach seinem technischen Leiter. Es kam ein Spitzbart um die fünfzig Jahre, im blauen Arbeitsanzug. Scheerer übergab ihm die Maschine: ‚Schauen Sie sie an.' Er nahm sie in die Hand, öffnete sie, schloß sie, schaute sie von jeder Seite an. Dann fragte er: ‚Warum wurde das Instrument von zwei Leuten hergestellt?' Ich war überrascht. Das muß ja ein großartiger Fachmann sein! Das Instrument war nagelneu verchromt! Trotzdem sah er, daß der Stiel von einem anderen gemacht worden war. Ich erklärte ihm, mit welchen Schwierigkeiten ich zu tun hatte, bis ich überhaupt soweit war, zwei Apparate zu besitzen . . .

Nachdem wir die Maschine auseinandergelegt hatten, sagte Scheerer nur soviel: ‚Alles in Ordnung, wir werden sie fabrizieren.' Ein Mann, ein Wort! In einigen Monaten war schon die erste 100er-Serie fertiggestellt."

1924 veröffentlichte Petz in dem in Leipzig erscheinenden *Zentralblatt für Chirurgie* seine Arbeit unter dem Titel „Zur Technik der Magenresektion, ein neues Magen-Darmnähgerät". Die Druckfarbe der Veröffentlichung war kaum getrocknet, als sich schon die ersten Gegner meldeten.

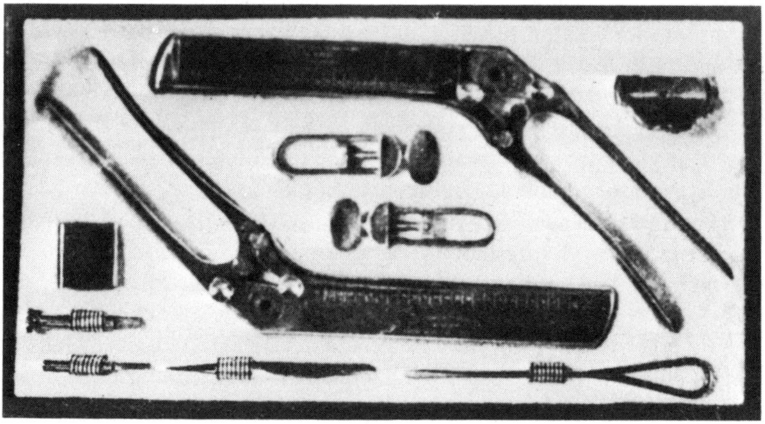

Die Petzsche Magen-Darmnähmaschine; sie wurde in einem Holzetui mit zwei Nähzangen und Zubehör geliefert.

Ein Vertreter der Tuttlinger Fabrik zeigte das Instrument in London einem prominenten Chirurgen. Der spielte damit herum, öffnete es, schloß es und sagte: ,,Es ist ein wunderbares Produkt. Nur: derjenige, der es verwendet, ist ein Mörder." Seine Argumente waren nicht stichhaltig, da niemand eine Meinung äußern sollte, bevor er eine neue Konstruktion im Gebrauch gesehen hat. Die Firma teilte Petz diese Meinung mit. Dessen Antwort war kurz und bündig: ,,Als zwischen Stockton und Darlington die erste englische Eisenbahn gebaut wurde, wollte der Magistrat von Stockton erst dann zustimmen, wenn den Schienen entlang ein so hoher Zaun aufgestellt wurde, daß die Eisenbahn bei ihrer Fahrt nicht sichtbar war. Der hohe Magistrat vertrat die Meinung, daß nicht nur die Eisenbahnbenützer, sondern auch alle Zuschauer von der Geschwindigkeit (fünfundzwanzig Kilometer in der Stunde!) verrückt werden würden . . ."

Mit diesem Argument bewaffnet, besuchte der Vertreter erneut den Professor. Dieser wurde rot, als er das Beispiel hörte und antwortete: ,,This Doctor Petz seems to be a very outspoken gentleman." (Dieser Dr. Petz scheint ein sehr offener Mensch zu sein.)

Es blieb aber nicht bei diesem einen Widerspruch. Ein Privatdozent für Orthopädie an der Technischen Hochschule in Dresden, Dr. Gökkel, veröffentlichte 1926 im *Chirurgisch-Technischen Korrespondenzblatt* einen Artikel ,,Plauderei vom Chirurgenkongreß 1926" und schrieb u. a. über das Petzsche Nähgerät: ,,Eine verblüffend arbeitende Magennahtzange von dem Ungarn Dr. Petz, die mit einem Druck zwei Wundränder zusammenheftet, hat hier wohl mancher zum ersten Male in natura bestaunt und *abgelehnt. Es gibt auch eine Übertechnik!*"

Petz antwortete wieder mit einem Beispiel:

,,Als im August 1783 Professor Charlière seinen ersten Ballon auf der Marsch-Wiese in Paris aufsteigen ließ und dieser eine Stunde später bei einem Dorf landete, glaubten die einfachen Leute, daß der Mond heruntergefallen sei. Sie gerieten in panische Angst. Der Ältestenrat wurde berufen, der beschloß, das Unding, das sie nicht kannten, zu vernichten. Die ganze Dorfbevölkerung rannte mit Heugabeln und Stöcken heraus und prügelte den Ballon ,zu Tode'. Göckel behandelt meine Nähmaschine ähnlich. Er versucht, das Produkt eines Gehirns totzuschlagen, von dem er als Orthopäde keine Ahnung hat."

In Italien wurde die Petzsche Magen- und Darmnähmaschine durch einen Streit zwischen zwei Professoren bekannt. 1926 hatte Professor Taddei, der Direktor der Chirurgischen Universitätsklinik in Pisa, einen Vortrag über die technischen Möglichkeiten der Operationen am Magen- und Darmkanal gehalten. Dieser Vortrag erschien in den offiziellen Zeitungen der Italienischen Chirurgischen Gesellschaft. Taddei berichtete u.a. von zwölf Operationen, die er mit der Petzschen Magen- und Darmnähmaschine durchgeführt hatte – die er für vorzüglich hielt. Einige Jahre später, 1931, erschien ein Gegenangriff aus der Feder von Professor Bastianelli, der im St.-Giovanni-Krankenhaus in Valdorno, nicht weit von Pisa, Chefarzt war. Bastianelli nahm den Artikel zum Anlaß, Taddei, den er beneidete, eins auszuwischen. Dem viele hundert Kilometer entfernt wohnenden Erfinder hatte eigentlich dieser Angriff nicht gegolten. Bastianelli hatte Taddei theatralische Elemente in der Chirurgie vorgeworfen und gefragt, wohin es führen würde, wenn nur Maschinen in der Chirurgie verwendet werden würden, anstatt einer guten chirurgischen Technik. Er hatte Taddei einen Snobisten genannt, da er mit ausländischen Instrumenten arbeite. Allerdings hatte dieser Angriff den Effekt, daß ganz Italien über die Petzsche Magen- und Darmnähmaschine unterrichtet wurde. Das bestätigte eine Studentin, die Petz erzählte, daß der Professor in Padua in der Vorlesung den Nähapparat vorgeführt habe, ihn aber für eine holländische Erfindung hielt. Als die Studentin ihn darauf aufmerksam machte, daß diese von einem Ungarn erfunden worden war und daß auf dem Stiel des Apparates stände: Apparat nach von Petz, sah der Professor ein, daß er irrtümlicherweise ‚von' als ‚van' gelesen und deswegen Petz für einen Holländer gehalten hatte.

In Frankreich wurde die Nähmaschine durch die Dissertation von André Nègre 1935 bekannt. In Deutschland, wo der Petzsche Apparat hergestellt wurde, dauerte es etwas, bis die Maschine in das medizinische Inventar aufgenommen wurde. Erst als Professor Martin Kirschner von der Universität Tübingen, der bekannteste Chirurg der dreißiger Jahre, mit ihr operierte, war sie „hoffähig" geworden. Es ist bekannt, daß der Ruhm der Petzschen Nähmaschine bis Australien vorgedrungen ist. Sir Heneage Ogilvie hat in Sidney darüber einen Vortrag gehalten (1947), der in *The Australian Journal of Surgery* erschien.

In der Sowjetunion, wo man sehr gerne und sehr häufig mit den verschiedensten Nähmaschinen operierte (und wo man selbst über eine vorzügliche Gefäßnähmaschine verfügt), wurde die Petzsche Maschine schnell bekannt, zumal der spätere Gesundheitsminister, Professor Petrowski, in den fünfziger Jahren in Budapest an der Universität für Medizin einen Lehrstuhl hatte und dort den Apparat kennenlernte.

Auch in den Vereinigten Staaten verwendet man diese Maschine, sie ist auf der chirurgischen Station unentbehrlich. Petz selbst erzählte darüber eine kleine, für ihn typische Geschichte:

„In den fünfziger Jahren wurde ein englischer Major mit einem Oberschenkelbruch ins Krankenhaus Györ eingeliefert. Während seines Aufenthaltes hatte er mehrere Besuche von einem amerikanischen Arztmajor bekommen, der im Zivilleben in Baltimore an der Johns-Hopkins-Universität Assistent war. Bei einer Vorstellung versteht man meist die Namen nicht richtig. Während einer Konsultation sagte ich dem Amerikaner, daß er mich höchstwahrscheinlich kennt. Er war recht erstaunt, weil er vorher nie in Györ gewesen war und glaubte, daß ich völlig verrückt sei. Ich habe dann die von mir konstruierte Magen- und Darmnähmaschine erwähnt. ‚Dann sind Sie Dr. Petz', rief der Amerikaner aus. ‚Ja', habe ich gesagt, ‚in meiner ganzen Größe.' Die Freude des Amerikaners war groß."

Die Nähmaschine wird seit den vierziger Jahren ohne weiteren Tadel anerkannt. Der Name Petz wurde sogar – ähnlich jenem von Röntgen – in ein Tätigkeitswort umgewandelt, was in der Medizin nur selten geschah; Professor Loeweneck in Hamburg war der Vater dieses Ausdrucks. Er sagte zum ersten Mal anstelle von „Wir werden jetzt die Magen- und Darmnähmaschine ansetzen": „Wir werden petzen." Andererseits wurde die Magen- und Darmnähmaschine selbst kurz einfach „der Petz" genannt. Gebräuchlich ist auch zu sagen: „Jetzt wird durchgepetzt."

Heute ist es unmöglich, sich einen Operationssaal vorzustellen, in dem die Petzsche Magen- und Darmnähmaschine nicht vorhanden ist. Man könnte denken, daß Petz von seiner Entdeckung profitiert hätte. Aber er hatte keine ins Gewicht fallenden finanziellen Vorteile, da ihm die Fabrik für die Promotion des Instruments, die Sicherung der Patentrechte usw. soviel von seinen Tantiemen abgezogen hat, daß er sich vom Rest nicht einmal ein Auto kaufen konnte. Wenn man bedenkt, daß er wahrscheinlich Millionen Menschen geholfen hat, dann ist das eine sehr magere Bilanz für den Erfinder. Glücklicherweise war Petz ein sehr zurückhaltender Mensch, der in bescheidener Zurückgezogenheit lebte. Bis zu seinem Tod im Jahre 1956 leitete er das Krankenhaus in Györ, das heute nach ihm benannt ist. Sein Name bleibt durch seine Maschine in der ganzen Welt bekannt.'

10. DIE UNSICHTBAREN PIONIERE

Wenn der Dirigent unter rauschendem Beifall das Podium, der erfolgreiche Fußballspieler das Spielfeld verläßt, wenn der Chirurg schweißgebadet in blutbefleckter Kleidung aus dem Operationssaal tritt, um die Verwandten über den glücklichen Ausgang der Operation zu beruhigen, glauben der Dirigent, der Fußballspieler und der Chirurg, daß sie „eine Schlacht gewonnen" haben. Sie sind stolz auf ihren Erfolg. Der Dirigent auf die gelungene Interpretation, der Fußballspieler auf die geschossenen Tore, der Arzt auf die geglückte Operation, mit der er ein Leben gerettet hat. Sie sind die strahlenden Helden der Stunde. Es ist schon recht, wenn man sich über den Erfolg freut. Aber man sollte nicht vergessen, daß ohne das Orchester, ohne die Mannschaftskameraden und Trainer, ohne die Kollegen, die die Operation ermöglichten, die Erfolge nicht zustande gekommen wären. Was nützt dem Dirigenten das absolute Gehör und hohe Gabe, dem Torjäger seine Kondition, dem Chirurgen seine brillante Skalpelltechnik, wenn Beethoven seine sechste Symphonie nicht geschrieben hätte, ein Schotte nicht den Fußball und zum Beispiel Theodor Billroth nicht die Magenoperation erfunden hätten! Ihr erfinderischer Geist steht unsichtbar hinter der Stunde des Erfolges.

Krankheitserkennung und -behandlung setzt sich aus vielen Mosaiksteinchen zusammen. Sorgsam haben die Erfinder von Diagnose- und Behandlungsmethoden Stein für Stein beigetragen, damit sich ein kennzeichnendes Bild ergibt und dementsprechend eine zielführende Heilbehandlung aufdrängt. Schon wenn ein oder mehrere Steine fehlen, kann das Mosaikmuster nicht erkennbar sein. Bleiben bei den Untersuchungen des Patienten ein oder mehrere Befunde unerklärbar, kann der Arzt kein komplettes Krankheitsbild entwerfen. Die Behandlung muß dann weitgehend dem Zufall überlassen bleiben. Genauso ist es, wenn ein Medikament oder Apparat zum Behandlungssystem fehlt.

Die folgenden Geschichten von drei Wissenschaftlern, drei „unsichtbaren Pionieren", im Grunde genommen Internisten, werden zeigen, daß ohne ihre Erfindung heute die Medizin nicht dort stände, wo sie ist. Sie brachten Lebenserleichterung, ja Lebensrettung für Abertausende. Heute werden sie kaum je erwähnt; sie sind vergessen – nicht zuletzt, weil sie keinen Nobelpreis erhielten. Aber für uns bleiben sie trotzdem Pioniere, die ein Denkmal verdienen.

NEUE WEGE DER KINDERERNÄHRUNG
Adalbert Czerny

,,Was machen Sie, wenn eine junge Mutter ungenügende Milchbildung hat?" fragte mich Professor Petényi bei der Prüfung in Kinderheilkunde. ,,Ich versuche mit einer Milchpumpe, die Milch restlos abzusaugen", antwortete ich, entsprechend dem, was ich an der geburtshilflichen Station jeden Tag gesehen hatte.

,,Und wenn Sie keine Pumpe haben?"

,,Dann laß ich sie viel trinken: Milch, gebundene Suppe, sogar Bier; Flüssigkeit steigert die Milchabsonderung."

,,Und wenn das alles nicht hilft?" sondierte der Prüfer weiter.

,,Dann versuche ich es mit Quarzlicht und Hormonen", sagte ich.

Aber auch damit war er noch nicht zufrieden. Er fragte mich: ,,Woher nehmen Sie diesen Blödsinn?"

,,Aus dem uns zur Verfügung stehenden geburtshilflichen Lehrbuch", antwortete ich, das Wort ,,Lehrbuch" betonend, da er selbst kein Lehrbuch geschrieben hatte wie die anderen Professoren. Aber keins der Bücher, aus denen wir gelernt haben, war ihm gut genug.

Die Oberärztin, die hinter ihm stand und seine Steckenpferde und Fangfragen kannte, zeigte auf die eigene Brust und streichelte sie mit einer Hand von oben nach unten. Wie ein Blitz ging es in mir auf, und ich sagte: ,,Milch aus der Brust drücken."

Meine Antwort löste seitens der Assistenten Gelächter aus. Die Brust massieren, hätte ich antworten sollen, weil er nur das Wort ,,massieren" hören wollte.

,,Von Czerny nie gehört, wie?" rief er. Ich fand mich erst vor der Tür des Prüfungssaales wieder.

Und ob ich von Czerny gehört hatte! Tag und Nacht hatten wir seine Säuglingsernährungs-Vorschriften gelernt. Petényi, der sein Schüler war, hatte nur erwartet, daß ich die von Czerny empfohlene Methode erwähnte. Keine andere erschien ihm erfolgversprechend. Den Namen Czerny haben wir Studenten tausendmal verflucht. Er hat so viele Ernähungsvorschriften für die verschiedenen Kindererkrankungen beschrieben, daß wir sie unmöglich alle behalten konnten. Doppelt verdünnte Kuhmilch, dreifach verdünnte Kuhmilch mit fünf Prozent Zucker, mit Reisschleim, mit Tee gemischt usw. . . . Der Name war uns also sehr geläufig – wenn auch weniger die Zusammensetzung seiner Milchsorten. Aber wenn ihn die Studenten auch zum Teufel wünschten – die damaligen Mütter mußten ihm tausendmal danken. Mit seinen Vorschriften hat er Hunderttausenden von Säuglingen und Kindern das Leben gerettet. Ohne Czerny gäbe es heute keine künstliche Ernährung. Millionen Mütter in aller Welt wissen nicht, was sie einem Kinderarzt namens Czerny verdanken, wenn sie ihrem Kind die richtig zusammengesetzte Milch in der Flasche reichen, ohne ihre Brust zu strapazieren, ohne eine Amme suchen zu müssen, oder wenn sie ruhig von zu Hause weggehen können, weil jeder das Kind mit der Flasche füttern kann. Und sie ahnen nicht, wie viele Hindernisse Czerny überwinden mußte, bis er seine lebensrettenden Methoden durchsetzen konnte.

Er wurde 1863 in Szczakowa, der Endstation der k. k. Eisenbahn in Galizien, geboren und hat in Prag studiert. Über die Station Breslau (1894 – 1910) wirkte er in Straßburg (1910 – 1913), Berlin (1913 – 1932) und Düsseldorf (1935 – 1937) als Professor der Kinderheilkunde.

Ohne Czerny wäre ich in dieser Sonderdisziplin nicht durchgefallen. Hätte ich fünfzig Jahre früher Medizin studiert, so wäre es gar nicht notwendig gewesen, in Pädiatrie die Prüfung abzulegen. Erst 1906 erkämpfte Czerny in Breslau, daß sein Fach aus der Inneren Medizin abgetrennt und selbständig wurde.

Hat er diesen Kampf aus Egoismus geführt oder war er eine Pioniertat? Czerny spürte die Zukunft intuitiv und fühlte sich berufen, sie mitzugestalten. Die Frage kann man nur beantworten, wenn man Czerny aus der Sicht seiner Ideen und Erfolge betrachtet.

Wie stiefmütterlich die Kinderheilkunde vor etwa hundert Jahren behandelt wurde, zeigt die Meinung der Kollegen aus Prag, die es für falsch hielten, wenn jemand Kinderarzt werden wollte, einfach deshalb, weil man angeblich auf diesem Gebiet nichts leisten konnte. Ob auch Czerny dieser Meinung war, wissen wir nicht. Aber die Umstände zwangen ihn, Kinderarzt zu werden, obwohl er Internist werden wollte. Eine freie Stelle gab es nämlich nur im Findelhaus Prags – das war für die Kinder des zwanzigsten Jahrhunderts eine glückliche Fügung.

„In der damaligen Zeit war die Pädiatrie noch sehr rückständig. Wohl gab es gute Ärzte, die Kinder behandelten, aber von einer wissenschaftlichen Kinderheilkunde konnte keine Rede sein", schrieb 1963 der Heidelberger Professor Opitz. „Otto Heubner, Professor an der Charité in Berlin", fuhr Opitz fort, „bekam bei der Übernahme der Kinderklinik (1894) von seinem Vorgänger den Rat, die Säuglingsabteilungen eingehen zu lassen, da sie nur die Klinik in Mißkredit brächten." Der Rat war gar nicht so unverständlich, da mehr als die Hälfte der kleinen Patienten starb, und zwar hauptsächlich die, die künstlich ernährt werden mußten.

In die Prager Findelanstalt nahm man nicht nur gesunde Kinder, sondern auch kranke auf, deren Zahl im Jahr etwa 4500 betrug. Das gab Czerny reichliche Möglichkeiten, deren physiologische und pathologische Verhältnisse zu studieren. Das war mehr als notwendig, denn im Deutschen Reich kurz vor der Jahrhundertwende starben von 100 Lebendgeborenen im ersten Jahr 20, das bedeutet etwa im Jahr 400000 Kinder . . .

Bald gelang dem jungen Assistenten eine Entdeckung, die nicht nur die Säuglingsernährung in der ganzen Welt revolutionierte, sondern auch die Gründung eines wissenschaftlichen Faches, der Krankenernährung, zur Folge hatte.

Czerny stellte fest, daß gestillte Kinder täglich fünfmal nach Nahrung verlangten und daß der Magen der mit Kuhmilch ernährten Kinder nach drei bis dreieinhalb Stunden leer ist. Daraus zog er den Schluß: Die Säuglinge sollen nicht nach Gutdünken der Mütter ernährt werden, sondern in vierstündigen, regelmäßigen Abständen. Bis dahin nahm man an, daß die Säuglinge hungrig seien, wenn sie weinten; und wo man auch immer war – im Thronsaal, in der Kirche oder in der Gesellschaft –, die Kinder wurden an die Brust gelegt. Man war sich also nicht klar darüber, daß das Weinen der Kinder nicht unbedingt Hunger bedeuten muß, sondern zum Beispiel auch einfach Ausdruck irgendwelcher Beschwerden (wie Bauchweh) ist. Andererseits war auch unbekannt, daß die Ernährung die Ursache einer ganzen Reihe von Darmstörungen und psychischen Störungen sein kann. Obwohl die von Czerny geforderten vierstündigen Nahrungspausen bald in fast allen zivilisierten Ländern eingeführt wurden, gibt es heute noch Mütter, die ihre Kinder wie vor hundert Jahren ernähren.

Nachdem es Czerny gelungen war, mit diesem System die Säuglingssterblichkeit wesentlich zu vermindern, machte er es zu seiner Lebensaufgabe, die Ernährungsprobleme der Kranken zu studieren. Der Mensch kann sich nur durch Nahrung erhalten. Geschwülste kann man wegoperieren, Schmerzen lindern, Atmungsbeschwerden beseitigen, aber alle Kranken müssen ernährt werden, unabhängig davon, an welcher Krankheit sie leiden. Es ist jedoch nicht gleich, wie sie ernährt werden. Ihre Gesundung hängt nicht nur von der Entfernung der Geschwulst, von der Beseitigung der Beschwerden, also der Symptome ab, sondern im wesentlichen von der Beseitigung der Ursache, und dabei ist sehr wichtig, welche Ernährung sie erhalten. Unsere heutigen Vorstellungen und Kenntnisse auf diesem Gebiet sind ohne Czerny undenkbar.

Daß er schon früh über die österreichischen Grenzen hinaus bekannt wurde, führte zu der Berufung nach Breslau. Dem allmächtigen Ministerialdirektor des Preußischen Kultusministeriums, Althoff, dem man die Modernisierung des deutschen Gesundheitwesens verdankte, lag viel daran, daß die hohe Säuglingssterbeziffer zurückging. Und er hätte wirklich keinen geeigneteren Mann für diesen Kampf finden können als Adalbert Czerny, dem zur gleichen Zeit die Leitung der Innsbrucker Kinderklinik angeboten wurde. Althoff mußte drei Bedingungen Czernys erfüllen, bis er ihn bewegen konnte, den Lehrstuhl in Breslau zu übernehmen. Diese Bedingungen zeigen, wie richtig Czerny in die Zukunft sah. Er verlangte:

- den Bau einer selbständigen Kinderklinik,
- die Vorlesung über Kinderheilkunde als Pflichtfach und
- als Prüfungsfach.

Wie es oft bei Versprechungen höchster Amtsstellen ist – der Neubau dauerte sechs Jahre, und die anderen zwei Bedingungen wurden erst nach zehn Jahren erfüllt. Aber immerhin wurde damit die Kinderheilkunde, die Pädiatrie, als selbständiges Fach in der Medizin aufgenommen.

Zunächst brachte man die Breslauer Kinderklinik in einem Mietshaus unter. Sie hatte nur siebzehn Betten und Laboratoriumsräume. Ein recht bescheidener Anfang. Aber wer die Voraussetzungen mitbringt, kann auch so Wertvolles leisten. Die ärmlichen Umstände störten Czerny nicht. 1939 schrieb er in seinem Buch *Pädiatrie in meiner Zeit*: „Ich lege Wert darauf, gezeigt zu haben, daß sich auch unter so bescheidenen Verhältnissen erfolgreich arbeiten läßt. Nicht auf die Größe und Schönheit der Anstalt, sondern auf die Menschen, die dort arbeiten, kommt es an!“

In der Tat gelangte Czerny in dieser Zeit zu grundlegenden Kenntnissen. So erkannte er, daß die künstliche Ernährung keineswegs ein gelöstes Problem war. Im Gegenteil, sie war schuld an der hohen Erkrankungsrate künstlich ernährter Patienten. Er empfahl, die Milchnahrung mit Mehl zu verbessern, in bestimmten Fällen sogar zu ersetzen. Er führte Begriffe ein wie „Milch- und Mehlnährschäden", die heute noch ihre Gültigkeit haben.

Um die Jahrhundertwende ging Czernys erste Bedingung in Erfüllung: Endlich konnten er und seine Mitarbeiter in die neue, im Jugendstil erbaute Kinderklinik umziehen. In der Zwischenzeit hatte sich Czerny auf die völlig neue Organisation der Krankenbetreuung und Behandlung vorbereitet. Die Einzelheiten beschrieb er selbst:

„Schon der Bau zeigt eine Neuerung. Die Poliklinik besteht aus einem großen Wartesaal, der etwa hundert Menschen fassen kann, und um diesen aus einem Aufbau von sechs Ordinationszimmern, die schalldicht abgeschlossen sind. Dies hatte nicht den Zweck einer möglichst schnellen Erledigung des poliklinischen Betriebs, sondern es sollte im Gegenteil jedem einzelnen Arzte Gelegenheit geben, sich mit jedem Kinde so lange abzugeben, als es erforderlich war, ohne Rücksicht auf die im Wartesaal befindlichen Kinder.

Der Besuch der Poliklinik war nicht auf einzelne Stunden beschränkt, sondern verteilte sich auf den ganzen Tag. Auf diese Weise wurden eine Überfüllung und ein Gedränge im Wartesaal vermieden. In letzterem bildeten nur einige Tische und zahlreiche Stühle die Einrichtung. Bänke wurden absichtlich vermieden, um eine große Annäherung der Patienten zu verhindern.

Die wichtigste Neuerung war die Einführung von Krankengeschichten. Von jedem Kinde wurde auf einem besonderen Blatte eine vollständige Krankengeschichte geschrieben. Wenn ein Kind wiederholt in die Poliklinik kam, so wurde stets die alte Krankengeschichte herausgeholt und fortgeführt. Dies war auch der Fall, wenn ein Kind in größeren Intervallen (Monaten oder selbst Jahren) wiedergebracht wurde. Auf diese Weise erlangten wir mit der Zeit nicht nur Kranken-, sondern Lebensgeschichten."

Es war jetzt leichter, die wissenschaftliche Erforschung der Ernährung vorwärtszutreiben. Czerny ist es 1906 gelungen festzustellen, daß fast alle Kindererkrankungen auf irgendwelche Ernährungsfehler zurückzuführen sind, bzw. daß diese zumindest eine Ernährungsstörung zur Folge haben. Damit hatte er die bis dahin geltende Auffassung ausgeräumt, daß es sich um örtliche Darmerkrankungen handelt. Er bewies mit seinen neuen Ernährungsschemata, daß die Darmstörung nur eines der Krankheits*symptome* ist und nicht die Erkrankung selbst. Er betrachtete den Kranken als eine körperliche und psychische Einheit und leitete die Erkrankungen aus der Konstitution, aus der Ernährung oder aus einer Infektion des Körpers ab und nicht aus dem einen oder anderen Organ.

Aber – so schaltete Czerny zu seiner Grundthese zurück – wenn in der menschlichen Seele oder im Körper etwas erkrankt ist, so wird der Ernährung eine größere Rolle zufallen, als man bis dahin dachte.

Dabei mußte der Wissenschaftler von den Gegebenheiten seiner Epoche ausgehen. Wie die Säuglinge, so wurden auch die Kinder ernährt: nämlich immer wenn sie hungrig zu sein schienen. Hungrig sein, das hieß gesund sein!

Das aber war falsch. Das Kleinkind ist, wie der russische Physiologe Pawlow feststellte, nicht besser als ein abgerichteter Hund. Zu der Zeit, in der es gewohnt ist zu essen, fängt es auch an, danach zu verlangen, unabhängig davon, ob es hungrig ist oder nicht. Freude oder Kummer führen beispielsweise zu erhöhter oder verminderter Eßlust. Ob der Magen in der Tat leer ist oder nicht, das hat mit dem Verlangen nach Essen nicht unbedingt etwas zu tun.

Diese Erkenntnis veranlaßte Czerny zur Reduzierung der damals gebräuchlichen großen Milchmengen von einem Liter auf die Hälfte. Dann verdünnte er die Milch bis zur Hälfte oder zu einem Drittel, ließ ihr Fett entziehen, je nach Notwendigkeit Mehl, Butter oder Zucker hinzugeben. Die verschiedenen von ihm zusammengestellten Milch-Mischungen haben noch heute ihre Gültigkeit. Gleichzeitig empfahl er die Verwendung von Beikost in Form von Gemüsen und Obst, womit er die Vitaminzufuhr förderte. Vitamine in einer Zeit, als Vitamine noch kaum bekannt waren! (Den Namen Vitamine prägte Funk erst 1912.) Auch seine nächste Forderung nach vielseitiger Kost beinhaltete eine revolutionäre Idee. Er erkannte, daß die einseitige Milch- oder Mehlernährung Verdauungsstörungen und Blutarmut erzeugen können. Er prägte den Ausdruck „alimentäre Anämie". Er machte 1912 die wissenschaftliche Welt auf dem ersten Internationalen Kongreß für Pädiatrie darauf aufmerksam, stieß aber auf Desinteresse, als er für die Behandlung der Anämie das Essen von Leber vorschlug. Zweiundzwanzig Jahre später erhielten G. R. Minot, G. H. Whipple und W. P. Murphy den Nobelpreis für die Lebertherapie bei Blutarmut; an Czerny dachte niemand ...

Professor Fanconi, der weltberühmte Kinderarzt in Zürich, schrieb: „1915 hatten die Ideen des genialen Czerny bereits überall Fuß gefaßt. An Stelle des Begriffes der Magendarmkrankheit hatte Czerny denjenigen der Ernährungsstörung aufgestellt und damit erstens das

Schwergewicht von den lokalen Darmstörungen in den physiko-chemischen Aufbau des Gesamtorganismus verlegt, zweitens die Bedeutung der Ätiologie (Ursache) betont."

Damit kam Czerny mit Siebenmeilenstiefeln der sachgemäßen künstlichen Ernährung nahe. Das war bitter notwendig, da den meisten Ärzten nicht einmal der Begriff Ernährungsstörung geläufig war. So hatte Czerny zum Beispiel Milchnährschäden festgestellt, was bedeutete, daß die mit Kuhmilch ernährten Säuglinge trotz Gewichtszunahme an Verstopfung, Unruhe, Meteorismus usw. litten. Die Ursache sah Czerny in ungenügenden Kohlehydratmengen. Deswegen führte er die kohlehydratreiche Malzsuppe ein, die dazu noch viel Vitamin B enthält. Sein engster Mitarbeiter seit 1913, Professor Kleinschmidt, faßte es so zusammen: ,,Czerny sah seine Hauptaufgabe darin, die Fehler der künstlichen Ernährung klarzustellen und zu beseitigen. So wichtig die Behandlung der kranken Säuglinge war und der Verbesserung bedurfte, ausschlaggebend erschien ihm die Vorbeugung, also Versorgung der Städte mit keimarmer Säuglingsmilch, zweckmäßige Dosierung und Zusammenstellung der künstlichen Nahrung."

Ohne diese von Czerny und seiner Schule – praktisch sind die Kinderärzte in der ganzen Welt seine Schüler – millionenfach ausprobierten Rezepte, wäre heute auch keine Kindernahrungsindustrie vorhanden.

Czerny war sich bewußt, daß die Kuhmilchernährung mit zahlreichen Gefahren verbunden ist. In erster Linie dachte er an die Infektion. Die Milch kommt durch so viele Hände und Gefäße zu den Verbrauchern, daß sie oftmals verseucht werden kann. Czerny fand die Lösung, wie man wenigstens in der Klinik zu keimfreier Milch kommt: Sowohl in Straßburg wie später in Berlin und Düsseldorf stellte er unmittelbar neben der Kinderklinik Kuhställe auf. So bekamen die kleinen Patienten kontrollierte Milch direkt von klinikeigenen Kühen. War das nicht die einfachste und deshalb eine geniale Lösung?

Czerny floß über von Ideen. Er liebte die Kontroverse, forderte manchmal sogar mit einer absurden Idee seine Gesprächspartner heraus, um ihnen Antworten zu geben und dadurch neue Ideen zu erzeugen. Der Nestor der deutschen Frauenärzte, Professor Stoeckel, charakterisierte Czerny in seinen Memoiren: ,,Ein charaktervoller, witziger, sehr musikalischer Mann von ungeheurer Aktivität."

Im Quartett zu spielen war seine Lieblingsbeschäftigung, neben der

Klinikarbeit. Er spielte die Viola oder zweite Geige, nie die erste, obwohl er die musikalische Qualität besaß. Aber er war eben so. Viele seiner Professorenkollegen spielten lieber überhaupt nicht, wenn ihnen nicht die Rolle der ersten Geige zufiel. Czernys Sohn war in diesem Quartett Cellist.

Dieser Sohn wurde im Ersten Weltkrieg verwundet, erlitt schwere Blutungen und lag mit starkem Durchfall schon Wochen darnieder, als der Kinderarzt Czerny den Chirurgen empfahl, dem Kranken Buttermilch zu geben; das ließ den Patienten tatsächlich gesunden.

Man muß in Czerny neben dem praktischen Denker auch den Psychologen sehen. Ohne Erwähnung dieser Eigenschaft wäre sein Wirken nicht vollständig beleuchtet. Seine psychologischen Erfahrungen begründeten die heutige Kinderpsychologie und Erziehungswissenschaft. Er schrieb ein kleines Büchlein, kaum hundert Seiten stark: *Der Arzt, der Erzieher des Kindes*. In vielen Ausgaben und in zwölf Sprachen verkündete die Broschüre seine Ansichten, Jahrzehnte vor Spock. Er richtete in Berlin eine Nachmittagsvorlesung ein, in der er die Ärzte erzog, wie sie mit Kindern, deren Eltern und Großeltern umgehen, wie sie diese lenken sollen, um die Kinder nicht falsch zu erziehen. Hier einige Passagen aus dem Büchlein:

„Die Mutter, die ihr Kind nicht selbst ernährt, wird bereits im ersten Lebensjahr zwischen sich und dem Kinde eine Kluft schaffen, welche später nicht mehr vollständig auszugleichen ist."

Das sagte gerade der Arzt, dem wir die Grundlage der künstlichen Ernährung der Säuglinge verdanken. Aber Czerny meinte es so, daß Mütter – auch wenn sie nicht stillen können – ihr Kind füttern und nicht einer dritten Person überlassen sollen. Daß Kinder reicher oder hochgestellter Menschen später viel entfernter von ihren Eltern stehen, wurzelt im Mangel an frühzeitigem Kontakt miteinander.

„Kinder, welche schon in bezug auf die Nahrungsaufnahme keine Einschränkung ihrer Triebe erfahren haben, setzen aber auch jeder weiteren neuen Erziehungsregel Widerstand entgegen. Kinder sind in Krankheitsfällen um so widerstandsfähiger, je mäßiger sie ernährt wurden. Dies bedeutet den Vorstellungen vieler Eltern und Erzieher gegenüber, daß nicht das gut gefütterte Kind mehr Widerstand hat, wenn es krank ist, sondern dasjenige, welches zur mäßigen Ernährung erzogen wurde."

Czerny forderte als erster, nicht nur die Mutter während der Schwangerschaft, sondern auch die Großmutter zu erziehen. Sie hat

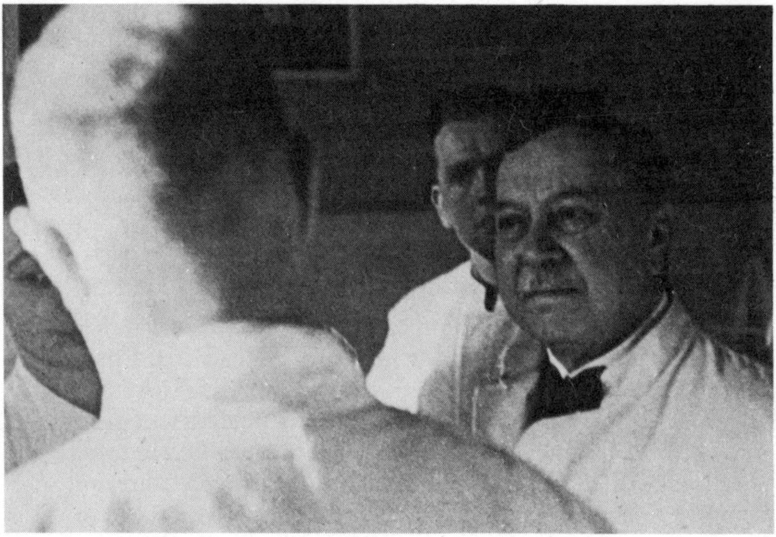

Professor Adalbert Czerny bei der Visite (1940).

viel aus der Zeit, als sie junge Mutter war, vergessen oder kennt nicht die neuen Nahrungsmittel und Medikamente; und gerade dort, wo viele Mütter arbeiten und die Erziehung des Kindes der Oma überlassen wird, ist deren Erziehung unbedingt notwendig. Czernys Vorschlag wurde erst nach Jahrzehnten verwirklicht. Kamen seine Forderungen zu früh oder sind wir Spätentwickler?

Trotz seiner modernen Auffassungen hielt sich Czerny von psychologischen Übertreibungen fern. Als er in einer Vorlesung sah, daß ein ausgezogenes Kind die Decke immer wieder hochzog, wenn er zu den Zuhörern sprach, bemerkte er: „Ein Psychoanalytiker würde sagen: Das Kind erlebt sein erstes sexuelles Trauma. Ich sage: Es friert."

Im Bereich der Kinderpsychologie entdeckte er die tiefe Wirkung der Kinderbücher. Die Texte und Bilder müssen seiner Meinung nach wahrheitsgetreu und nicht künstlich sein. Als Beispiel nennt er die Kuh, die in vielen Farben gemalt ist – und in der Natur ist sie entweder ein- oder zweifarbig. „Dabei soll es belassen bleiben, sonst entstehen bei den Kindern irre Vorstellungen, die später schwer gutzumachen sind."

Oft habe ich selbst festgestellt, daß Eltern, die einen dicken Jungen zu mir brachten, um zu erfahren, was sie gegen das Übergewicht des Kindes unternehmen sollen, selbst sehr fett waren. Man kann Czernys Warnung gut verstehen, daß gerade dicke Erzieher den Kindern keine Vorwürfe machen sollten, weil sie viel essen.

Selbst dem Arzt kann ein folgenschwerer Erziehungsfehler unterlaufen, wenn er, so Czerny, den Eltern entgegenkommen will und auf deren Verlangen, ohne jede Notwendigkeit, Medikamente verordnet und Operationen (wie Mandelentfernung, Beschneidung usw.) durchführt. Damit macht man das Kind zum Kranken. Es wird sich als Erwachsener leicht in eine Krankheit zu flüchten versuchen, wenn ein Problem auftaucht.

So leidenschaftlich Czerny debattierte und für die richtige Ernährung kämpfte, so ausgeglichen war er in seinem Privatleben. Nur in einem übertrieb er: als starker Raucher. Seine billige Zigarre hatte er immer im Mund. In der Kinderklinik mußten überall Aschenbecher aufgestellt werden, damit er nicht mit der Zigarre ins Krankenzimmer trat. Aber selbst sein Zigarrenrauchen hat einem Kind das Leben gerettet. Einmal – so beschreibt es einer seiner Schüler, der Leipziger Professor Peiper – kam Czerny auf seinem Weg in die Klinik an einem Laternenpfahl vorbei, an dem, festgeklammert, eine Mutter niederkam. Auf dem Straßenpflaster leistete der Kinderarzt erste Hilfe, indem er mit seiner Zigarrenschere die Nabelschnur durchschnitt.

Diese Erinnerungen lassen den Menschen Czerny erkennen, der in einem Mietshaus und nicht in einer prachtvollen Villa gewohnt hat wie seine Professorenkollegen, der den Titel „Generalstabsarzt" ablehnte, der das Taxi benutzte, während die anderen Professoren mit einem Achtzylinder Horch oder einem Bugatti vorzufahren pflegten.

Zuletzt soll hier die Lehre stehen, die Czerny eigentlich allen Ärzten mitgegeben hat (hier zitiert nach Kleinschmidt):

„Er lehrte, nicht Kinderkrankheiten zu behandeln, sondern kranke Kinder in allen ihren körperlichen und seelischen Eigentümlichkeiten. Bei voller Anerkennung des gegebenen Erbgutes wußte er um die Beeinflussungsmöglichkeiten durch peristatische Einwirkungen, sah er in der Konstitution das Produkt von Erbe und Umwelt. Hier einzugreifen – vor allem in prophylaktischer Hinsicht – betrachtete er als eine der wichtigsten ärztlichen Aufgaben. Czerny ist uns nicht nur das Vorbild eines großen vielseitigen Klinikers, sondern eines die praktischen Gegebenheiten des Lebens überschauenden und vielfach meisternden Kinderarztes."

SCHNELLE HILFE FÜR DAS KRANKE HERZ
Albert Fraenkel

„Du wirst heute Froschschenkel essen, Hans!" – „Und du Katzengulasch, Georg!"

So blödelten wir im Eingang des Physiologischen Institutes. Wir hatten gerade mit dem dritten Semester begonnen. Zwei Semester physiologisches Praktikum waren uns vorgeschrieben. Wir waren durch die vorausgegangenen Studien in der Anatomie schon abgehärtet. Es machte uns nichts mehr aus, bei den Leichen zu vespern, und wir trieben für viele Außenstehende „mit Entsetzen Scherz" – um Schiller zu zitieren. Aber die Physiologie war etwas anderes. Sie war uns zukünftigen Ärzten eher auf den Leib zugeschnitten. Hier hatten wir es mit lebendigen Wesen zu tun, auch wenn es nur Tiere waren. An Fröschen, Meerschweinchen, Katzen sollten wir Herzfunktion, Kreislauf, Atmung, Muskelbewegungen, Reflexe kennenlernen. Das Praktikum brachte uns der Wirklichkeit näher. Wir wurden Blutungen, Aufbrechen, Urinlassen gegenübergestellt. Damit war in der Praxis zu rechnen, und wir mußten auch hier unsere Abhärtung erfahren. Auch für wissenschaftliche Forschungen galten die Übungen in der Physiologie als Grundlage.

Ich kann mich an die ersten Übungen so gut erinnern, als hätte ich sie gestern gemacht.

Wir bekamen Wasserfrösche – kleine, grünliche Wesen. Wir mußten sie selbst aus dem Aquarium herausnehmen. Manche mußten sich schon zusammennehmen, um diese aus der Hand leicht herausschlüpfenden Tiere überhaupt anzufassen. Manchmal haben wir nicht gewußt, wer größere Töne von sich gab, die Frösche oder die Kolleginnen, wenn sie die schleimbedeckte Froschhaut anrührten. Solche Mädchen waren dann für immer „bedient", wenn ein Frosch „versehentlich" in der Bluse landete.

Die erste Übung war, den Kreislauf des Frosches zu beobachten. Das war sehr einfach. Man hatte nur die zwischen zwei Zehen ausgespannte, papierdünne Schwimmhaut unter das Mikroskop zu halten und sah dann das Blut in den dünnsten Gefäßen strömen. Das warf selbstverständlich die Frage auf, woher das Blut kommt und wohin es geht. Die Antwort bekamen wir schon bei den nächsten Übungen.

Die Frösche wurden auf einem kleinen Operationstisch befestigt.

Wir öffneten den Brustkorb und beobachteten, wie das Herz schlägt. Es arbeitete wie eine Pumpe. Es zog sich zusammen, wodurch das Blut von dem Herzen in die Gefäße gedrückt wurde, ließ dann nach und saugte das Blut auf, das aus dem Körper zurückfloß. Die zwei Teile des Herzens, der Vorhof und die Kammer, arbeiteten abwechselnd. Während die Kammer sich zusammenzog, ruhte der Vorhof; und umgekehrt. Diesen rhythmischen Verlauf der Blutaufnahme und des Blutausstoßes nennt man Herztätigkeit. Im Prinzip, ob bei Mensch oder Tier, ist die Herztätigkeit die gleiche.

Um die Arbeit des Herzens besser beobachten zu können, mußten wir die Herzmuskeltätigkeit, das Zusammenziehen, registrieren. Unsere Aufgabe war es, das Herz mit einem Hebel zu verbinden. Die eine Spitze des Hebels diente als Schreibarm. Der berührte ein Papier, das an einer sich drehenden Trommel befestigt war. Nach dem Rhythmus und nach der Stärke der Herzmuskeltätigkeit schlug der Hebel schnell oder langsam, stark oder schwach aus. Der Schreibarm notierte alles auf dem Papier. So entstanden Kurven, Diagramme, die jeweils für das untersuchte Herz typisch waren.

Bald war diese Spielerei für uns so interessant und mitreißend, daß wir darauf brannten, auch Wirkungen von Arzneien ablesen zu dürfen. Wir bekamen bald Gelegenheit dazu.

Wir sollten den Einfluß von Digitalis auf das Herz studieren. Digitalis galt als das bekannteste und am häufigsten angewandte Herzmittel. Der Digitalisstoff wurde zuerst aus Digitalis pupurea, dem roten Fingerhut, gewonnen.

Die rote Fingerhutblume war als Medikament schon im zwölften Jahrhundert bekannt. Sie fehlte nie in den Taschen der damals heilkundigen Mönche. Aber erst 1785 wurde ihre therapeutische Wirkung etwas exakter von dem Engländer Withering beschrieben. Den Wirkstoff der Fingerhutblume, das Digitoxin, fand Schmiedeberg (von dem noch die Rede sein wird) im Jahre 1870. Dieses Digitoxin entsteht, wenn man die Blumenblätter trocknet. Es gibt eine Reihe von verschiedenen Fingerhutblumen, die ähnliche Wirkungen entfalten.

Wir bekamen eine zehnprozentige Digitalis-Lösung und mußten davon einen halben Milliliter unter die Oberschenkelhaut des Frosches spritzen. Dann warteten wir zehn bis fünfzehn Minuten. In dieser Zeit begann die Registriertrommel, andere Kurven als die uns bekannten zu zeichnen. Zunächst schlug das Herz intensiver, aber seltener. Das bedeutete, daß die Kammer mehr Blut aufnahm, sie erweiterte sich stärker, und das Herz zog sich besser zusammen. Die Kammer zog sich nur halb so oft zusammen wie der Vorhof. Bald darauf zeigte sich an der Kammer eine wellenartige Bewegung; manchmal zog sich ihre Spitze, manchmal ein anderer Teil zusammen. Der Schreibarm machte verzweifelte Versuche, dieses Durcheinander aufzuzeichnen. Endlich hörte die Kammer auf, sich zu bewegen. Der Vorhof zog sich noch einige Male zusammen, bis auch er zu schlagen aufhörte.

Einige Wochen übten wir diesen Versuch. Dann waren wir soweit, daß wir berechnen sollten, welche Menge von Digitalis ausreichte, um beim Frosch innerhalb von dreißig Minuten den völligen Herzstillstand zu erzielen. Die Menge der zu bestimmenden Digitalissorte, die genügte, um in diesem Zeitraum einen dreißig Gramm schweren Frosch zu töten, nannte man eine Froscheinheit.

Später haben wir die Untersuchungen an Katzen fortgesetzt. Die Erprobung der Digitaliswirkung ging ähnlich vor sich. Die Katzen wurden mit Äther narkotisiert. Dann suchten wir die Oberschenkelvene und spritzten verschiedene Mengen von Digitalis ein. Unser Ziel war, die Dosis von Digitalis zu bestimmen, die bei der Katze in einer Stunde zum Herzstillstand führte.

Im nächsten Versuch wurde die therapeutische Wirkung von Digitalis auf das Katzenherz untersucht.

Das Herz wurde, wie bei den Fröschen, mit der Registriertrommel durch Hebel und Schreibarm verbunden. Dann ließen wir immer weniger Digitalis-Lösung in die Vene fließen, bis das Herz langsamer schlug und sich energischer zusammenzog, ohne daß es nach Einstellung der Infusion zum Stillstand kam.

Diese Versuchsweise benutzte schon 1893 Albert Fraenkel, ein Arzt aus dem idyllischen Ort Badenweiler, im Pharmakologischen Institut der Universität Heidelberg.

Badenweiler, am südlichen Ausläufer des Schwarzwaldes, „ein Stück Italien auf deutscher Erde“, war seit 1890 die zweite Heimat des von Lungentuberkulose gerade geheilten 26jährigen Arztes. In diesem kleinen, stillen Kurort waren die Herbst- und Wintermonate trostlos. Wenn der erste Herbstwind die Bäume entblätterte, reisten die meisten Patienten nach Hause, die Reichen zog es nach Süden. Fraenkel, der ursprünglich Frauenarzt werden wollte, also ein Arzt, der ständig tätig ist, spürte trotz aller Vorsichtsmaßnahmen, die für einen ehemaligen Tuberkulotiker damals Gebot waren, einen ununterdrückbaren Tätigkeitsdrang. Als sehr gewissenhafter Arzt blätterte er manchmal nächtelang Dutzende von Büchern, alten Zeitschriften, Meldungen, Briefen durch, nur um etwas über einen Wirkstoff zu erfahren, wenn bei einem Patienten das Medikament nicht so anschlug, wie er es erwartete. Immer wieder deckte er Lücken auf, immer wieder schloß er unbefriedigt seine Bücher. Durch die sorgfältige Beobachtung von Kranken und Erkrankungen, kam er zu dem Schluß, daß man über die Wirkung und Dosierung der Medikamente noch viel zu wenig wußte. Er entschloß sich, dem Übel auf den Grund zu gehen.

Fraenkel nutzte die Sauregurkenzeit aus, um in Heidelberg dem Wesen der Arzneiwirkungen nachzuspüren. Die Direktoren des Pharmakologischen Institutes, Waldemar von Schroeder und sein Nachfolger Rudolf Gottlieb, waren großzügig genug, einem praktischen Arzt zu ermöglichen, als Gast im Institut zu experimentieren. Oder besaßen die Professoren einen sechsten Sinn, der bei den meisten von Eitelkeit unterdrückt wird? Wer weiß es! Immerhin nahmen die Lehrer der jahrhundertealten Universität Fraenkel freundschaftlich auf, was nicht ohne Wirkung auf den Erfolg blieb.

Zunächst untersuchte Albert Fraenkel, wie Codein im Vergleich zum Morphium das Atmungszentrum beeinflußt. Das interessierte

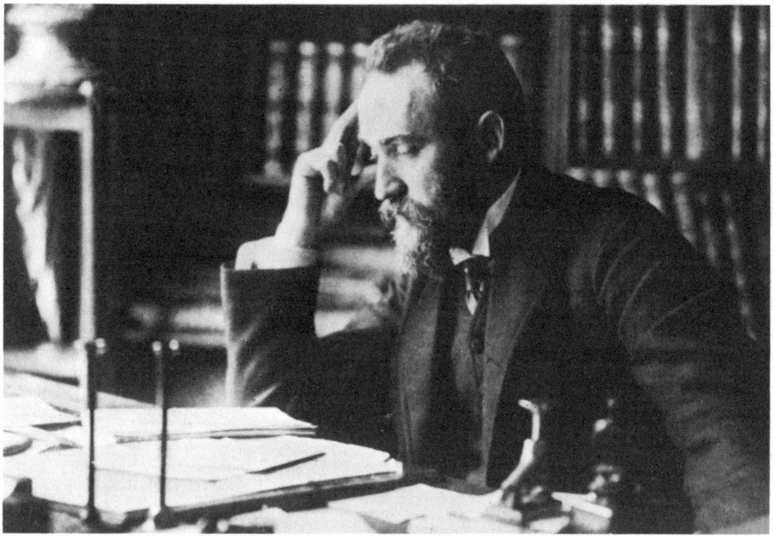

Albert Fraenkel.

ihn, weil Codein um Husten und Morphium um Schmerzen zu stillen häufig verwendete Medikamente bei Tuberkulosekranken waren. Dann nahm er die Nachprüfung der richtigen Dosierung von Digitalis vor.

Er hatte in Badenweiler beobachtet – wo sein gesunder Menschenverstand und seine Hingabe bei der Behandlung bald über die Grenzen hinaus bekannt wurden und ihm den Zulauf eines internationalen Patientenkreises erwirkten –, daß einigen Herzkranken, die laufend Digitalis nahmen, diese Arznei nicht gut bekam. Appetitlosigkeit, Brechreiz, Angstgefühl, Schwindelgefühl bedeuteten, daß die laufende Einnahme von Digitalis eine Änderung der Herzmuskelzellen hervorrief. Die Zellen vertrugen kein Digitalis mehr, und sie zeigten Widerstand gegen die Häufung (Kumulation) des Medikaments.

Andererseits war bekannt, daß die Digitalis-Tabletten und -Tropfen, die durch den Mund in den Magen-Darmkanal kamen, von dort nur schwer vom Blutkreislauf resorbiert wurden. Das führte auch noch zu Verdauungsschwierigkeiten, zu Durchfällen. Diese Beobachtungen legten den Gedanken an eine intravenöse Verabreichung von Digitalis nahe. Wenn eine Arznei nämlich direkt in die Blutbahn befördert wird und nicht den Verdauungsorganen zur Last fällt, so bleiben die diesbezüglichen Beschwerden weg, und man kann außerdem die Droge genauer dosieren.

Solche Bemühungen waren Fraenkel gegenwärtig. Er wußte, daß in der Klinik für Innere Medizin zu Straßburg, die unter der Leitung des berühmten Bernhard Naunyn stand und wo auch er selbst 1888 sein Staatsexamen abgelegt hatte, Kottmann versuchte, den Kranken Digitalis in die Vene zu spritzen. Ein ähnlicher Versuch wie bei unseren Katzen-Versuchen, der jedoch sehr gefährlich war, weil man die eventuell tödliche Menge beim Menschen nicht kannte. Die verschiedene Wirksamkeit der Digitalisblätter je nach Wachstumsort und Jahreszeit des Pflückens erhöhten die Gefährlichkeit solcher Experimente.

Also folgte Fraenkel der altbewährten Methode der Tierversuche. Er verglich die Wirkung der verschiedenen Digitaliskörper. Der junge Arzt spritzte solange Dutzenden von Katzen immer weniger von Digitalis-Lösungen ein, bis er die niedrigste Menge fand, die sie gerade noch zum Tode führten. Andererseits stellte Fraenkel fest, daß, je wirksamer eine Substanz war, eine um so geringere Flüssigkeitsmenge der Digitalis-Lösung reichte, um die gleiche Wirkung zu erzielen.

Viele haben vor Fraenkel ähnliche Untersuchungen vorgenommen, aber er wurde auf den raschen Wirkungseintritt und die relativ geringe Giftwirkung von Strophantin aufmerksam.

Auch an der Straßburger Universität wurde durch den Pharmakologen Schmiedeberg entdeckt, daß Strophantin-Arten eine spezifische Wirkung entfalten. Wie bei so vielen Medikamenten stammen auch die Kenntnisse über Strophantin von primitiven Völkern, die die Wirkung von Pflanzen durch Überlieferung über Jahrhunderte hinweg besser kannten als viele Botaniker. Die Strophantin-Arten fand man in Südafrika; es sind Schlingpflanzen. Aus den ovalen, graubräunlichen Samen machten die Eingeborenen ein Pfeilgift, das sie Kombi nannten. Wenn der Pfeil in den Körper von Menschen oder Tieren eindrang, war die Folge Herzstillstand. Der englische Pharmakologe Thomas R. Frazer stellte in Edinburgh Strophantin her, das Fraenkel dann einer feineren Analyse unterzog.

Je öfter Fraenkel Katzenversuche vornahm, um so sicherer erschien ihm die viel raschere Wirkung von Strophantin. Es stand ihm die Überlegenheit dieses Stoffes gegenüber anderen Digitalis-Präparaten vor Augen. Er ist – um seinen letzten Schüler Rudolf Thauer zu zitieren – „auf den für damalige Begriffe ungeheuerlichen Gedanken gekommen, daß dem Mensch recht sein müsse, was der Katze billig sei".

Fraenkel war bald felsenfest überzeugt davon, daß Strophantin auch bei Menschen eine rasche und einwandfreie Wirkung entfalten werde. Aber wo sollte er das klinisch erproben? Nicht an seinen Patienten in Badenweiler, wo keine Laborkontrolle möglich war.

Deshalb begann er Umschau nach klinischen Möglichkeiten zu halten. Es lag nahe, daß er sich an jene Universität wandte, die seine Alma Mater war, nach Straßburg. Dort war er mit den örtlichen Verhältnissen vertraut; so zog es ihn nach der Hauptstadt des Elsaß. Er schrieb an Professor Ludolf von Krehl, der die Innere Medizin leitete, und bat um eine Vorsprache. Der Ordinarius stimmte zu, und Fraenkel nahm an einem Tag im September 1905 in Badenweiler den Zug nach Straßburg.

Obwohl die Sonne noch Wärme ausstrahlte und die Rheinlandschaft noch Grün dalag, fror Fraenkel ein bißchen, und so wickelte er sich in seine Pelerine ein. Er schaute die ihm so vertraute liebliche Gegend an, ohne sie zu sehen. Seine Gedanken waren weit fort. Er suchte den Horizont der Zukunft. Der junge Arzt dachte an die vielen Herzkranken, die er mit Hilfe von Strophantin heilen könnte. Er träumte nicht von Ruhm und Reichtum, das entsprach nicht seiner Natur. Er fühlte sich als Wohltäter der Menschheit, dem die Dankbarkeit die höchste Belohnung ist. Er wollte etwas Dauerhaftes vollbringen, und vielleicht hat er gedacht, was Freud später so formulierte: „Unsterblichkeit bedeutet, von vielen Anonymen geliebt zu werden."

Der Zug hielt in Straßburg. Fraenkel eilte zur Droschke, um sich bei Krehl nicht zu verspäten. Er brachte ein Bündel Papiere mit, seine genauen Aufzeichnungen der Tierversuche. Der Pförtner der Universitäts-Kliniken blickte ihn mit fragendem Gesicht an; aber Fraenkel war zu tief in Gedanken versunken, um den Mann überhaupt zu bemerken. Er eilte ohne ein Wort an ihm vorbei und verschwand hinter der Tür der Krehlschen Klinik.

Wo er war, wurde ihm erst gegenwärtig, als Krehl in fragte, was er wünsche. Fraenkel riß sich zusammen und schilderte mit kurzen und einfachen Sätzen den Grund seines Kommens. Kaum hatte er die Möglichkeiten und Notwendigkeit der intravenösen Strophantin-Behandlung zusammengefaßt, ließ Krehl schon kurzerhand den Oberarzt Georges Schwartz rufen und beauftragte ihn, Fraenkel behilflich zu sein. Damit war die Audienz beendet und dem größten Fortschritt bei der Herzbehandlung für viele Jahrzehnte der Weg geebnet. Sicherlich war es nicht nur eine Sternstunde Krehls und nicht nur die Laune eines schönen Spätsommertags, es war mehr – Krehl hatte nachgedacht.

Das Schicksal war an diesem Tage Fraenkel zu Hilfe gekommen. Ihm passierte, was so vielen Forschern im ganzen Leben versagt bleibt: Er fand den Mann, der „nicht die Intoleranz gegen Außenseiter teilte" (Meng), wie man dies bei Universitätsmedizinern so oft begegnet, den Ordinarius der Inneren Medizin an der Universität Straßburg, Ludolf von Krehl, der ihm gestattete, seinen Patienten intravenös Strophantin zu verabreichen und die Wirkung zu beobachten. Dabei war Krehl der junge Kollege durchaus nicht besonders sympathisch; auch später fanden die beiden keine gegenseitige Sympathie, obwohl sich Fraenkel für die Großzügigkeit von Krehl ein Leben lang dankbar zeigte. Von Krehls Handlungsweise war schon damals zumindest ungewöhnlich; heute ist sie fast unvorstellbar. Damals waren die Ordinarii Individualisten, heute bilden sie sich nicht selten ein, in Vertretung Gottes zu handeln. Thauer sagt mit Recht: „Man solle sich vorstellen, was es heute bedeuten würde, wenn ein praktischer Arzt aus einem kleinen Badeort zu dem Chef einer großen Klinik käme und ihn bäte, eine neue Therapie auf einer seiner Stationen erproben zu dürfen." Besonders, nachdem der Strophantin-Forscher Schmiedeberg, Professor für

Pharmakologie an derselben Universität, vor einer intravenösen Verabreichung gewarnt hatte!

Es war schon mitten in der Nacht, als der Zug wieder in Badenweiler ankam. Fraenkel konnte die ganze Nacht nicht schlafen. Erst jetzt, da sein Ziel zum Fassen nahe war, kam Verzweiflung in ihm auf. Durfte er mit Menschen experimentieren? Welche Gefahren konnten sich zeigen? Durfte er Menschen der Wirkung einer noch kaum erprobten Droge aussetzen? Würde eine intravenös verabreichte Strophantin-Lösung nicht sofort zum Tode führen? Oder Vergiftungen verursachen?

Fragen auf Fragen! Wer konnte sie beantworten? Wer sie verantwortungsvoll beantworten?

Zweifellos waren die Tierexperimente beruhigend ausgegangen. Es bestand kein Zweifel, daß die Wirkung von Strophantin eine schnellere und unkompliziertere war als die der Digitalis-Arten, die bei Menschen verabreicht wurden. Andererseits ging es Jahrhunderte so:

Man findet zufällig etwas, jemand nimmt etwas irrtümlich ein, das wirkt – und ein neues Medikament ist entdeckt. Oder man nimmt Tierversuche vor: wenn deren Ergebnisse den Vorschriften genügen, wird das Medikament am Menschen ausprobiert. Meist versucht es der Erfinder an sich selbst oder an sich freiwillig meldenden Patienten, die der Meinung sind, daß es ihnen schon nicht schaden, aber vielleicht helfen wird, nachdem sie so vieles ergebnislos genommen haben. Aber dem Arzt ist immer bang, wenn er erstmals Neues erprobt. Man braucht Mut dazu und einen unerschütterlichen Glauben an die Wirksamkeit der Arznei. Nachdem viele hunderttausend Mittel versucht wurden, wissen wir, daß die meisten überhaupt keine Wirkung entfalten, aber auch nicht schaden. Nur wenige erfüllen wirklich die Erwartung.

Fraenkel hat das noch nicht gewußt, nur geahnt; er konnte sich in den nächsten Tagen keine beruhigende Antwort geben. Aber er war felsenfest von der Richtigkeit der Strophantin-Verwendung überzeugt. Die Katzen-Versuche waren so eindeutig ausgegangen, daß er keine Zweifel hatte. Ihn bekräftigte auch das physiologische Gesetz, wonach ein Tierexperiment das Beste ist, der beste Ersatz für Beobachtungen am Menschen selbst. Das Herz eines Warmblüters und das eines Menschen haben weitgehend gleiche Eigenschaften. Die innere Unruhe legte sich aber solange nicht, bis Fraenkel wieder in Straßburg war.

Als er mit Dr. Schwartz an einem kalten, vorwinterlichen Tag den großen Krankensaal betrat, in dem die Betten dicht aneinander standen, und die Patienten betrachtete, wurden seine letzten Zweifel, ob er handeln sollte oder nicht, zerstreut. Es lagen dort hauptsächlich Kranke über sechzig, deren Herz nahe daran war zu versagen. Aus jeder Ecke kam ihm Stöhnen, Röcheln, Ringen um Luft entgegen. Der ganze Saal roch nach Urin und Schweiß. Der Oberarzt ging mit Fraenkel von Bett zu Bett. Alle Patienten wurden sorgfältig untersucht. Die Lippen waren leicht blau, die Augen infolge Aufschwemmung kaum sichtbar. Der Puls ging unregelmäßig, die Beine waren vom Wasser aufgeschwemmt. Das Herz war vergrößert, die Lunge gab Zeichen von Stauungen.

Auch die Krankengeschichten zeigten ein düsteres Bild. Alle Patienten standen schon viele Jahre in Behandlung. Sie schluckten Pillen; es wurde ihnen Blut entnommen, der Brustkorb eingerieben. Doch nichts hatte geholfen. Sie waren vom Tod gezeichnet. Ihnen war es recht, daß man etwas Neues versuchen wollte. Die meisten sagten: Lieber den Tod als dieses Leben, das keins mehr ist. In der Waagschale wogen die Vorteile der Strophantin-Behandlung die eventuellen Nachteile auf, mehr als das! Damit waren die Würfel gefallen.

Schon bald zeigte sich, daß Fraenkel die gute Wirkung von Strophantin richtig eingeschätzt hatte. Die Patienten, die bisher kaum eine Wirkung oder sogar Beschwerden infolge der Digitalis-Behandlung verspürt hatten, glaubten an ein Wunder. Und es war fast ein Wunder! Wunder des Geistes und des Mutes von Albert Fraenkel! Seine Arbeit hatte sich gelohnt, seine Beobachtungen wurden bestätigt. Stolz berichtete er auf dem 23. Kongreß für Innere Medizin in München 1906:

„Schon die ersten Versuche mit richtigen Dosen zeigten die glänzenden Erfolge der neuen Methode: die Schnelligkeit und Stärke der Wirkung. Von der internen Therapie her sind wir an das allmähliche Eintreten der Digitalis-Wirkung gewöhnt, die wir nach Zeit und Intensität nie genau voraussagen können. Hier stehen wir vor einer Wirkung, die innerhalb von drei bis vier Minuten einsetzt und die wir beherrschen. Unter unseren Augen vollzieht sich die Umschaltung des pathologischen Kreislaufes zur Norm. Der Puls des Kranken wird voller, seine Atmung langsamer, und eine Harnflut bricht los, wie wir sie in solch kurzer Zeit bisher auf keinem Wege erreichen konnten. Der eine Kranke, der vor einem Eingriff unter dem Bilde der CO_2-Überladung apathisch dalag, belebte sich rasch; der andere, der den Anblick hochgradiger kardialer Dyspnoe und der durch sie bedingten Angst und Unruhe darbot, beruhigte sich, und viele fanden schon nach einer einzigen Injektion den Schlaf, den sie seit Wochen entbehren mußten. Wenn schon jede glücklich durchgeführte Digitalis-Behandlung als ein Triumph ärztlicher Kunst erscheint, so wirkt diese rasche Hilfe durch intravenöse Injektion des Mittels wie eine Wunderkur, und der Arzt steht vor einem pharmakologisch wie klinisch gleich bedeutungsvollen Experimente."

Trotzdem war es erstaunlich, daß Professor Erb, der Heidelberger Neurologe, nach seiner Rückkehr aus München im Kolleg folgenden Bericht gab: „Alles in allem ist in München nichts Neues zu Tage gekommen, außer einer therapeutischen Entdeckung des Dr. Fraenkel über das Strophantin, die außerordentliche Aussichten eröffnet." Erstaunlich deshalb, weil das Lob aus dem Mund eines Professors kam, der, wie die anderen, fast allem kritisch und ablehnend gegenüberstand, was nicht er selbst oder wenigstens einer seiner Schüler erfunden hatte!

Fraenkel begnügte sich nicht mit der Erfindung. Er verfeinerte unermüdlich die Strophantin-Dosierung von Jahr zu Jahr. Bei ihm gab es keinen Routinefall. Wie sein letzter Assistent fünfundzwanzig Jahre nach der Einführung der intravenösen Strophantin-Behandlung schrieb, „wagte es kein Assistent, eine Strophantin-Injektion zu geben, ohne vorher mit allen zur Verfügung stehenden Methoden den Ausgangszustand des Patienten studiert zu haben". Eine große Hilfe war der von Heinrich von Recklinghausen erfundene Blutdruckmesser. Recklinghausen schenkte 1907 Fraenkel das erste Exemplar.

Fraenkel machte Schule im „kontrollierten Experiment". Auch unter den bescheidensten Verhältnissen in Badenweiler, wo er seit 1903 zwei Häuser (Villa Hedwig für innere Erkrankungen und Villa Paul für Tuberkulose) sanatoriumsmäßig eingerichtet hatte, belegte er die Krankheiten mit genauen Angaben über Blutdruck, Herzfrequenz, Gewicht, Urinausschwemmung, später EKG und Röntgenbild.

Fraenkels fünfundzwanzig Jahre in Badenweiler waren sehr erfolgreich. Mehrere bekannte Persönlichkeiten, unter anderem Karl Jaspers und Hermann Hesse, waren seine Patienten. Dort begann die Bekanntschaft mit Albert Schweitzer, dort erhielt er 1914 den Titel eines „Königlich preußischen Professors". Er zog während des Ersten Weltkriegs nach Heidelberg, kam aber immer wieder nach Badenweiler zurück. 1920 ernannte ihn die Gemeinde, die ihren ganzen Ruhm

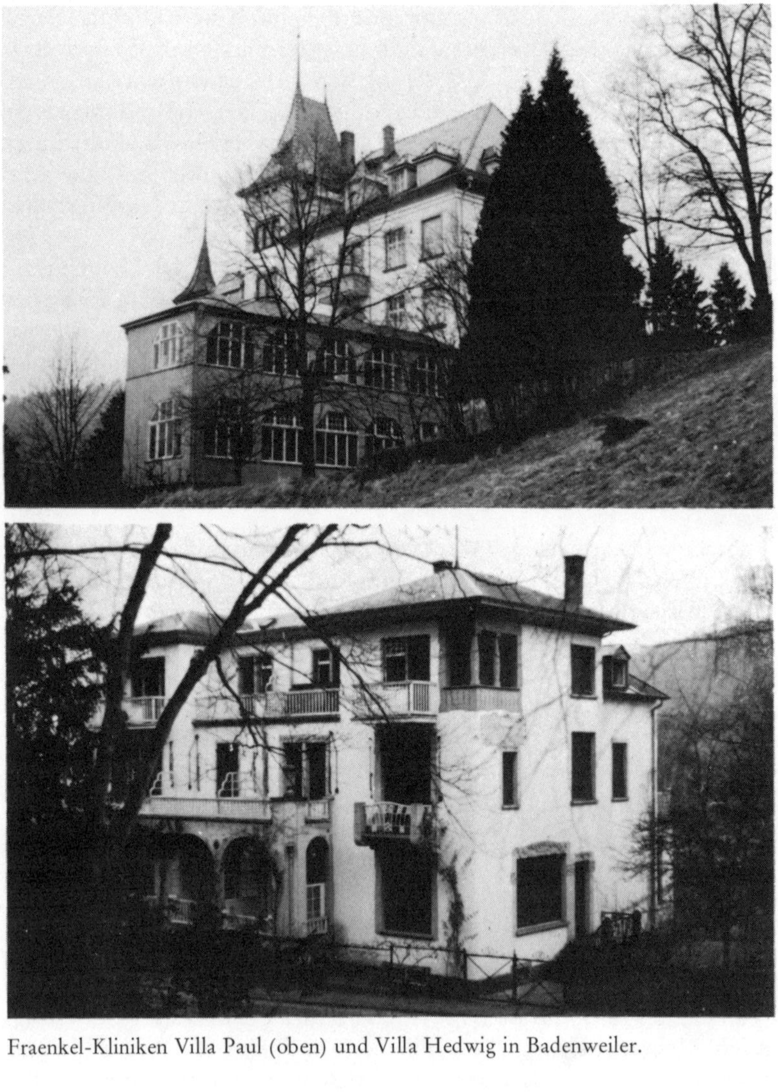

Fraenkel-Kliniken Villa Paul (oben) und Villa Hedwig in Badenweiler.

als Badeort Fraenkel verdankte, zum Ehrenbürger. Über Fraenkels dortige Zeit gab kein Geringerer als Hermann Hesse 1910 folgende Beschreibung: „Unser Professor sucht und sieht und behandelt nicht Krankheiten, sondern Menschen. Es liegt ihm nicht so sehr daran, die abnormen Herzgeräusche eines Herzkranken, das Loch in der Lunge eines Schwindsüchtigen zu bekämpfen und wegzuschaffen, als vielmehr diesen Kranken das Leben zu erleichtern, ihnen innerhalb der Bedingungen ihrer beschränkten oder geschädigten Natur eine möglichst günstige und erträgliche Lebensweise zu bieten oder anzuerziehen. Er scheut nicht vor Unheilbaren zurück, er gibt Schwerbedrohte nicht auf, er sucht nicht minder die Minuten des Sterbenden wie die Jahre des Leichtkranken erträglich und womöglich freundlich zu machen. Er will die Natur nicht zwingen und vergewaltigen, er will nicht zarte Leute robust und Hagere fett machen, sondern er will nur einem jeden das Verharren in seiner Haut und Person, auch wenn sie noch so krank ist, ermöglichen und erleichtern. Dazu gehört nun vor allem, daß er jedem Leidenden die Einsicht in sein eigenes Wesen und Leiden eröffne und erhelle, daß er jeden lehre, sein eigenes Leben innerlich zu verstehen, ernst zu nehmen und zu achten. Er beschleicht und erlegt die Zerstörer der Lust und des Lebens, indem er in der Vernunft und im Gemüt eines Kranken selber dem Leiden Feinde und Gegenkräfte erzieht. Hierin sehe ich den Angelpunkt seiner Kunst, die er mit allen Listen, Vorteilen und Werkzeugen der Wissenschaft und medizinischen Technik emsig unterstützt. Eine vorurteilslose, edle Achtung vor allen Erscheinungen der lebendigen Natur, eine nahezu moralfreie Beurteilung jedes menschlichen Zustandes, aller Lebenslagen, Leidenschaften, Verirrungen – das ist sein Fundament. Und sein Ideal, so möchte ich glauben, ist ein Zustand der Menschheit, in welchem jeder Geringste auf diesem Boden stünde und wo leidenschaftslose Vernunft die Gedanken, Urteile und Taten der Menschen und Völker leiten würde."

Besonders bemerkenswert an dieser Aufzeichnung ist, daß sie 1947 in einem Band erschien, den die Mitglieder des Zürcher Kreises der Schweizerischen Bibliophilen Gesellschaft anläßlich der Verleihung des Nobelpreises Hesse widmeten, dessen Auszeichnung nicht umstritten war.

Mit ungebrochener Energie nahm der 54jährige Fraenkel nach dem Krieg seine Arbeit in Heidelberg auf. Er sah, wie vernachlässigt die Versorgung von Tuberkulose-Kranken war. Er setzte daher alle seine

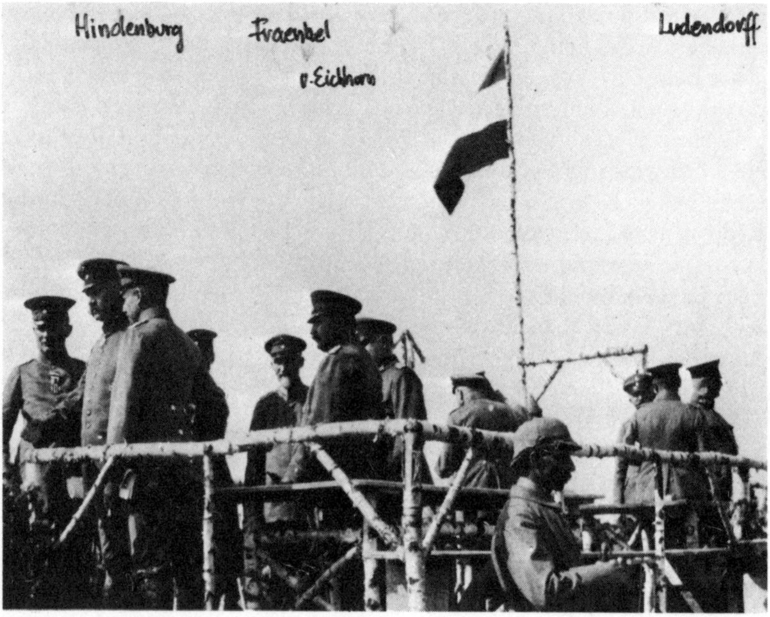

„Königlich preußischer Professor" Albert Fraenkel beim Generalstab, 1915.

Mittel ein und organisierte ein Tuberkulosen-Krankenhaus in Heidelberg-Rohrbach. Das reichte ihm aber nicht aus. Es war ihm gelungen, noch im selben Jahr, 1927, das erste Krankenhaus für Herzkranke in Deutschland zu eröffnen, das Mittelstands-Sanatorium Speyererhof. Dort setzte er seine praktische und wissenschaftliche Strophantin-Forschung fort. Ein Jahr später konnte er an der Heidelberger Universität die Lehrtätigkeit als ordentlicher Honorarprofessor aufnehmen. War es Ironie des Schicksals oder Neid der Kollegen, daß er nicht über sein Hauptwerk, die Herzbehandlung, lesen konnte? Er holte das nach, indem er jährlich Fortbildungskurse in Speyererhof abhielt, die aufgrund ihres hohen Niveaus einem wissenschaftlichen Kongreß gleichkamen. In Heidelberg konnte er seine Verbindungen mit der Firma C. F. Boehringer & Söhne in Mannheim intensivieren, wo das seither weltberühmte Kombetin hergestellt wurde. Über seine Verbindung witzelte Fraenkel:

Was ein Bierkrug ohne Henkel
Wär ohne Boehringer Fraenkel.

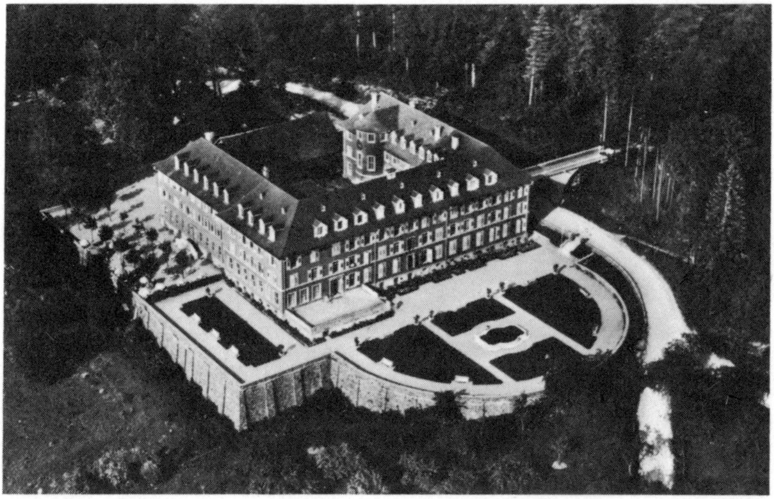

Speyererhof, das erste Krankenhaus für Herzkranke in Deutschland in Heidelberg-Rohrbach.

In dieses ausgewogene Leben griffen die Anordnungen des Dritten Reiches ein, bevor Fraenkel die Früchte seiner Werke genießen konnte. Da er Jude war, mußte er 1933 die Leitung beider Krankenhäuser aufgeben; und als ein Mann, der niemals Not gekannt hatte, mußte er sich nun auf die Wohltätigkeit und das Verständnis anderer verlassen. Ein Arzt, der über vier Jahrzehnte vielen Tausenden geholfen hat, fand kaum eine Handvoll Menschen, die ihm und seiner Familie halfen. Trotz aller Einladungen aus dem Ausland, trotz aller Warnungen brachte er es nicht fertig, sein geliebtes Vaterland, die Heimat seines Wirkens zu verlassen. Zu den wenigen, die versuchten, ihm beizustehen, gehörte Karl Jaspers, der zu seinem siebzigsten Geburtstag schrieb: „Ihre Güte und Klugkeit zu spüren ist uns zum Leben gehörig."

Jaspers hatte viel Veranlassung, solche Zeilen zu schreiben. Fraenkel war es gewesen, der 1901 seine Erkrankung erkannte, nachdem das vielen Ärzten nicht gelungen und Jaspers der Verzweiflung nahe war. Er lehrte Jaspers, gesund zu werden, indem er ihm die richtigen Anweisungen gab, wie er mit seiner Erkrankung fertig werden mußte, wie er mit ihr leben sollte. Jaspers litt an einer Erweiterung der Bronchien und nicht an Tuberkulose, wie andere Ärzte gemeint hatten. Seine Atmung war erschwert, weil die Bronchien viel Sekret ablagerten. Das führte zur Infektion, zu häufigen Fieberanfällen. Fraenkel erklärte Jaspers, wie er täglich seine Bronchien entleeren sollte. Damit erreichte Jaspers eine abrupte Erleichterung. Die Fieberanfälle hörten auf. Er befolgte dann sein ganzes Leben lang Fraenkels Anweisungen.

Aber Fraenkel half Jaspers auch sonst. Jaspers beschreibt in seinem Buch *Schicksal und Wille* die menschliche Hilfe seines väterlichen Freundes:

„Im Jahr 1922 bekam ich einen Ruf nach Greifswald. Ihn anzunehmen war unmöglich für mich, das Klima dort verhinderte es. Ich hatte Fraenkel abends informiert. Am nächsten Morgen, schon um acht Uhr, meine Frau und ich lagen noch im Bett, kam Fraenkel: ‚Hören Sie mal, Jaspers, es ist doch klar, das Klima in Greifswald ist für Sie ausgezeichnet!' In der Fakultätssitzung wurde die Sache besprochen: Jaspers geht doch nicht nach Greifswald, das ist wegen seiner Krankheit unmöglich. Er bleibt hier, da brauchen wir nichts zu tun. Fraenkel aber ging mit dem Dekan Bartholomae, einem vortrefflichen Mann, so gemütlich wie es damals war, Arm in Arm auf der Straße. Beiläufig hat er dann auch von mir gesprochen: Ich könnte gut nach Greifswald gehen, das Klima schade mir nicht. Worauf Bartholomae in der Fakultätssitzung erklärte: ‚Ich habe von seinem Arzt gehört, Jaspers kann nach Greifswald gehen.' Darauf entschloß sich die Fakultät, für mich einen Ruf zum persönlichen Ordinarius in Heidelberg zu beantragen. So hat Fraenkel als Arzt in mein Leben eingegriffen."

Jaspers beendete seine Sätze mit einer Verbeugung vor Fraenkel, die nur wenigen Ärzten zuteil wurde: „Es war ein Glück für mich, einen solchen Arzt zu haben, mit dem ich in Unbefangenheit und Prüfung einen eigenen Weg finden konnte."

Am 1. September 1938 erloschen laut Gesetz die Approbationen jüdischer Ärzte. Fraenkel strich seinen Doktor- und Professor-Titel aus dem Briefkopf und schrieb an Schwartz, seinen einstigen Mitfechter, der inzwischen Chefarzt des Städtischen Krankenhauses in Colmar geworden war: „Sie müssen die Strophantin-Fahne hochhalten, wenn sie mir aus den Händen gleitet."

Noch 1938 wurden Fraenkel Anerkennungen bei ausländischen Kongressen zuteil: in Oxford und dann in Mailand (wo er zum letzten Male vor der Öffentlichkeit sprach). Er ahnte seinen nahen Tod und bezeichnete humorvoll diesen Vortrag als seinen „dernier cri". Abschließend zitierte er den Altmeister der Internisten, Bernhard Naunyn: „Die Heilkunde wird Wissenschaft sein, oder sie wird gar nicht sein.“ Dieser Satz stand auch als Motto auf Fraenkels Lebenswerk *Strophantin-Therapie* (1933).

Nur vier Monate hatten die neuen Gesetze noch Macht über Fraenkel. Er starb am 22. Dezember 1938.

Ihm wurde kein Nobelpreis zugesprochen. Von 1906 (dem Jahr seiner Entdeckung) bis 1928 wurde 34 Ärzten der höchste medizinische Preis verliehen. Mit Ausnahme von Th. Kocher, F.G. Banting, K. Landsteiner und W. Einthoven haben die anderen nicht annähernd den leidenden Menschen eine solche Hilfe gebracht wie Fraenkel mit seiner Strophantin-Therapie. Es ist dies eine Feststellung, die nötig war.

Albert Fraenkels Verdienst blieb unbestritten. Eine Anerkennung vor aller Welt bedeutet sein Gemälde neben dem William Witherings in der ersten Reihe der Pioniere der Kardiologie an der großen Wandtafel von Diego Rivera im Kardiologischen Institut des Staates Mexico in Mexico City – 9800 Kilometer von Badenweiler entfernt.

DER KIELER EREMIT
Heinrich Quincke

Als angehender Gynäkologe wurde ich wegen Ärztemangels für kurze Zeit in ein Infektions-Krankenhaus versetzt. Ich war entsetzt darüber und wußte nicht, was ich dort anfangen sollte. Bis mir eines Tages einfiel, daß es keine bessere Gelegenheit gibt, die Lumbal-(Rückenmark)-Punktion zu erlernen. So machte ich aus der Not eine Tugend und ließ mich zur Station für Gehirnentzündungen einteilen, wo man die meisten Punktionen durchführt. Diese wurden zwar zu diagnostischen Zwecken vorgenommen; aber mit der gleichen Technik konnte man sich auch die Lumbalanästhesie (auch Spinalanästhesie) aneignen. Der Sinn der Lumbalanästhesie ist, in den Sack, in dem das Rückenmark liegt, eine betäubende Lösung einzuspritzen, um die aus dem Rückenmark heraustretenden Nerven zu lähmen. Dadurch werden bestimmte Körperteile gegen Schmerzen unempfindlich.

In einem kleineren Krankenhaus, das keinen Anästhesisten hat, war der Gynäkologe gezwungen, einen Kaiserschnitt in Rückenmarkbetäubung durchzuführen. Ich darf vorausschicken, daß in den Händen geübter Operateure diese Anästhesieart eine Wohltat und nicht mit den Gefahren einer Narkose verbunden ist. Außerdem ist es für den Operateur beruhigend, den Zustand des Patienten während der Operation aus dessen Mund zu erfahren.

Ich erinnere mich an den Fall einer 28jährigen Frau. Sie hatte ein zu enges Becken, so daß ihr Kind nicht lebend durch den schmalen Weg entbunden werden konnte. Vor der Operation bekam sie eine Spritze, die beruhigend wirkte. Dann wurde sie mit ihrer rechten Seite auf den Operationstisch gelegt. Sie mußte die Beine hochziehen und den Rükken so stark krümmen, daß sie die Haltung einer Katze einnahm. Der Arzt desinfizierte einen Teil des Rückens dort, wo die Wirbelsäule ins Kreuzbein übergeht. Er zog sterile Handschuhe an und tastete mit dem Zeigefinger den Raum zwischen den Dornfortsätzen (Dornfortsatz nennt man den aus dem Rücken sichtbar hervorragenden Knochen) des dritten und vierten Lendenwirbels ab. Als er die Stelle gefunden hatte, nahm er in die andere Hand eine Kanüle mit einer Zwei-Milliliter-Novocain-Lösung. Davon spritzte er etwas unter die Haut und infiltrierte das Gewebe. Auf einmal blieb die Nadel stehen; man war am Rand des Rückenmarkraumes angelangt. Die Kanüle bohrte sich durch. Der

Arzt nahm die Spritze von der Nadel, um zu kontrollieren, ob er im Liquorraum war. Das konnte er daran feststellen, daß klare Flüssigkeit, Liquor genannt, heraustropfte. Das Rückenmark ist von Flüssigkeit umgeben, um es gegen Erschütterungen zu schützen. Der Liquor bildet also eine Pufferzone.

Der Arzt setzte erneut die Spritze an und spritzte die Novocain-Lösung langsam in den Rückenmarkraum.

Man brachte die Patientin in eine schräge Lage, in der der Kopf etwas tiefer lag als die Füße. Damit wurde erreicht, daß die Novocain-Lösung das Gebiet unterhalb des Nabels, also das Operationsgebiet, schmerzunempfindlich machte.

Man wartete vier bis fünf Minuten. Dann nahm der Arzt eine Nadel und stach sie vorsichtig in die Haut. Die Patientin wurde aufgefordert zu sagen, ob sie Schmerzen verspüre. Sie verneinte es.

Die Verneinung bedeutete, daß das ganze Operationsfeld betäubt war. Der Kaiserschnitt wurde angesetzt. Er dauerte 45 Minuten vom ersten Stich bis zur letzten Naht. Die Patientin spürte keinen Schmerz. Die Betäubung hielt noch Stunden nach der Operation an. Dann setzte das Empfinden im Bauch und in den Beinen allmählich wieder ein. Sie durfte 24 Stunden nicht aufstehen; Blutdruck und Puls wurden kon-

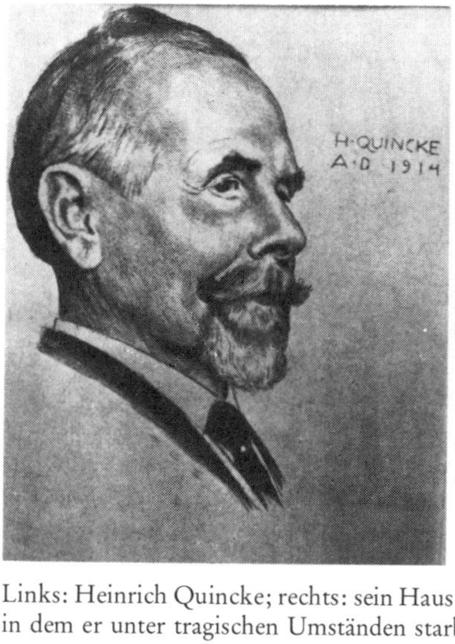

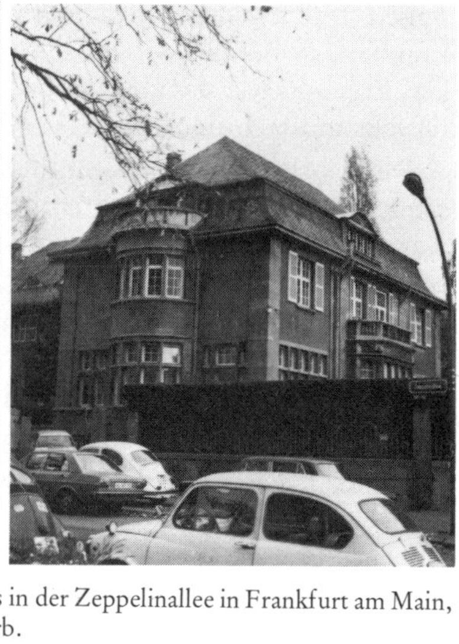

Links: Heinrich Quincke; rechts: sein Haus in der Zeppelinallee in Frankfurt am Main, in dem er unter tragischen Umständen starb.

trolliert. Weitere Maßnahmen waren nicht nötig – das Ganze war eine einfache Lösung der Anästhesie, die wir seit 1899 kennen.

In jenem Jahr führten August Bier in der Chirurgischen Klinik in Kiel und der Franzose Tuffier in Paris die ersten Lumbalanästhesien durch. Die Idee der Lumbalpunktion, also daß man das Rückenmark punktierten könnte, stammte aber nicht von ihnen, sondern von einem Kieler Internisten, Heinrich Quincke.

Der am 26. August 1842 in Frankfurt an der Oder geborene Heinrich Quincke hatte sich als Assistent an der Ersten Medizinischen Klinik der Charité in Berlin für die Strömungsverhältnisse der Flüssigkeit interessiert, die man im Gehirn und im Rückenmark finden kann. Er wollte zunächst wissen, ob es sich um dieselbe Flüssigkeit handelt oder nicht. So spritzte er Toten einen Farbstoff, Zinnoberrotemulsion, in ein Reservoir des Hinterkopfs ein. Er sah die Verteilung der roten Farbe bis in die unterste Spitze des Rückenmarkraumes. Um ganz genau zu sein: er spritzte aus verschiedenen Höhen der Wirbelsäule und aus verschiedenen Punkten des Gehirns das Zinnoberrot ein. Jedesmal fand er eine etwa gleichmäßige Verteilung.

Dieselben Untersuchungen wiederholte der junge Forscher an lebenden Hunden. Das Ergebnis war dasselbe. Das hieß: Auch bei einem lebenden Wesen war eine freie Strömung der Gehirnrückenmarkflüssigkeit festzustellen. 1878 punktierte Quincke mehrere Male den Lumbalsack bei Menschen, die eine fehlerhafte Wirbelsäule hatten. Das Ergebnis war das gleiche. Dabei konnte er eine Verminderung des Drucks in der Lumbalflüssigkeit feststellen.

Quincke behielt diese Kenntnisse in seinem Gedächtnis. Obwohl er seine Beobachtungen veröffentlichte, blieben sie ohne Widerhall. Er war es dann selbst, der seine früheren Ergebnisse in die Praxis umzusetzen wußte. Allerdings brauchte er neunzehn Jahre dazu. Inzwischen wurde er Professor in Bern für Innere Medizin (1873 – 1878), dann in Kiel, wo er bis zu seiner Emeritierung (1908) blieb.

Es war das Jahr 1891 gewesen, das der Medizin den wichtigen therapeutischen Fortschritt in Form der Rückenmarkpunktion brachte.

Quincke berichtete über die ersten fünf Lumbalpunktionen 1891 auf dem Kongreß für Innere Medizin, der seit 1892 in Wiesbaden tagte (und seither stets dort tagt). Dieser Kongreß konnte sich rühmen, der in Europa von in- und ausländischen Ärzten meistbesuchte zu sein. Wiesbaden, damals noch ein berühmter Badeort, umgeben von Weinbergen, versorgte die Gäste mit allem, wonach sich die Seele und der Körper sehnten.

Marie Sophie Moritz, Gattin des Kölner Gelehrten Professor Moritz, eine nahe Bekannte der Familie Quincke und ein Menschenleben lang stille Beobachterin der Wiesbadener Tagungen, erinnert sich:

„Die Kongreßsitzungen fanden bis zum Jahre 1925 in dem großen Konzertsaal des Kurhauses statt. Er war in seiner wilhelminischen Pracht kein passender Rahmen für so ernste, wissenschaftliche Dinge, faßte aber über tausend Hörer, und der Kongreß wuchs von Jahr zu Jahr. In weiten einfachen Räumen war eine reichhaltige Ausstellung von medizinischen Apparaten, Medikamenten der verschiedenen pharmazeutischen Fabriken, Zeitschriften und Bücher der medizinischen Verlage ausgestellt. Es fiel dem wißbegierigen Hörer oft schwer, an diesen Herrlichkeiten schnell vorbeizugehen, um noch rechtzeitig zur Sitzung zu kommen."

War der liebliche Frühlingstag der Grund, daß der Kongreßsaal nicht voll besetzt war, als der Kieler Professor Heinrich Irenäus Quincke über seine Arbeit mit dem Titel „Die Lumbalpunktion des Hydrocephalus" berichtete? Sein erster Patient auf diesem Gebiet, Hans P., 21 Monate alt, wurde Medizingeschichte.

Am 9. Dezember 1890 wurde der kleine Patient in die Klinik für Innere Medizin der Kieler Universität eingeliefert. Die Eltern erklärten, daß er Junge vor vier Tagen erkrankt sei. Am 5. Dezember sei er nachts unruhig geworden, am nächsten Tag schläfrig und fiebrig. Zwei Tage später hatte er Erbrechen, Atembeschwerden und war vollständig benommen.

Bei der Aufnahme reagierte der gut genährte Hans weder auf Anrufen noch auf Kratzen der Haut mit der Injektionsnadel. Er hatte 39 Grad Fieber, und der Puls schlug rasch: 112mal in der Minute. Am nächsten Tag konnte man seinen Kopf nicht heben: Genickstarre war eingetreten. Die Ärzte dachten an eine tuberkulotische Gehirnhautentzündung, die zu einer Wasseransammlung in den Gehirnräumen geführt habe. Eine Entlastung des Gehirns erschien Quincke geboten, weil sonst schwere Lähmungserscheinungen zu erwarten waren.

Früher pflegte Quincke das Wasser direkt aus dem Kopf zu punktieren. Diesmal aber riet ihm sein Instinkt, das nicht zu tun, da es vielleicht nicht gefahrlos war. Vielleicht würde er eins der Gefäße verletzen, die bei erhöhtem Druck erweitert sind. Dann gab es keine Hilfe mehr für den Jungen. Er überlegte also, wie er sonst den Wasserdruck vermindern konnte. Auf einmal fielen ihm seine früheren Experimente ein, als er die Zusammenhänge zwischen der Rückenmark- und Gehirnflüssigkeit untersucht hatte. Schlicht berichtete er ein halbes Jahr später in Wiesbaden über sein Vorgehen: ,,Aus einer experimentellen Arbeit wußte ich, daß es bei Hunden und Kaninchen unschwer gelingt, mittels Spritze Flüssigkeit in den Subarachnoidalraum zu spritzen, ohne den Wirbelkanal zu eröffnen. Ich punktierte deswegen den Subarachnoidalsack in Höhe der Lendenwirbel, indem ich mit einer feinen Stichkanüle zwischen dem dritten und vierten Wirbelbogen tief einging und bei tropfenweisem Abfließen einige Kubikzentimeter wasserklarer Flüssigkeit entleerte. Am Nachmittag ist das Kind entschieden weniger benommen, schluckt viel besser. Die Atmung ist regelmäßig. Nackenstarre besteht fort."

Der Zustand des kleinen Hans blieb in den nächsten drei Tagen unverändert. Deshalb entschloß sich Quincke, die Lumbalpunktion zu wiederholen. Langsam ließ er zehn Kubikzentimeter klare Flüssigkeit heraustropfen. Die Benommenheit des Kindes ließ währenddessen nach, es erkannte Tisch und Stuhl und rief nach seiner Mutter, die die Besserung mit Freude begrüßte. Das Kind fing auch an, an einer Semmel zu kauen, aber es konnte seine Mundwinkel anfangs nur schwer bewegen. Weitere drei Tage später, am 17. Dezember, erfolgte die dritte Punktion. Daraufhin schritt die Besserung weiter fort. Der kleine Patient begann zu spielen, saß sogar im Bettchen, und eine Woche später fing er wieder an zu gehen. Am 10. Januar 1891 wurde er völlig gesund aus der Klinik entlassen. Die Dankbarkeit der Eltern war nicht mit Worten auszudrücken. Sie wußten aber nicht, daß die zum ersten Mal in der Medizingeschichte angewandte Behandlungsmethode eine neue Ära heraufbeschwören würde.

Quincke faßte den Fall zusammen: ,,Man gewann den bestimmten Eindruck, die günstige Wendung des anscheinend hoffnungslosen Zustandes sei in der Tat durch die Punktionen eingeleitet und gefördert worden."

Dann fügte er in der ihm eigenen Bescheidenheit hinzu: ,,Dieser Erfolg, meine Herren, scheint mir auch für andere Fälle Aussichten für die Therapie zu eröffnen."

Die Lumbalpunktion als therapeutische Maßnahme war ein großer Fortschritt, zumal solche Fälle vorher einem Todesurteil gleichkamen. Quincke hat gewußt, daß ihm zu dieser Zeit keine Medikamente zur Verfügung standen, mit denen spezifisch die verschiedenen Hirnhautentzündungen hätten behoben werden können. Deswegen empfahl er schon 1905 die Einbringung von Medikamenten in den Liquor.

Es kommt in der Medizin selten vor, daß eine therapeutische Maßnahme auch als diagnostische angewendet werden kann. Bei der Lumbalpunktion war das jedoch der Fall. Schon die ersten Eingriffe benutzte Quincke auch zu diagnostischen Zwecken, indem er nebenbei den Innendruck sowie den Eiweiß- und Zuckergehalt des Liquors feststellte. Nachdem er Erfahrungen mit 41 Patienten gesammelt hatte, wertete er die Ergebnisse aus und ordnete sie für den diagnostischen Zweck der Hirnhautentzündungen.

Sein Vortrag in Wiesbaden erregte kein Aufsehen. Man begriff ihn nicht. Erst zwei Jahre später, als ein anderer Internist, der Münchener von Ziemssen, die therapeutischen Möglichkeiten der Lumbalpunktion aufgriff, wurde man auf sie aufmerksam. Quinckes Nachfolger in Bern, Lichtheim, machte die Lumbalpunktion in der Schweiz bekannt. Ab 1897 drangen Nachrichten aus Frankreich, Skandinavien und den Vereinigten Staaten herüber, wo die Technik der Lumbalpunktion übernommen wurde. Um die Jahrhundertwende hatte die Lumbalpunktion ihren festen Platz in der medizinischen Technik gefunden.

Hartmut Bethe schrieb in seinem Buch über Heinrich Quincke zutreffend:

„Quincke kommt nicht nur das Verdienst zu, diese Methode gefunden zu haben, sondern auch deren theoretische Ausarbeitung sowie deren Einordnung in die Medizin seiner Zeit an vorderster Stelle betrieben zu haben. Innerhalb des Quinckeschen Werkes nimmt diese Leistung zweifelsohne den Rang einer Großtat ein, die von nachhaltigem Einfluß auf die Entwicklung der Medizin bis in unsere Tage war."

Eine richtige Bedeutung gewann die Lumbalpunktion aber erst, als sie von den Chirurgen aufgegriffen wurde. Diese führten die Lumbalanästhesie zu einem ungeahnten Aufschwung.

Um dieselbe Zeit, als Quincke die Lumbalpunktion erfand, arbeitete an der benachbarten Chirurgie der junge August Bier, der 1907 auf den ersten Lehrstuhl der deutschen Chirurgie in Berlin kam, wo er dem berühmten Ernst von Bergmann folgte. Bier wußte von Quinckes erfolgreicher Lumbalpunktion. Und er erinnerte sich auch an die berüchtigte Sitzung auf dem Chirurgenkongreß 1891 in Berlin, wo Carl Ludwig Schleich mundtot gemacht worden war: er hatte die örtliche Betäubung mit Kokainlösung in die Chirurgie eingeführt.

Bier leitete daraus die Vorstellung ab, daß man die betäubende Wirkung des Kokains im Rückenmark verwenden könnte. Da die Nerven aus dem Rückenmark stammen und von dort die Reize zur Haut und den Organen tragen, hat Bier angenommen, daß er mit einer Lumbalanästhesie ganze Gebiete von Schmerzen befreien könnte. Der Gedanke war gut, aber er mußte erst in die Tat umgesetzt werden. 1899 versuchte Bier die Wirkung zunächst an sich selbst: Er ließ durch den Assistenten Dr. Hildebrandt eine Lumbalpunktion durchführen und bat ihn, einige Milliliter Kokainlösung in den Rückenmarkraum zu spritzen. Dann spritzte Bier in derselben Weise Hildebrandt. Der gab bald an, daß erst seine Beine und dann sein Unterbauch völlig gelähmt, aber auch ohne Empfindung seien. Bei Bier dagegen mißglückte der Versuch. Die Spritze, mit der er betäubt werden sollte, paßte nicht genau auf die Nadel. Er verlor viel Liquor. Zwar tranken die beiden Bier und rauchten Zigarren, aber bald wurde es Bier so schlecht, daß er den Selbstversuch fast mit dem Leben bezahlte. Neun Tage lang lag er gelähmt und mit heftigen Kopfschmerzen. Dann ließ die Lähmung nach, und er konnte wieder arbeiten.

Insgesamt waren die Versuche jedoch erfolgreich. In der Woche darauf wurde die Lumbalanästhesie bei Patienten angesetzt. Die erwartete Wirkung blieb niemals aus.

Zweifellos war die Lumbalanästhesie ein großer medizinischer Fortschritt. Aber dank der Lumbalpunktion gelang es auch, Luft und Kontrastmittel in das Gehirn und den Rückenmarkraum einzuführen und sie röntgenologisch darzustellen. Damit war es möglich geworden, die Stellen von Verletzungen und Geschwülsten in einem Röntgenbild sichtbar zu machen. Und noch zwei weitere Möglichkeiten zur Betäubung hat man von der Lumbalpunktion abgeleitet, die Epidural- und die Periduralanästhesie, die bei urologischen und orthopädischen Operationen angewendet werden.

Durch die Lumbalpunktion konnte man später Medikamente in den Rückenmarkraum einspritzen und die Patienten vor dem sicheren Tod durch Gerhirnhautentzündung bewahren. Das allein machte Quincke schon nobelpreiswürdig. Zwar wurde er 1909 und 1918 vorgeschlagen, doch die Kommission meinte, die Entdeckung der Lumbalpunktion sei veraltet. Das stimmte nicht und zeigte nur die Engstirnigkeit von Leuten, die die Tragweite der Erfindung überhaupt nicht erfaßt haben. Sie waren reine Theoretiker . . .

Quinckes Geist arbeitete rastlos weiter. Im Mittelpunkt seines Wirkens blieb der kranke Mensch. So widmete er sich im besonderen der

Krankenpflege. Um dem Kranken die Krankheit zu erleichtern, konstruierte er nützliche Hilfsmittel. Er erfand das Lesepult im Bett und die fahrbare Badewanne, die man ins Krankenzimmer rollen kann. Deren nach außen gebogener Rand wurde ringsum mit zwölf bis vierzehn kurzen, stumpfen Flanschen versehen, um ein Laken zur Lagerung des Kranken in die Badewanne einhängen zu können. Dazu empfahl Quincke schon 1896, den Kopf mit einem in die Badewanne eingehängten Luftkranz aus Gummi zu unterstützen; doch erst später, in unserer Zeit, wurde das Mode.

Um den Körper oder Körperteile dauernd warm oder abgekühlt halten zu können, entwickelte er eine heizbare Vorrichtung, in der Wasser zirkulierte. Damit ersetzte er den Umschlag und sparte eine Person, die ihn laufend wechselte.

Er war auch ein Vorkämpfer des Bidets, das bis heute in Deutschland wenig Beachtung findet. Er konstruierte eine „Klosettdusche", um „die Reinlichkeit an verborgener Stelle" zu ermöglichen. Da es sich für einen Professor nicht ziemte, über so heikle Themen zu schreiben, benützte er in diesem Falle ein Pseudonym: Doctor Mundus. Diese Aufzählung könnte man fortsetzen. Sein Freund von der Studentenzeit bis zum Tod, der Straßburger Professor Bernhard Naunyn, schrieb:

„Mit dem gleichen Eifer wie seine wissenschaftlichen Probleme ließ er sich all die kleinen Aufgaben angelegen sein, die ihm die Sorge um seine Pflegebefohlenen brachte: Lüftung und Sauberkeit, Lagerung und Reinlichkeit. All diese Erfordernisse wurden ihm Probleme, die er mit dem gleichen Ernste und – vermöge seiner Freude an der Technik – mit besonderem praktischem Erfolge behandelte. Seine Unabhängigkeit auf diesem Gebiete war so groß wie die Einfachheit, mit der er seine Aufgaben zu lösen pflegte."

Hier kann nicht aufgezählt werden, wie vielseitig Quincke war. Aber ich halte es für notwendig, noch auf zwei seiner Arbeitsgebiete einzugehen. Das erste war wieder ein Meilenstein, von dem die wissenschaftliche Welt keine Notiz nahm; das zweite machte Quincke weltberühmt, obwohl es für die Praxis weniger bedeutend ist.

Der Internist Quincke übte auch eine erfolgreiche chirurgische Tätigkeit aus, besonders auf dem Gebiet der Lungenchirurgie. Das kam nicht von ungefähr. Er hatte während der Schülerzeit den Tischlerberuf erlernen müssen; so hatte es der Vater entsprechend den Gepflogenheiten in der Hohenzollernfamilie gewollt. Außerdem besaß er Zeichentalent. Das alles wies auf seine manuelle Geschicklichkeit hin, die in der Chirurgie unerläßlich ist. Ihn interessierte hauptsächlich die Lungentuberkulose. Er entwickelte u.a. eine Operationstechnik für die Beseitigung der eitrigen Rippenfellentzündung und der durch Tuberkulose entstandenen Hohlräume in der Lunge, die zur Blutung führen. Von ihm geschaffene Ausdrücke wie Pneumotomie (Lungenschnitt) und Thoracoplastik (Brustwandöffnung) sind heute noch in der Lungenchirurgie üblich. Seine Erfahrungen veröffentlichte er 1903 mit dem Königsberger Chirurgen Carl Garré im *Grundriß der Lungenchirurgie*. Es war ein Lehrbuch zu einer Zeit, da noch kaum jemand eine Operation im Brustraum wagte. Trotzdem erlebte das Buch 1912 die zweite Auflage. Das Interesse war geweckt und die Lungenchirurgie aus der Taufe gehoben.

Dafür waren ihm aber viele Chirurgen gar nicht dankbar. Im Gegenteil: da sie selbst dieses Feld als aussichtslos betrachteten, haben jene, die sich mit Lungenchirurgie beschäftigten, ihn als Außenseiter und Spinner abgetan. Oder sie versuchten seine Erfolge totzuschweigen oder die Eingriffe als nicht gerechtfertigte Operationen zu brandmarken, wie Quinckes Kliniknachbar, der Chirurg Professor Esmarck, es getan hat. Nur Sauerbruch nahm Quincke in Schutz:

„Mit der ersten Auflage des Quincke-Garréschen Lehrbuches beginnt in Deutschland die systematische Chirurgie der Lungen. Es war das erste Mal, daß Chirurg und Internist gemeinsam die Lungenerkrankungen bearbeiteten, mit dem Zweck, sie der chirurgischen Therapie zugänglich zu machen." In der „operativen Behandlung der Lungentuberkulose ist ... Quincke der Schöpfer dieses therapeutischen Prinzips".

Das eher unbedeutende Krankheitsbild des Quincke-Ödems beschrieb Heinrich Quincke im Jahr 1882. Er beobachtete, daß Erdbeeren, Eier, Muscheln, Honig, Mandeln oder Medikamente wie Chinin, Morphium, Salvarsan usw., gewissermaßen ausgelöst von Erregungszuständen oder vom menstruellen Zyklus, eine Hautschwellung von kurzer Dauer verursachen können. Die Schwellungen gehen zurück, kommen aber wieder. Diesen Zustand nannte schon 1883 das *Edinburgh Medical Journal* das „Quincke-Ödem". Einige Jahre später war es unter seinem Namen auch in den Vereinigten Staaten bekannt. Das bedeutete Anerkennung in der ganzen medizinischen Welt.

Der Namen Quinckes in Verbindung mit der Lumbalpunktion wurde vergessen, da er sehr zurückhaltend war. Seine Bescheidenheit war fast krankhaft. Andererseits stürzte ihn die Nichtanerkennung in

Selbstvorwürfe. Er ärgerte sich darüber, und damit vergrößerte er den eigenen Minderwertigkeitskomplex. Er flüchtete mehrmals in eine eingebildete Krankheit; doch durch gutes Zureden fing er sich dann wieder. Naunyn war zufällig einmal Zeuge eines solchen Zustandes. Er erinnert sich:

„Auf der Heimreise machte ich einen Abstecher nach Kiel, um meinen Freund Quincke zu besuchen. Ich wollte ihn zu meinem Nachfolger haben und hoffte, daß er den Ruf nach Königsberg nicht ausschlagen würde, wie er es schließlich doch getan hat. Quincke war seit einigen Monaten leidend, es ging das Gerücht von einer angeblich schweren Herzkrankheit; hierüber mußte ich Sicherheit haben. Ich fand ihn in traurigem Zustand. Seit mehreren Monaten hatte er das Zimmer nicht verlassen; er leide an Perikarditis, so hatte ein Freund diagnostiziert, und so glaubte er. Ich fand nichts von einer solchen oder von irgendwelchen Herzleiden, hingegen einen Zustand schwerer hypochondrischer Depression, Folge von Ärgernissen. Da ich ihn für außerdem gesund halten durfte, bewegte ich ihn noch den gleichen Abend zu einem Ausgang, der ihm so gut bekam, daß ich ihn als völlig genesen am anderen Mittag verlassen konnte. Er ist seitdem gesund geblieben, ein sprechendes Beispiel dieser hypochondrischen Zustände, die leider gerade dem Arzte verhängnisvoll werden können."

Verhängnisvoll wurde er dann doch auch bei Quincke. Wie er und Naunyn als junge Ärzte sich gegenseitig versprochen hatten, beantragte Quincke mit fünfundsechzig Jahren seine Pensionierung. Schweren Herzens stimmte das Kultusministerium in Berlin zu, und er zog mit seiner Frau – sie waren leider kinderlos – nach Frankfurt am Main. Dort wurde ihm klar, wie sehr er Lehre und Forschung vermißte. Gelegentliche Lehraufträge oder Vorträge nahmen ihn nicht genügend in Anspruch. Er verlor den Boden unter den Füßen und hielt das weitere Leben für aussichtslos. Am 19. Februar 1922 schoß er sich eine Kugel in den Kopf, am selbstgebastelten Schreibtisch sitzend. So endete ein an wissenschaftlichen Erfolgen reiches Leben, dessen Höhepunkt die Lumbalpunktion war.

11. OPERATIONEN, DIE MILLIONEN HALFEN

Zehn Millionen Menschen starben im Ersten Weltkrieg. Mit dem Fortschritt ihrer Technik werden die Chirurgen diesen Aderlaß eines Tages ausgeglichen haben, eines Tages vielleicht auch die Opfer des Zweiten Weltkrieges . . . Grundsätzlich ist es ja nicht die Aufgabe der Ärzte, das, was irgendwelche Regierungen dem eigenen Volk und dem des Gegners antun, wieder gutzumachen; aber ihre Aufgabe ist es, auf jeden Fall zu helfen, Schmerzen zu beseitigen, Lebensfreude zurückzugeben. Diese Aufgabe erfüllt kein anderes medizinisches Fach besser als die Chirurgie. Die Entfernung einer Hirngeschwulst gibt zum Beispiel das gestörte Sehvermögen zurück. Die Beseitigung des Leistenbruchs erlöst von Beschwerden, macht den Patienten wieder arbeitsfähig. Die Unterbindung und Versorgung von Krampfadern befreit nicht nur von Schmerzen, sondern macht das Bein auch wieder ansehnlich.

Millionen von Menschen sind mit Krampfadern behaftet, behindert durch Brüche. Tausende leiden unter den Auswirkugen von Gehirntumoren. Die Ärzte, die die Mittel fanden, wie man die Leiden beseitigen kann, die die Methoden entwickelten, mit denen auch andere Chirurgen gegen die Erkrankungen vorgehen können – Bassini, Cushing, Moszkowicz – sind zweifellos Wohltäter der Menschheit. Wahre Helden, deren Schicksal es war, ohne die ihnen zustehende höchste Auszeichnung aus der Welt zu scheiden. Sie sind jedoch nicht so unbekannt geblieben wie die so vielen Theoretiker, deren mit dem Nobelpreis gewürdigte Entdeckungen nichts, aber auch gar nichts zum Nutzen der Menschen beigetragen haben. Ihre Namen kennt jeder Arzt, jeder Student, jede Krankenschwester, da die Patienten täglich nach den Methoden von Bassini, Cushing und Moszkowicz operiert werden.

DER BAUER AUS VIGASIO
Edoardo Bassini

Es geschah im Herbst 1970. B. H., achtundvierzig Jahre alt, Bauer aus dem Dorfe Z., bearbeitete seit seinem sechzehnten Lebensjahr das väterliche Erbe: zwanzig Morgen Land. Er schuftete Jahr um Jahr im Schweiße seines Angesichts ehe er sich maschinell so ausrüsten konnte, daß er sich kaum mehr zu bücken brauchte oder Schweres heben mußte. Doch gerade da, als er es leichter hatte, tat ihm die linke Leistengegend weh. Zwar hatte er schon seit fünf Jahren ab und zu ein Stechen im Hoden verspürt, aber das war nicht weiter schlimm. Er hatte es seinem Arzt gegenüber einmal bei einem Gespräch in der Dorfkneipe erwähnt, aber er wollte sich nicht untersuchen lassen.

Eines Tages mußte er in eine süddeutsche Großstadt fahren. Im Zug las er die Nachricht vom Tod eines väterlichen Freundes. Er konnte sich nicht vorstellen, was geschehen war. Als er in der Stadt ankam und zu der Besprechung eilte, entdeckte er das Schild eines diagnostischen Institutes, von dem er schon im Radio gehört hatte. Nach der Erschütterung durch die Todesnachricht und – plötzlich – wegen der Beschwerden durch die Schmerzen im Bein eilte er hinein. Er hatte Glück: Jemand hatte den Untersuchungstermin abgesagt, und B. H. konnte dafür einspringen. Bei der Untersuchung stellte man nur eins fest: Leistenbruch in der linken Seite. Der Arzt führte seinen Zeige- und Mittelfinger in die obere Partie des Hodensackes, tastete in Richtung Leisten und ließ den Patienten husten. Dabei ragte ein gut walnußgroßes Gebilde hervor, das der Arzt jedoch mit den Fingern leicht in den Bauch zurückdrängen konnte. Auf die Frage des Arztes konnte sich B. H. erinnern, daß er vor vier bis fünf Jahren nach dem Heben eines Schweines plötzlich Schmerzen in der Leiste verspürt hatte, die aber sofort vergingen. Daß ihn links unten etwas drückte, war ihm bewußt. Manchmal, wenn er stand – daran erinnerte er sich erst jetzt –, wölbte sich der Bauch an der genannten Stelle vor.

„Was soll ich nun machen?“ fragte B. H. erschrocken. „Sie sollten sich operieren lassen“, antwortete der Arzt. Darüber erschrak der Bauer erst richtig. Nicht, weil man ihn noch nie operiert hatte – er konnte sich überhaupt nicht entsinnen, daß er schon einmal beim Arzt gewesen war. Ob es unbedingt nötig sei, wollte er wissen. Wenn es unbedingt nötig ist zu operieren, dann sind schon erhebliche Komplikationen aufgetreten, die auch zum Tode führen könnten, meinte der Arzt; man wartet also besser nicht so lange. B. H. wollte wissen, was überhaupt ein Leistenbruch ist und wieso es zu so etwas kommen kann.

An Leistenbruch erkranken hauptsächlich Männer. Auf einen Leistenbruch bei Frauen kommen vier bei Männern. Von den vielen Brüchen (Schenkel-, Nabel-, Zwerchfellbruch usw.) sind achtzig Prozent Leistenbrüche. Ein Bruch entsteht dort, wo die Einheit der Bauchdecke unterbrochen wird. Beim Leistenbruch sind es die Stellen, wo durch die Bauchmuskulatur Samenstrang und Gefäße verlaufen. Diese kleinen Lücken werden erweitert, wenn der innere Druck des Bauches sich erhöht, wie beispielsweise bei Husten, Niesen, Heben. Dann kann der erhöhte Innendruck eine Darmschlinge oder einen Teil des Netzes durch die Bauchmuskulatur drücken.

Der menschliche Organismus wird vom ersten bis zum zwanzigsten Lebensjahr aufgebaut; diese Zeit ist das Progressionsalter. Vom zwanzigsten bis zum vierzigsten Jahr stagniert er, und nach dem vierzigsten Jahr wird er abgebaut (Regressionstadium). Wenn die Kräfte der Muskulatur nachlassen – im allgemeinen nach dem vierzigsten Lebensjahr –, entsteht ein Bruch häufiger. Zum Leistenbruch kommt es oberhalb des Leistenbandes.

Die Eingeweide können also in Richtung Hoden rutschen. Der Patient bemerkt, daß der Hodensack an einer Seite gefüllt ist. Aber wenn er sich hinlegt, dann rutschen die Eingeweide durch die erweiterte Pforte wieder in die Bauchhöhle zurück. Sollte der Bruchsack – der Sack, der die Eingeweide beim Leistenbruch enthält – nach Flachlegen nicht ganz entleert sein, würde das heißen, daß etwas im Bruchsack geblieben, wahrscheinlich verwachsen ist: ein Netzteil, eine Darmschlinge. Das sollte ein Alarmsignal sein. Warum?

Es kann vorkommen, daß zum Beispiel die Därme sehr gebläht sind oder man beim Heben zuviel Därme in den Bruchsack drückt; dann können sie durch die enge Bruchpforte nicht zurückrutschen. In einem solchen Fall sprechen wir vom eingeklemmten Bruch. Den Zeitpunkt der Einklemmung kann der Patient genau angeben. Ein plötzlicher Schmerz – und dann tritt dauernder Schmerz auf, Fieber, Brechreiz, Aufstoßen. Die Verdauung hört auf. Wenn der Patient nicht bald den Arzt aufsucht, kann der Bruchinhalt absterben und die Rettung zu spät kommen.

Der Arzt wird zunächst versuchen, die eingeklemmten Teile bei dem liegenden Patienten wieder in die Bauchhöhle zurückzubringen, nötigenfalls in Narkose. Wenn ihm das jedoch nicht gelingt, muß er operieren. Er kann nicht mit Gewalt versuchen, geblähte Därme in den Bauch hineinzudrücken, weil es dann passieren kann, daß sie platzen und er dadurch den Patienten in einen gefährlichen Zustand bringt.

Man soll also nicht so lange warten, bis sich ein Bruch einklemmt, sondern baldmöglichst nach der Diagnosestellung operieren. B. H. fragte nach der Bruchbinde. Er hatte gehört, daß nicht operiert werden müsse, wenn man eine Bruchbinde trage. Der Chirurg riet ihm davon ab. Eine Bruchbinde sollen nur diejenigen tragen, die wegen anderer Erkrankungen (Herz-, Kreislauf- und Blutungsstörungen) nicht operiert werden sollen oder bei denen der Bruch trotz Operation öfters wiederkommt. Die Bruchbinde ist keine Lösung, sie ist eine Last, ein Hindernis, die das Arbeiten erschwert. Abgesehen davon kann die Bruchbinde selbst zu Komplikationen führen.

B. H. sollte also operiert werden. Schweren Herzens kam er ins Krankenhaus. Der diensthabende Assistent fragte ihn, ob er die Operation in örtlicher Betäubung oder in Narkose wünsche. Er entschloß sich für die Narkose – er wollte nichts mitbekommen; seine Angst war zu groß. Nachdem der Internist festgestellt hatte, daß gegen eine Operation keine Einwände bestanden, wurde die Operation für den nächsten Tag angesetzt. In Narkose machte der Chirurg einen acht Zentimeter langen, in der linken Leiste querlaufenden Schnitt und trennte die Haut, die Fettschicht und die Muskelhülle durch. Dann befreite er den Leistenstrang, in dem Samenleiter und Gefäße verliefen, von der Muskulatur und öffnete den Bruchsack. Glücklicherweise fand er dort keinen Darm. Er trennte den Bruchsack ab und schloß ihn im Bereich des inneren Leistenringes. Dann vernähte er die sehnenähnliche Deckschicht der Muskelplatte an mehreren Stellen mit dem Leistenband, um einer Wiederholung des Bruches vorzubeugen. Dadurch wurde die ursprüngliche anatomische Lage wiederhergestellt. Darauf schloß er die Muskelhüllen und die Fettschicht und klammerte die Hautwunde zu. Sie verheilte bald, und B. H. verließ nach kurzem Aufenthalt das Krankenhaus mit dem Hinweis, daß er in vier Wochen zur Kontrolle kommen solle. Er durfte sechs bis acht Wochen nichts heben und keine anstrengende Arbeit tun.

Es traten nie mehr Komplikationen auf. Der Bruch erneuerte sich nicht.

B. H. wußte nicht, daß vor etwa hundert Jahren die Leistenbruchoperation eine sehr gefährliche Angelegenheit war. Nicht nur, daß die Patienten infolge ungenügender Keimfreiheit nach der Operation sterben konnten, sondern die Operation wurde häufig auch ohne Erfolg durchgeführt, und der Bruch kam wieder. Oft waren vier bis sechs Operationen notwendig; trotzdem reichten die damaligen Methoden nicht aus, den Bruch dauerhaft zu beseitigen.

Der Arzt, der die lebensrettende und erfolgreiche Operationsmethode erfunden hat, war Edoardo Bassini. Kein Geringerer als der Professor für Chirurgie an der Universität Wien, Freiherr von Eiselsberg, stellte fest, daß 1937, fünfzig Jahre nach Bekanntwerden der Bassinischen Methode, weit mehr als eine Million von Leistenbruchoperationen vorgenommen worden sein dürften.

Der aus einer Bauernfamilie stammende Bassini (geboren am 14. April 1844 in Pavia) blieb in seinem ganzen Leben ein einfacher Mensch, ein Bauer, der sein Gut selbst besorgte, beim Säen und Ernten anwesend war und sich nur unter seinen Bauern wohl fühlte.

Bassini studierte in Pavia, der bekannten, aber kleinen Universitätsstadt südlich von Mailand. Kurz nach dem Staatsexamen im Juni 1866 trat er als einfacher Soldat in das vierte Alpenjägerkorps Garibaldis ein und kämpfte gegen die Österreicher. Im nächsten Jahr schlug er sich in Rom im Kampf gegen den Kirchenstaat. Dort wurde er durch einen Bajonettstich an der Leiste schwer verletzt. Er schwebte lange Zeit zwischen Leben und Tod, aber seine Widerstandskraft setzte sich durch.

Diesem Bajonettstich, so übel er für Bassini war, verdanken wir die radikale Leistenbruchoperation. Bassinis Genesung dauerte ein gutes Jahr. Während dieser Zeit beschäftigte er sich mit seiner Verwundung. Unwillkürlich wandte sich sein Interesse den anatomischen Einzelheiten der Leistengegend und deren Erkrankungen zu. Er vertiefte sich verbissen in die Wissenschaft und las alles darüber, was er bekommen konnte. Im Anschluß an eine Studienreise nach Wien, Berlin und London wurde er Chefarzt für Chirurgie in Spezia. Er stürzte sich ebenso eifrig in die praktische Arbeit, wie er sich früher mit der Theorie beschäftigt hatte. Die Studien über die Leistengegend mußten zunächst eingestellt werden, wurden aber nicht vergessen. Die Patienten strömten nach Spezia. Seine chirugische Technik wurde rasch bekannt; man schätzte seine geschickten Hände, die er weder den Armen noch den Reichen versagte. Im Jahr 1881 haben die Universitäten Neapel, Genua und Parma Bassini zum Professor für

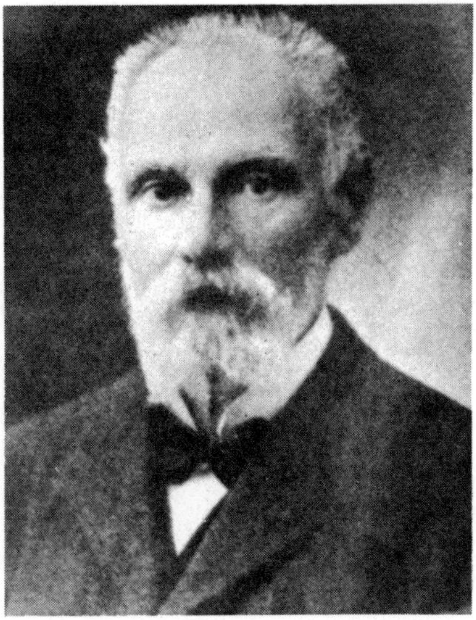

Edoardo Bassini

Chirurgie ernennen wollen. Aber es gab auch Intrigen. Diesen war Bassini nicht gewachsen; so erhielt er nur den Ruf nach dem unbedeutenden Parma, den er brüsk abwies. Im nächsten Jahr wurde er nach Padua berufen. Er nahm die Berufung an, ging aber so lange nicht dorthin, wie er in Spezia nicht einen nach seiner Ansicht würdigen Nachfolger gefunden hatte, dem er seine Kranken beruhigt anvertrauen konnte.

Die Stadt Padua ist nicht nur mit dem heiligen Antonius verbunden und als Geburtsstadt des römischen Dichters Livius bekannt. Die dortige Universität (gegründet 1222) war der größe Konkurrent der bereits 1119 gegründeten und damit ältesten europäischen Universität überhaupt, Bologna. In Padua lehrten der Anatom della Torre, der Leonardo da Vinci in die Anatomie eingeführt hat, Vesalius, Leibarzt von Karl V. und dessen Sohn Philipp II., Morgagni, Anatom und Chirurg, nach dem man die heutige Universität nennt, Fallopio, dessen Namen die Eileiter tragen (selbst auf Englisch heißen sie: Fallopian tubes), Fabricio Acquapendente, ohne dessen Arbeiten über die Gefäße der Engländer William Harvey den Blutkreislauf nicht entdeckt hätte. Acquapendentes anatomischer Saal, Theater genannt, ist noch heute erhalten. Täglich ereignen sich dort menschliche Dramen.

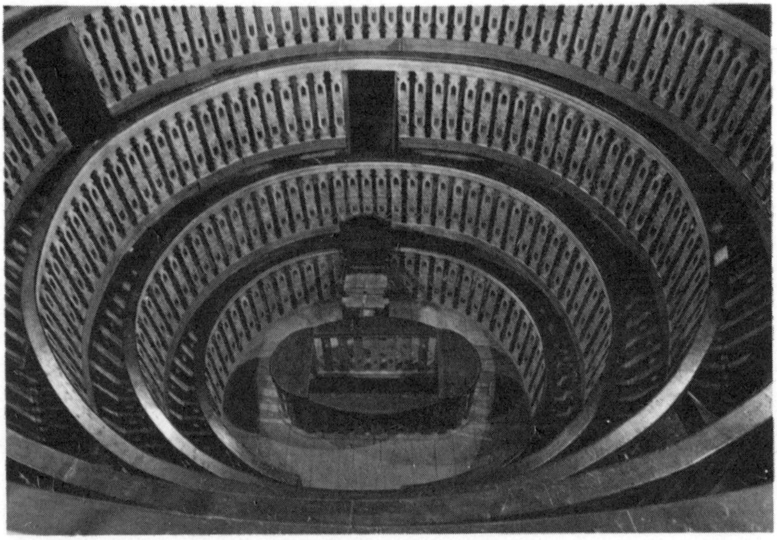

Das „Anatomische Theater" der Universität Padua, 1594.

Das Krankenhaus, heute Ospedale antica genannt, wo Bassini arbeitete, ist das älteste in Italien, das als Krankenhaus gebaut wurde und bis heute als Krankenhaus erhalten ist. Die meisten Krankenhäuser in Europa waren früher Klöster oder Kasernen. Padua war also für Bassini eine ehrenvolle Wirkungsstätte, an der er sich entfalten konnte.

Sofort nach seiner Übersiedlung fing Bassini an, sich erneut wissenschaftlich mit dem Leistenbruch zu beschäftigen. Er wußte, welch großes Problem diese eigentlich so harmlos beginnende und viele Jahre hindurch erträgliche Erkrankung, besser gesagt: anatomische Veränderung der Leistengegend für die Menschen bedeutet. Bassini kannte Dutzende von Operationsarten, die vor ihm empfohlen und tausendfach durchgeführt worden waren. Besonders zwei wurden in seiner Zeit bevorzugt angewandt: die des Engländers Wood und die des Heidelbergers von Czerny. Beide hatten jedoch ihre Tücken: es gab Schwierigkeiten bei der Operation selbst und dann die große Gefahr, daß der Bruch wiederkam. Bassini dachte Tag und Nacht nach und rätselte, warum es überhaupt so viele Methoden gab. Wenn es keine einfache Lösung gibt, dann heißt das: man tastet sich hier und da vor, versucht dieses und jenes. Manchmal klappt eine Operation – wenn der Patient Glück hat. Aber das spricht noch nicht für die Methode.

Und Glück mußte man wirklich gehabt haben, wenn man bedenkt, welche Arten von Operationen früher durchgeführt wurden! Die Patienten wurden auf ein Brett oder einen Tisch gefesselt; der Kopf wurde tiefer gelegt als der Unterleib. Damit wollte man erreichen, daß die Eingeweide, die in den Hodensack gerutscht waren, eventuell in die Bauchhöhle zurückrutschten. Die Bruchpforte konnte nur geschlossen werden, wenn man den Bruchsack hochzog und ihn mit einem Schnitt – samt Hoden – entfernte. Daß eine solche „Operation" den Menschen zum Krüppel machte, wenn er sie überhaupt überlebte, braucht nicht betont zu werden.

Es ist nicht erstaunlich, daß die meisten Kranken dem unangenehmen, aber ungefährlicheren Bruchband den Vorzug gaben. Eine Operation galt als letzter Ausweg.

Mit dem Fortschritt der Technik hatte man bessere Möglichkeiten gefunden, zumal durch die Narkose dem Arzt mehr Zeit blieb, eine bessere Methode anzuwenden. Deswegen meinte Bassini, daß eine Methode gefunden werden mußte, deren Einfachheit jedem Arzt einleuchtete und die die anderen überragte. Seine früheren, durch die eigene Krankheit ausgelösten Studien trugen jetzt Früchte. Er entwikkelte ein Verfahren, das die normale anatomische Lage wieder herstellte. Zunächst versuchte er diese Technik an Toten.

Am 14. Oktober 1883 setzte er sein Skalpell bei dem 24jährigen Nicolo Bonomo, einem Wursthändler, an, um die erste Leistenbruchoperation nach seiner Art durchzuführen. Die Operation glückte, und es wurden im Laufe der nächsten Monate noch sechs durchgeführt. Ausgerechnet der erste Patient starb etwa hundert Tage nach der Operation, aber nicht an deren Folgen. Nach diesem schicksalhaften Tod zeigte sich Bassini, daß er auf dem richtigen Weg war: das Operationsgebiet wurde nämlich kontrolliert, und so wurde festgestellt, daß die Nähte ausgezeichnet gehalten hatten und die Bruchpforte, wie vorgesehen, verschlossen geblieben war.

In den folgenden sechs Jahren hat Bassini 274 Operationen dieser Art durchgeführt, bevor er in der historischen Sitzung 1887 in Genua seine neue Methode vortrug. Die Operation nach Bassini hatte bald einen weltweiten Widerhall gefunden. Anton von Eiselsberg beschrieb, wie er zu Beginn der neunziger Jahre über die Operation las

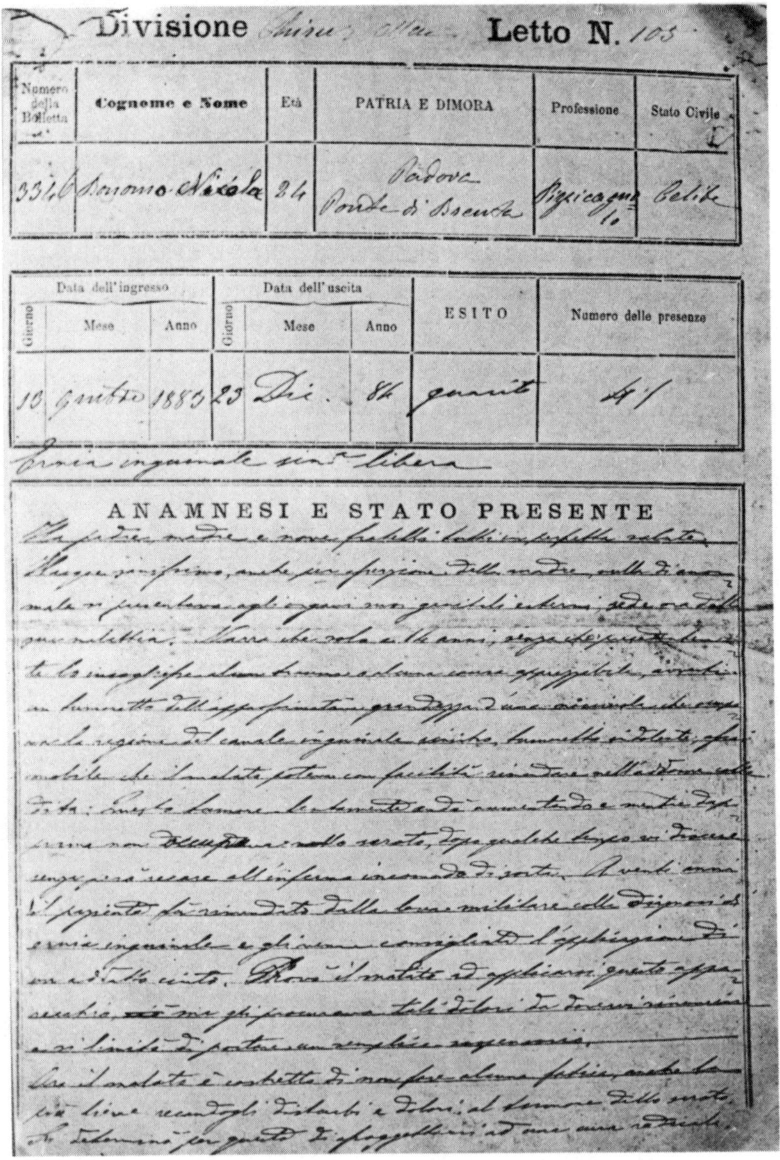
Divisione Chirurgica Letto N. 103

Numero della Bolletta	Cognome e Nome	Età	PATRIA E DIMORA	Professione	Stato Civile
3346	Bonomo Nicola	24	Padova Ponte di Brenta	Pizzicagnolo	Celibe

Data dell'ingresso			Data dell'uscita			ESITO	Numero delle presenze
Giorno	Mese	Anno	Giorno	Mese	Anno		
10	giugno	1883	23	Dic.	84	guarito	41

Ernia inguinale sin.a libera

ANAMNESI E STATO PRESENTE

[illegible]

Die Krankengeschichte von Nicola Bonomo, des ersten Menschen,
den Edoardo Bassini in Padua mit seiner Leistenbruch-Methode operierte,
in Bassinis eigener Handschrift.

und sie so einleuchtend und bemerkenswert fand, daß er seinen Chef, den weltberühmten Professor Theodor Billroth bat, nach Padua reisen zu dürfen, um sie an Ort und Stelle von Bassini erlernen zu können. Bassini war diese Reise wert. Eiselsberg hat in den nächsten vierzig Jahren, solange er operierte, immer die in Padua erlernte Methode angewandt.

Aber nicht nur aus Wien, sondern aus aller Welt reisten die Chirurgen nach Padua, um sich Bassinis Methode anzueignen. Die Genialität seiner Operationsart bestand darin, daß sie niemals verändert wurde: sie konnte tatsächlich nicht weiter verbessert werden.

Bassini trat sechs Jahre später nochmals vor die Öffentlichkeit. 1893 gab er die neue radikale Schenkelbruchoperation bekannt. Der Schenkelbruch kommt seltener vor als der Leistenbruch und eher bei Frauen. Die Bruchstelle befindet sich in der Leistenbeuge, unterhalb des Leistenbandes. Sitzt der Patient, so kann man die vertiefte Stelle leicht finden. Bei der Beseitigung des Schenkelbruchs folgte Bassini erneut dem anatomischen Weg: er stellte wieder die normale Lage her. Er versuchte also nicht, mir irgendwelchen Umstellungen eine neue anatomische Lage zu entwickeln, wie andere Chirurgen es taten. Seine Operation dauerte dementsprechend nicht so lange, nur fünfzehn bis dreißig Minuten. Der Patient durfte schon am achten bis zehnten Tag wieder aufstehen, nachdem die Wunde völlig verheilt war. In seinem Bericht gab Bassini 54 erfolgreich durchgeführte Operationen dieser Art bekannt. Seine Technik hatte auch deshalb überragende Erfolge, weil er als erster in Italien unter aseptischen Umständen operierte, d. h. in einem von Bakterien befreiten Milieu.

Auch wenn diese Operationen einzigartig waren – Bassini verlangte von dem Personal eine über das Übliche hinausgehende Aufopferung für sich und die Sache. Die Nachwelt, die unter völlig veränderten Bedingungen lebt, kann sich kein Bild mehr davon machen, wie damals Menschen in untergeordneten Stellen vom Chef behandelt wurden. Bassini war intolerant, ungeduldig, grob, brauste leicht auf. Es wird über ihn erzählt, daß er in Holzpantoffeln operierte, und wenn ihm etwas nicht paßte, so pflegte er der Schwester mit diesen Holzschuhen die Schienbeine zu bearbeiten. Seine Nachfolger sahen noch Schwestern mit den vielen Narben an den Beinen, die von seinen Holzschuhen verursacht worden waren.

Der geniale Chirurg Bassini scheint ein anderer gewesen zu sein als der Mensch Bassini. Die Methoden, die er erfunden hat, waren ein-

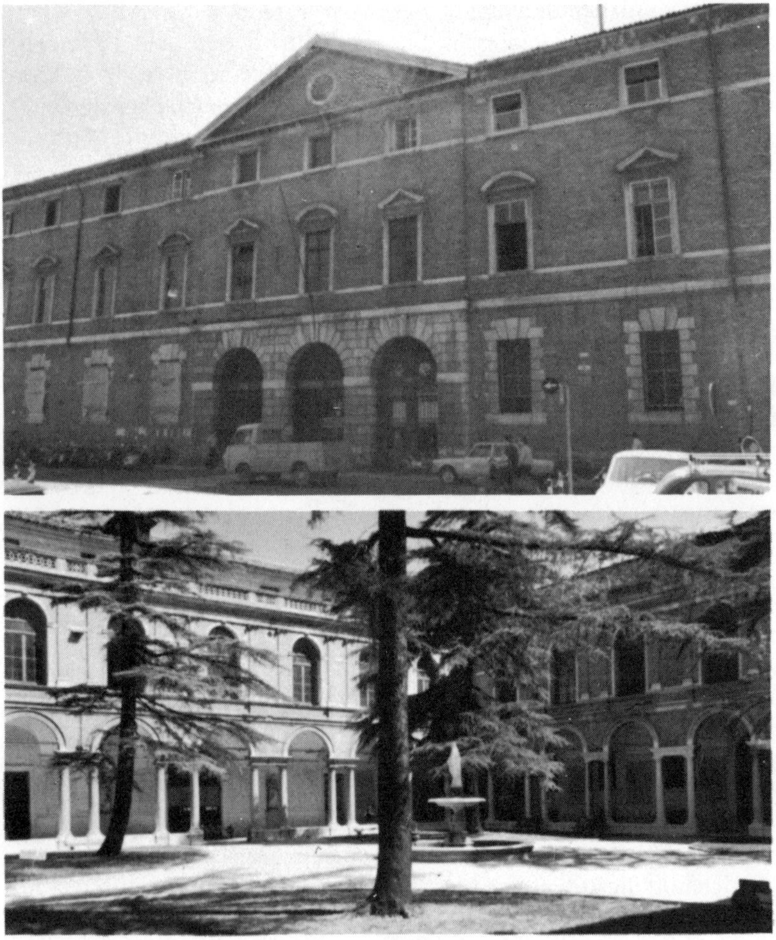

Das Ospedale antica genannte Krankenhaus in Padua, in dem Bassini arbeitete, und (unten) der Innenhof, in dem er oft spazierenging.

fach, weil er selbst ein einfacher Mensch war. Kleine Sachen regten ihn auf. Auszeichnungen und Ehrungen machten ihm wenig aus. Als seine Schüler ihm bei seiner Ernennung zum Senator 1904 ein goldenes Skalpell überreichen wollten, beendete er die Zeremonie mit einem: ,,Gut, danke!" ,,Gehen wir arbeiten!" sagte er, und die Sache war für ihn vergessen. Seine Leidenschaft war das Reiten. Wenn er sich aufregte oder ihn etwas stark beschäftigte, so nahm er sein Pferd und ritt den Brenta-Fluß entlang zu seinem achtzig Kilometer entfernten Hof. Er kam auch noch in der Zeit der Kutschen und Autos zu Pferd in die Klinik. Er besaß drei Autos, weil ihn Technik sehr interessierte. Er konnte nicht fahren – die Wagen waren ihm nur deshalb wichtig, damit er sie bis zur letzten Schraube auseinandernehmen und dann wieder zusammensetzen konnte. Allerdings waren diese Autos dann angeblich nicht mehr fahrtüchtig.

Bassini war ein Einzelgänger, ein zu Brutalität neigender Mensch, das soll nicht beschönigt werden. Wir müssen den Menschen seiner Umgebung danken, daß sie es neben ihm ausgehalten, ihm geholfen haben. Es war sicherlich der sechste Sinn von einfachen Menschen, die gespürt haben, daß er ein ungewöhnlicher Mann war. Er kannte sich selbst. Er war so konsequent, daß er nicht heiratete; er wußte, daß ihn keine Frau verstehen konnte. Aber dieser Grobian war doch empfindlich und verletzlich. Nämlich in seiner Eitelkeit. Er leitete die Klinik noch, als er über fünfundsiebzig war und in Pension gehen sollte. Er war unverwüstlich. Er glaubte, daß er bis zu seinem Lebensende die Klinik führen dürfe. Eines Tages aber fand er ein Telegramm auf seinem Schreibtisch; er wurde angewiesen, die Tätigkeit nicht weiter auszuüben. Da ließ er sein Pferd satteln und saß auf; und obwohl er schon seit Jahren nicht mehr so weit geritten war, legte er die achtzig Kilometer in einem Zug bis Vigasio zu seinen Leuten zurück. Er kam nie wieder nach Padua. Fünf Jahre später, am 19. Juli 1924, starb er. Er vermachte sein Vermögen einem Institut in Mailand, das seinen Namen trägt und in dem mittellose, am Bruch leidende Menschen gepflegt werden.

Edoardo Bassini, Professor für Chirurgie an der Universität Padua, hat den Nobelpreis nicht erhalten. Es ist nicht bekannt, ob er überhaupt einmal vorgeschlagen worden ist. Millionen Menschen aber hat er mit der Erfindung der Leistenbruchoperation das Leben erleichtert, Millionen half er, die Arbeitsfähigkeit wiederzugewinnen. Die Nobelpreis-Kommission kann einem leid tun, daß sie diesen Arzt nicht auszeichnete. Woran es liegen mag, daß er unbeachtet blieb, während die ganze wissenschaftliche Welt seine Methoden schon zu seinen Lebzeiten angewandt hat, bleibt ihr Geheimnis. Die zwei dicken Bände, die zum fünfzigsten Jubiläum der ersten Veröffentlichung über seine Methode erschienen sind, haben alle damaligen Kapazitäten mit Beiträgen angereichert, um ihm eine internationale Anerkennung auszusprechen. Es vergeht kein Tag, an dem nicht junge Assistenten in die Operationsbücher der Krankenhäuser in aller Welt die Eintragung machen: „Leistenbruchoperation nach Bassini."

Dieser Mann ist und kann nicht vergessen werden. Auch wenn sogar in Italien die Offiziellen nicht alles tun, um seinen Namen mit der ihm zustehenden Gebühr zu ehren. Sonst hätte man wenigstens die Chirurgische Universitätsklinik von Padua, deren Direktor er siebenunddreißig Jahre lang war, nach ihm benannt.

DER BEGRÜNDER DER NEUROCHIRURGIE
Harvey Cushing

Im Jahre 1873 fand der Franzose Prumières Schädel aus der Steinzeit, die Operationswunden aufwiesen. Fünfzig Jahre später ist es auch dem peruanischen Archäologen Tello geglückt, auf Paracas, einer Halbinsel 250 Kilometer südlich von Lima, zahlreiche operierte Schädel zu finden. In mühsamer Kleinarbeit stellte Tello fest, daß die Operationen von den Priesterärzten der Inka vor etwa zweitausend Jahren durchgeführt worden sind. Die Ärzte bohrten den Schädel mit kleineren und größeren Löchern an, d.h. sie führten die sogenannten Trepanationen durch. Paracas war ein Zentrum der Schädelchirurgie, was die Skelettfunde in Indianergräbern bezeugen: vierzig Prozent der Schädel wiesen entsprechende Öffnungen auf. Die Priesterärzte mußten einen guten Ruf gehabt haben, da eine hohe Anzahl der Patienten, etwa fünfundsechzig Prozent, diese Operationen überlebten. Das wurde bei den schon fast verheilten Schädelöffnungen festgestellt, die Verknöcherungen aufwiesen, Zeichen, die nur bei Lebenden vorkommen.

Wir wissen auch, warum die Ärzte Trepanationen vorgenommen haben: in erster Linie bei Verletzungen. Die Waffe des Indianers war ein Schlagzeug, mit dem er versuchte, den Kopf des Gegners zu treffen. Das gelang häufig. Das eingeschlagene Schädeldach mußte dann herausgehoben werden. Um die Verletzung wurden Löcher in den Schädel gebohrt; danach wurde die Beule am Knochen beseitigt. Auch bei Schmerzen haben die Ärzte versucht, den Schädel zu öffnen, etwa an der Stelle, wo die Patienten die Schmerzen spürten, weil sie sich durch eine solche Operation Linderung versprachen. Sie hatten gar

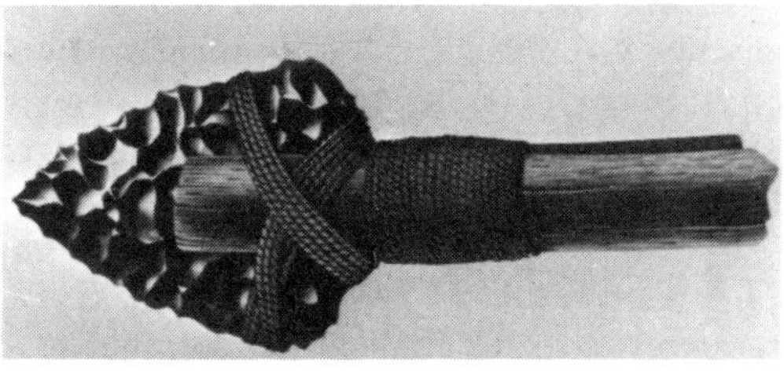

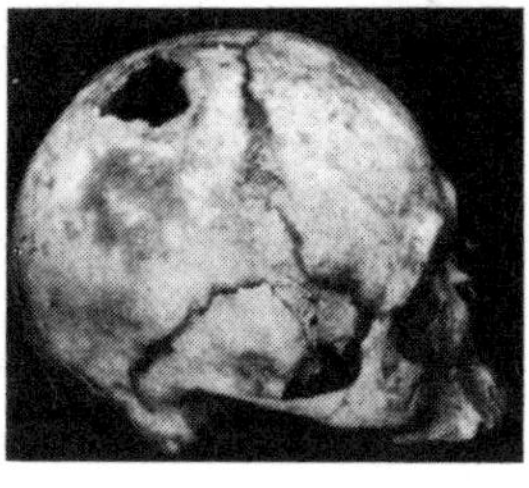

Links: indianisches Instrument aus Obsidian für Schädeloperationen; rechts: nicht verheilte Trepanation.

nicht so unrecht: Kopfschmerzen treten bei erhöhtem Innendruck im Schädelraum auf. Die Trepanation brachte also Erleichterung.

Es war gar nicht erstaunlich, daß Indianer öfter unter erheblichen Kopfschmerzen litten; das Haupt Neugeborener wurde nämlich mit Brettern zusammengedrückt, damit es eine längliche Form bekam. Die Köpfe wurden aus gesundheitlichen Gründen geglättet, weil die Priesterärzte annahmen, daß solche Verformungen den Krankheiten besser widerstehen könnten. Die sorgfältigen Untersuchungen ergaben außerdem, daß man die Schädel auch bei Tumoren, Knochenvereiterungen und syphilitischen Entzündungen geöffnet hat. Den Archäologen ist es gelungen, die Operationsinstrumente zu finden: Nähnadeln aus Holz und Bein, Bohrer, Messer aus Obsidian (einem Gestein), Halter aus Kupfer und Silber. Die Formen zeigen eine erstaunliche Zweckmäßigkeit.

Zweitausend und mehr Jahre blieb den Chirurgen die Technik der Priesterärzte verborgen. Die Mediziner der Neuzeit mußten von vorne anfangen. Die Entwicklung lief nur zögernd an.

Erst als Harvey Cushing die Bühne der Chirurgie betrat, wurde das anders. Cushing gilt aber nicht nur als Begründer der Neurochirurgie, sondern als größter Operateur auf diesem Gebiet bis in die dreißiger Jahre hinein. Die Neurochirurgie beschäftigt sich mit der chirurgischen Behandlung von Nervenleiden, insbesondere mit der Beseitigung von Tumoren des Gehirns und Rückenmarks. Bevor Cushing dieses Fach schuf, haben sich die Chirurgen kaum mit derartigen Fällen beschäftigt; nur ab und zu versuchte man, einen Gehirntumor zu entfernen. Solche Operationen waren sehr schwierig, dauerten lange und zeigten meist unbefriedigende Ergebnisse; das entmutigte die Operateure. Einige Bemühungen unternahmen gegen Ende des neunzehnten Jahrhunderts Victor Hosley in London, Francesco Durante in Rom, Anton von Eiselsberg in Wien und Antoine Chipault in Paris. Die anatomischen und physiologischen Grundlagen des Nervensystems waren zum großen Teil schon erforscht; es fehlte nur an einem Systematiker, der diese Kenntnisse mit der Geschicklichkeit eines Chirurgen vereinigte. Das tat Cushing.

Dabei wollte Cushing gar nicht Arzt werden. Obwohl seine Familie seit drei Generationen Ärzte stellte und sein Vater Professor für Gynäkologie in Cleveland war, interessierte den Jungen eher das Zeichnen. Er immatrikulierte sich an der Yale-Universität in New Haven und wurde mit zweiundzwanzig Jahren (1891) Bachelor of Arts. Er eröffnete mit einem Berufskollegen in New York ein Büro für technische Zeichnungen. Das gefiel der Familie überhaupt nicht – man bedrängte ihn von allen Seiten. Wider Willen gab er nach und begann ein Medizinstudium an der Harvard-Universität in Boston.

Seine anfängliche Abneigung gegen die Medizin änderte sich schlagartig, als er in der Anatomie mit Zeichentalent und Präparierkunde Lehrer und Studenten begeisterte. Er präparierte und zeichnete die feinsten Details des menschlichen Körpers mit der Genauigkeit eines Leonardo da Vinci. Seine künstlerische Begabung hob ihn über das Mittelmaß, was ihn wiederum anspornte, seinen Vorsprung den anderen Studenten gegenüber weiter auszubauen.

Ein dramatisches Ereignis wurde ihm Wegweiser. Sein drittes Studienjahr verbrachte er im General Hospital in Massachusetts. Eines Tages wurde er aus dem Hörsaal gerufen, um eine Narkose durchzuführen. Er beschrieb den Fall in seinem Tagebuch:

„Ich wußte von dem Patienten nichts. Unter Anweisung eines Pflegers fing ich an, so gut ich konnte. Mir schien, es dauerte lang, bis der Alte einschlief. Ich wurde schon bedrängt. Kaum fing die Operation an, begann der Patient sich zu erbrechen. Er schluckte soviel davon, daß er starb. Um mich hat sich niemand gekümmert, obwohl ich überzeugt war, daß der Patient meinetwegen gestorben war. Zu meinem größten Erstaunen haben sie mir gesagt, daß ich micht nicht darum kümmern solle, ich hätte den Tod nicht verursacht. Der Alte hätte sowieso einen eingeklemmten Bruch gehabt, er habe die ganze Nacht gebrochen, und so etwas käme häufig vor. Es sei besser, wenn ich nicht mehr daran denke, sondern ich solle nur weiter fleißig lernen. Ich lernte weiter, aber *diesen Fall habe ich nie vergessen.*“

Dieses Unglück hätte andere veranlaßt, den Beruf zu wechseln. Cushing aber war aus anderem Holz geschnitzt. Ihn spornte es an, die Narkosetechnik so zu erlernen, daß niemand besser narkotisieren konnte als er. Er notierte alles, was er während der Narkose beobachtete: wie lange sie dauerte, wie Puls und Atmung waren. Er merkte, daß viele Narkosen mißglückten, weil die Patienten vor der Operation nicht ausreichend untersucht worden waren. Um diesem Mangel abzuhelfen, organisierte er sich einen Apparat für die Diagnostik, nachdem er 1896 von der nur ein Jahr vorher erfundenen Röntgen-Möglichkeit hörte. Er verwendete als erster in den USA den Blutdruckmesser (den er 1901 aus Pavia mitgebracht hatte) und die Infusionen, d.h. er war eigentlich auch der Begründer der modernen Anästhesie.

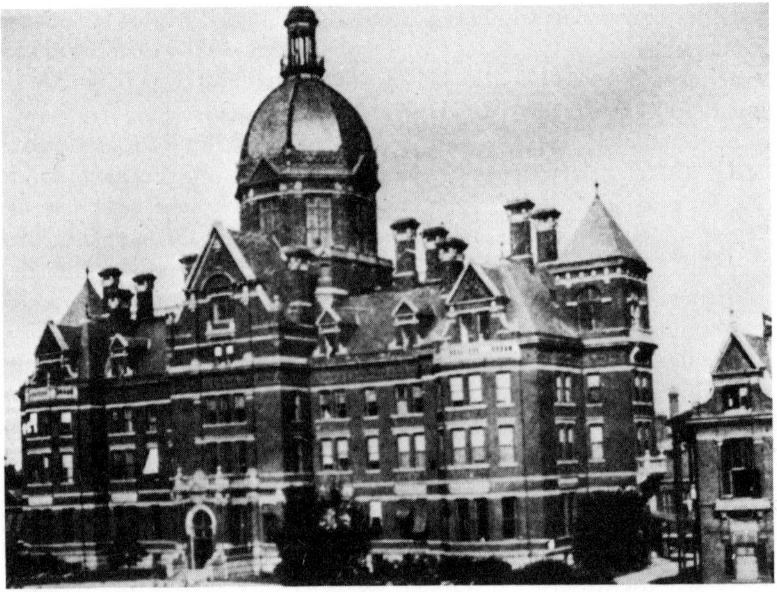

Die Chirurgische Klinik an der Johns-Hopkins-Universität in Baltimore.

1895 promovierte er zum Arzt. Er blieb noch ein Jahr in Boston; dann ging er nach Baltimore. Daß er das Fach Chirurgie wählte, war bei seiner manuellen Geschicklichkeit nicht erstaunlich. Der Chef der Chirurgie an der Johns-Hopkins-Universität war Steward Halsted, damals der berühmteste amerikanische Chirurg; er war ein Erfindergeist. Er war es, der Kokain zum ersten Mal zur Betäubung anwendete; doch fand er nicht die Lösung – so machte er nicht nur die Patienten, sondern auch sich selbst süchtig. Er erfand den Gummihandschuh und führte die Verwendung von Seidenfäden in der Chirurgie ein.

Cushings Lehrjahre waren sehr fruchtbar. Halsted erkannte in dem jungen Assistenten den begabten Chirurgen und beauftragte ihn zunehmend mit der Durchführung schwieriger Eingriffe. ,,Wir hatten zwei schwere Tage hinter uns gebracht", schrieb Cushing. ,,Ihr wißt nicht, was es bedeutet, daß ich hier als junger Mann solche Operationen durchführen kann, was andere erst nach vielen Jahren tun dürfen. Manchmal erschrecke ich selbst. Der Chef operiert selten. Heute habe ich auch seinen Privatpatienten operiert. Es scheint so, als ob alles gelungen ist. Ich traue mich kaum, darüber zu sprechen; ich fürchte, daß ich einmal einen großen Fehler machen werde."

Cushing wußte lange nicht, daß Halsted in jener Zeit aus eigener Kraft eine Entziehungskur durchmachte und daß er selbst nicht zuletzt deswegen zu der unerwarteten Auszeichnung kam. Er hielt Halsted irrtümlicherweise für einen nicht besonders begabten Chirurgen; er fand ihn zu langsam, zu vorsichtig. Das waren Eigenschaften, die er sich später bei seinen Hirnoperationen selbst zu eigen machte. Als junger Mann war er, wie üblich, ungeduldig und zu kritisch. Was er in Baltimore sah, reichte ihm nicht; er wollte, wie die meisten amerikanischen Ärzte bis in die dreißiger Jahre, nach Europa, um dort moderne Techniken zu erlernen. Im Jahre 1900 wurde er beurlaubt und verbrachte vierzehn Monate in Europa. Er hatte einen festen Plan, dessen Wurzeln noch in Boston lagen. 1895 assistierte er einige Male seinem damaligen Chef Elliot bei Hirntumor-Entfernungen. Die Operationen verliefen glimpflich für die Patienten. Cushing aber war damit unzufrieden, und der Gedanke vertiefte sich bei ihm, daß man bessere Wege beschreiten müßte, um diesen Todeskandidaten zu helfen.

Drei Jahre dauerte der Prozeß seiner Überlegungen. Dann fing er an, nach konkreten Möglichkeiten zu suchen. Bei seinen Studien stieß er zunächst auf die Trigeminusneuralgie. Trigeminus heißt ein Nerv, der die Reize u.a. zu Augenhöhle und Ober- und Unterkiefer weiterleitet. Der Nerv stammt aus einem Kern im Gehirn. Erkrankt dieser Kern, so leiten die Nerven zum Beispiel Schmerzen in Richtung Unterkiefer weiter. Wenn man den Kern beseitigt, wird der Patient beschwerdefrei. Dieser Kern liegt aber an einem Platz im Gehirn, der schwer zu erreichen ist. Cushing erfand die Methode, wie man den Kernpunkt der Schmerzen vernichten kann, ohne dabei andere wichtige Teile des Gehirns zu verletzen. Kurz vor seiner Reise ist diese bahnbrechende Arbeit (1900) mit vielen ausgezeichneten Skizzen von ihm selbst erschienen.

Mit diesem Erfolg in der Tasche und mit dem festen Willen, sich auf die Hirnchirurgie vorzubereiten, fuhr der junge Mann nach Europa. Seine wesentlichen Stationen waren Bern, Pavia, London und Liverpool.

In Bern arbeitete er bei dem weltberühmten Kropfchirurgen Theodor Kocher und dem Physiologen H. Kronecker über den Hirndruck und die Blutversorgung des Gehirns. Später war er bei Angelo Mosso in Pavia und bei dem Nobelpreisträger Sir Charles Sherrington in Liverpool tätig, über den er sich abfällig äußerte: ,,Ich kann mir nicht vorstellen, daß er die große Menge von experimentellem Material mit der notwendigen Sorgfalt bearbeiten kann. Er [Sherrington] schreibt und veröffentlich viel. Soweit ich beurteilen kann, ist der Grund dafür der, daß er oft zitiert werden will." Ebenso kritisch beurteilte er den damals führenden Londoner Chirurgen Victor Horsley. Cushings Biograph Fulton bemerkt: ,,Dessen [Horsleys] draufgängerische, neurochirurgische Operationstechnik wurde eine traurige Enttäuschung für Cushing." Cushing stand allem Neuen offen gegenüber, ließ sich aber hinderliche Hochschultraditionen nicht gefallen. Bis heute ist es an den Universitäten üblich, daß junge Forscher die eigenen Forschungsergebnisse nicht unter dem eigenen Namen veröffentlichen dürfen. Sie können froh sein, wenn sie der Professor (der über die Untersuchung mitunter kaum unterrichtet ist) als Mitverfasser neben sich duldet. Damit wird die Entwicklung junger Talente stark behindert. Manche fühlen sich so unterdrückt, daß sie die Lust verlieren, weiterhin zu forschen; sie gehen in Belanglosigkeit unter. Nur selten hat jemand ein solches Glück wie Werner Forßmann, den Ferdinand Sauerbruch aus der Klinik jagte, als er ihm seine Herzkatheterversuche vorführte. Dreißig Jahre nach diesem persönlichen Fiasko wurde Forßmann aus der Mittelmäßigkeit emporgehoben. Cushing hat sich gegen von Kronecker und Sherrington zur Wehr gesetzt – er veröffentlichte allein.

Als er nach Baltimore zurückkehrte, bat er Halsted um Hilfe, sich nur mit neurochirurgischen Fällen beschäftigen zu dürfen. Halsted versuchte aus gutem Grund, ihn von dieser Idee abzubringen: von den Baltimorer Kranken (36000 Fälle) waren nur 32 an Hirngeschwulsten erkrankt und von den 32 war nur einer für die Operation geeignet, und der starb. Cushing war trotzdem nicht von seinem Vorhaben abzubringen. Hellseherisch gab Halsted nach, und er bekam für die nächsten zehn Jahre freie Hand und jegliche Hilfe. Ja, Halsted lenkte sogar die Aufmerksamkeit Cushings auf die Hirnanhangsdrüse.

Noch im Jahre 1909 war die allgemeine Meinung der maßgebenden Gelehrten, daß die Hypophyse ,,eine kleine, aus zwei Lappen bestehende Masse mit unbekannter Funktion ist, daß einst angenommen wurde, sie sei nur dazu bestimmt, den Nasenschleim abzusondern". Heute wissen wir, daß die Hypophyse sozusagen der Dirigent der im Körper befindlichen Drüsen ist. Sie bestimmt, ob wir klein bleiben oder groß werden, dick oder mager, nervös oder ruhig, wenig oder

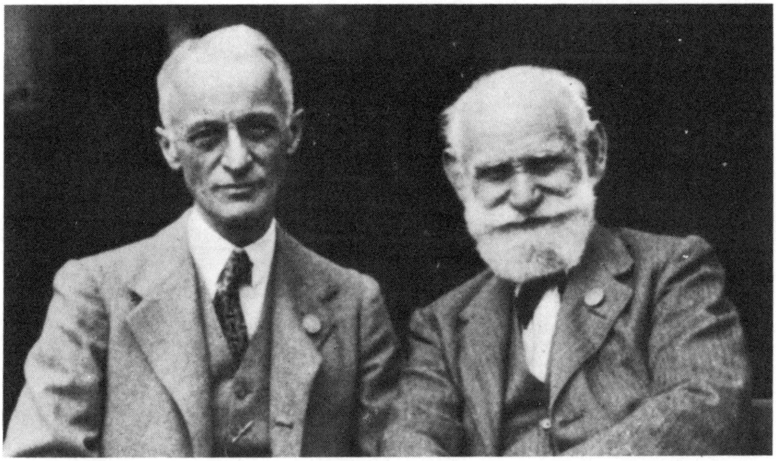

Harvey Cushing (links), hier mit dem berühmten russischen Physiologen Iwan P. Pawlow.

stark behaart sind, ob wir Mann oder Frau werden, Kinder bekommen oder nicht. Sie beeinflußt alle Drüsen: wie die Schild- und Nebenschilddrüse, Nebenniere, Bauchspeicheldrüse, Eierstock und Hoden. Entsteht in der Hypophyse eine Geschwulst oder fällt die Funktion bestimmter Zellgruppen der Hypophyse aus, so entsteht Riesen- oder Zwergwuchs, Fett- oder Magersucht, eine Art der Zuckerkrankheit usw. Eine Geschwulst kann auch die Nerven um die Hypophyse verletzen, so daß Sehstörungen auftreten. Wenn starker Haarwuchs bei einer Frau im Gesicht auftritt, begleitet von Fettsucht und einem Fehlen der Menstruation, so spricht man heute vom Cushing-Tumor, da er es war, der dieses Krankheitsbild erstmals beschrieb.

Nach anatomischen und physiologischen Studien sowie fünfzig Gehirnoperationen (was damals eine Rekordzahl war), schrieb Cushing sein berühmtestes Werk *Hypophyse und ihre Erkrankungen.* Anstelle von lobenden Worten für eine Arbeit, die allein schon genügt hätte, um ihn mit dem Nobelpreis auszuzeichnen, hat er von den amerikanischen Kollegen nur kleinliche Kritik geerntet. Man glaubt es kaum warum: weil sie sich darüber ärgerten, daß er selbst bei der Drucklegung eigene Wege ging. Er hatte nämlich die Wörter, die er betonen wollte, gesperrt geschrieben, wie man es in Europa tat, und nicht in der in den Vereinigten Staaten üblichen *Kursiv*schrift.

Solche Art von Kritik ließ ihn aber kalt. Mit eisernem Fleiß versuchte er, neue Operationsmethoden zu entwickeln, um die Zahl der unglücklichen Eingriffe zu vermindern. Zunächst war selbst er machtlos. Ohne gute Narkose, gute Assistenz, Sterilisierungsmöglichkeiten und Instrumente, war er trotz seiner technischen Begabung allzusehr dem Zufall ausgeliefert. Damals bemerkte Halsted: ,,Ich weiß nicht, wie ich es sagen soll: Die Kranken des unglücklichen Cushing oder Cushings unglückliche Kranke!" Das war auch Harvey Cushing bewußt. Aber um all das zu überwinden, reichten eiserner Wille, Energie und der Glauben an die eigene Berufung nicht aus. Auch Glück muß man haben. Das ,,Glück" kam 1910 in der Person des Generalmajors Leonard Wood, des Generalstabschefs der amerikanischen Armee, der in den USA einer der einflußreichsten Persönlichkeiten seiner Zeit war. Der General litt an zunehmendem Hirndruck, an Taubheit und Schwäche der linken Körperseite; später kamen noch Krämpfe der linken Gliedmaßen dazu. Cushing wollte zuerst nicht operieren und versuchte, Zeit zu gewinnen; dann entschloß er sich doch zur Operation. Am 9. Februar 1910 entfernte er mit Erfolg eine walnußgroße Geschwulst aus der rechten Gehirnhälfte. Die meisten Beschwerden verschwanden innerhalb weniger Wochen, und General Wood lebte noch über siebzehn Jahre in guter Gesundheit. Dieser Erfolg sprach sich schnell herum, und von da an ging es mit der Neurochirurgie bergauf. Nachdem Cushing mehrere Berufungen ausgeschlagen hatte, übernahm er als Professor 1912 die Chirurgie an seiner Alma Mater, der Harvard-Universität in Boston, wo er dann bis zu seiner Emeritierung 1932 Chef blieb.

Eine kurze Unterbrechung ergab sich durch den Ersten Weltkrieg, den er teils in Europa mitmachte, teils in amerikanischen Militärkrankenhäusern. Er zeigte sich dabei ebenso eigenwillig wie an anderen Fronten Lorenz Böhler. Er kam fast vors Kriegsgericht, da er unerlaubt Tagebuch führte und Photos sammelte, die er nach Hause schickte (es erschien 1938 unter dem Titel *Aus dem Tagebuch eines Chirurgen).* Die Briefe wurden von den englischen Behörden zensiert. Trotz einer Warnung schrieb er weiter. Als er aber die Tätigkeit eines englischen Chirurgen aufs Korn nahm, hielt man das Maß für voll. Nur dank der Intervention höherer amerikanischer Offiziere entging er mit einem blauen Auge einer Gefängnisstrafe.

1919 kehrte er aus dem Krieg zurück. Er begann, eine neurochirurgische Schule aufzubauen. Heute sind seine Schüler und die

Schüler seiner Schüler in der ganzen Welt zu finden. Es war allerdings nicht leicht, mit ihm zu arbeiten: es wurde täglich achtzehn Stunden operiert, und dann mußte man sich weiter bereithalten, wissenschaftliche Arbeiten zu leisten. Aber keiner lehnte sich dagegen auf. Alle Assistenten wußten, daß sie bei einem unvergleichlichen Mann arbeiteten. Sämtliche Geschwulstarten des Nervensystems wurden in Angriff genommen und genauestens untersucht; jegliche Behandlungsmethode wurde angewandt. Dazu waren gründliche Kenntnisse in Anatomie, Physiologie, Neurologie und Röntgenologie außer in der Chirurgie notwendig. So wurde die Neurochirurgie in Boston geboren und dort sozusagen bis zur Großjährigkeit erzogen.

Am 15. April 1931 gab es im Peter Brent Brigham Hospital in Boston eine schlichte Feier. Cushing operierte seine zweitausendste Gehirngeschwulst, einen Turmor der Hypophyse, der einen Riesenwuchs zur Folge hatte. Auch diese Operation gelang. Man weiß, daß bis 1945, sechs Jahre nach Cushings Tod, der Patient noch bei guter Gesundheit war.

Am 17. August 1932 hörte Cushing auf zu operieren. Es war eine selbstauferlegte Disziplin, niemand verlangte es von ihm; im Gegenteil: viele Universitäten forderten ihn auf, seine Tätigkeit an ihnen fortzusetzen. Welch ein Unterschied zu Sauerbruch, den man fast mit Gewalt vom Operationstisch entfernen mußte! Cushing dagegen wußte, daß „von einem gewissen Alter an die Mistinguette das Recht verloren hat, ihre Beine zu zeigen" (Ody).

Sein Verdienst ist mit einem Satz gesagt: „Als er anfing, war die Sterblichkeit nach einer Operation im Gehirn 90 Prozent, und als er aufhörte, war sie 10 Prozent, ein Fortschritt, der weitgehend ihm zu verdanken war" (Sigerist). Aber auch diese großartige Leistung brachte ihm nicht einen Nobelpreis ein.

VON ZWITTER- BIS ZU VARIXOPERATIONEN
Ludwig Moszkowicz

Die Hauptstadt der Donaumonarchie war nie arm gewesen an Intrigen und Klatsch. Wenn der Fremde am Wiener Westbahnhof ankam und sich mit dem Fiaker zum Hotel fahren ließ, konnte er schon während der Fahrt alle Geschichten und Geschichtchen erfahren, die ihn auf den neuesten Stand des Stadtklatschs versetzten. Er brauchte dem Kutscher nur zuzurufen: „Na, Franzl, was gab es Neues in den letzten zwei Wochen in Wien?" und er wurde mit vielfarbigen Gerüchten und Bonmots beglückt. Mit Auskünften gesellschaftlicher Art konnten Hausmeisterinnen und Hotelportiers ebenso dienen wie Friseure, Kellner und Bankdirektoren. In der Zeit, in der es noch keinen Rundfunk und kein Fernsehen gab, konnte man Nachrichten dieser Art zwar nicht aus großen Entfernungen bekommen, aber innerhalb einer Stadt haben sie die Redaktionen ebenso schnell erreicht wie heute. Die „drahtlose" Weitergabe der „Nachrichten" von Hausmeister zu Hausmeister, von Schaffner zu Schaffner und durch den Hotel- oder Theaterportier, sorgte für die neuesten Meldungen. Diese Nachrichten beeinflußten manchmal das ganze gesellschaftliche Leben, beförderten einen Oberst zum General, provozierten den Selbstmord eines Kassierers oder führten zur Scheidung der Ehe eines Bankdirektors, den man mit der Tippmamsell im „Kobenzl" gesehen hatte. Man versteht, welche große Rolle die Zeitungen um die Jahrhundertwende spielten, welche Wirkung sie ausübten, obwohl jeder wußte, daß nicht einmal die Hälfte von dem, was geschrieben wurde, wahr war. Aber niemand konnte sich dem Bannkreis der „öffentlichen Meinung" entziehen. In den Pressesog geriet einige Monate vor dem Ausbruch des Ersten Weltkriegs der originalste Chirurg der Zeit, Ludwig Moszkowicz, Primarius im Rudolfinerhaus zu Wien.

Ein sensationshungriger Journalist schrieb am 1. Februar 1914 im *Neuen Wiener Journal* folgenden Bericht:

„Wie wir erfahren, ist der langjährige Primarius des Rudolfinerhauses Dr. Ludwig Moszkovicz aus dieser Stellung geschieden. Differenzen persönlicher Natur sowohl mit dem Gründer und verdienten Direktor des Rudolfinerhauses Regierungsrat Dr. Gersuny als auch mit anderen Ärzten des Instituts provozierten eine in Ärztekreisen vielbesprochene Affäre, aus der Dr. Moszkovicz nun die Konsequenzen zog. Wir erfahren hierüber:

Seit längerer Zeit erzählte man in Kreisen, die dem Rudolfinerhaus nahestehen, daß das persönliche Verhältnis zwischen dem Primarius des Instituts Dr. Moszkovicz und dem Direktor Gersuny getrübt sei. Man warf Dr. Moszkovicz vor, daß er der Sachlichkeit zuliebe jede persönliche Rücksicht übersah. Bei Operationen, die der scheidende Primarius vorgenommen hatte, verbat er sich jede Bemerkung des Direktors. Bei solchen Gelegenheiten soll es zu lauten Szenen gekommen sein. Als in der jüngsten Zeit sich derartige Fälle wiederholten, appellierte Direktor Gersuny an das Aktionskomitee des Rudolfinerhauses, das ad hoc zu einer Sitzung zusammentrat. In dieser Sitzung soll nun Direktor Gersuny die Kabinettsfrage aufgeworfen haben. Trotzdem es angesichts der Tatsache, daß Direktor Gersuny das Haus begründet und ihm zum Weltruf verholfen hatte, also sein persönliches Schicksal gewissermaßen an das des berühmten Spitals gebunden hatte, keinen Zweifel über den Ausgang dieser Affäre geben dürfte, fanden sich doch Stimmen, die schon im Interesse des Hauses, dem ein so geschickter Operateur wie Dr. Moszkovicz erhalten werden solle, für eine friedliche Beilegung der Affäre plädierten. Da man aber keinen rechten Ausweg fand, soll der Beschluß gefaßt worden sein, Herrn Primarius Dr. Moszkovicz, der einen kündbaren Vertrag besaß, nahezulegen, seine Demission einzureichen.

Primarius Dr. Moszkovicz ignorierte diesen Beschluß und erschien trotzdem alltäglich im Hause. Er appellierte an die Ärztekammer und an die Ärzteorganisation, von denen er unter Klarlegung des Sachverhaltes eine Intervention beim Aktionskomitee des Rudolfinerhauses verlangte. Diesem Ansuchen wurde aus Gründen, die sich der Öffentlichkeit entziehen, nicht entsprochen. Indessen wird auch Dr. Moszkovicz erkannt haben, daß unter diesen Umständen ein Verbleiben auf seinem Posten unzulässig sei."

Der Redakteur fügte hinzu: „In Ärztekreisen genießt Dr. Moszkovicz den Ruf eines außerordentlich sicheren und geschickten Operateurs."

Was blieb dem affrontierten Moszkowicz übrig? Nur ein Leserbrief:

„Sehr geehrter Herr Redakteur! Da mir daran gelegen ist, daß die öffentliche Meinung und meine Berufskollegen über die Art meines Scheidens von der Stelle eines Primararztes des Rudolfinerhauses richtig informiert werden, bitte ich konstatieren zu dürfen, daß ich nicht freiwillig resigniert habe, sondern daß mir nach sechzehnjähriger Tätigkeit (darunter zehn Jahre als Primarius) mit nachstehendem Brief gekündigt wurde: ‚Der Ausschuß des Rudolfinerhauses hat in seiner Sitzung vom 17. Januar 1914 nach sorgfältiger Prüfung aller in Betracht kommenden Verhältnisse aus Gründen der inneren Verwaltung beschlossen, das Verhältnis zu Euer Hochwohlgeboren als Primararzt an seinem Krankenhause zu lösen und Sie sohin mit Ablauf von sechs Monaten nach Zustellung dieses Schreibens von Ihrer bisherigen Funktion zu entheben. Indem der Vereinsausschuß sich beehrt, Euer Hochwohlgeboren von diesem unter Beobachtung der Bestimmungen des § 16 der Vereinsstatuten gefaßten Beschlusse in Kenntnis zu setzen, kann er bei diesem Anlaß nur rühmend der ausgezeichneten ärztlichen Tätigkeit gedenken, welche Sie durch eine lange Reihe von Jahren im Operationssaal wie am Krankenbett entfaltet haben, und bittet er Euer Hochwohlgeboren, den Ausdruck seines aufrichtigsten Dankes für die in Ihrem Wirken stets bekundete Pflichttreue, Sorgfalt und Gewissenhaftigkeit entgegenzunehmen. Mit der Versicherung vorzüglichster Hochachtung – für den Ausschuß des Rudolfinerhauses der Präsident Wilczek m. p.'

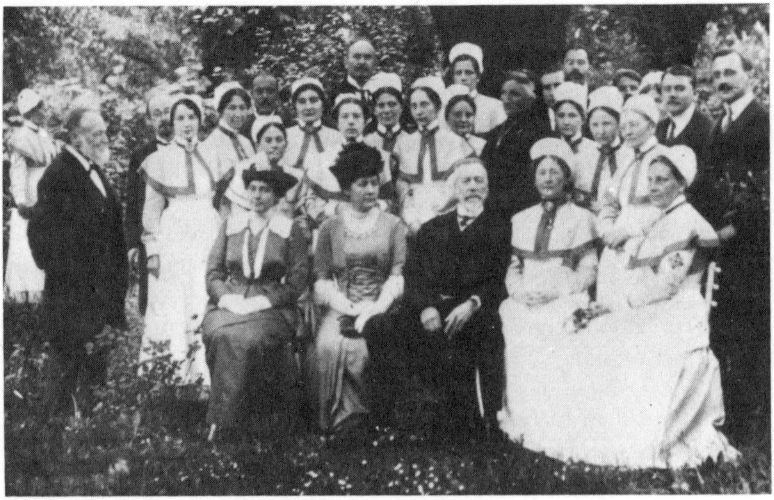

Gersuny (sitzend in der Mitte), Direktor und Chefchirurg, und Moszkowicz (links oben hinter ihm), Primarius am Rudolfinerhaus in Wien.

Die in diesem Briefe angeführten ‚Gründe der inneren Verwaltung' kenne ich nicht. Ihre Mitteilung sowie die von mir erbetene Einleitung einer Disziplinaruntersuchung wurde mir verweigert. Ich habe also nicht nur gegen diese Kündigung kein Rechtsmittel, sondern ich werde auch unkontrollierbaren Gerüchten preisgegeben, die zum Teil auch ihren Weg in öffentliche Blätter gefunden haben. Ich muß daher feststellen, daß allen diesen zum Teil recht phantasievollen Gerüchten jede Unterlage fehlt, und ich bitte die Öffentlichkeit, ihnen so lange jeden Glauben zu versagen, bis eine Persönlichkeit auftritt, die für ihre Behauptung einsteht. Vermöge einer bedauerlichen Lücke des Gesetzes konnte eine Intervention der Ärztekammer in meinem Falle deshalb leider nicht erfolgen, weil das Statut dieser Körperschaft eine Intervention in derartigen Fällen nicht zuläßt. Ich bemerke schließlich, daß ich sofort nach Zustellung der Kündigung um Urlaub angesucht habe, der mir auch ordnungsgemäß erteilt wurde."

Die Journalisten waren damals noch mächtiger als heute, weil sie kaum je widerrufen mußten. Stellte sich später vor Gericht heraus, daß die Veröffentlichung nicht der Wahrheit entsprach, erklärten sich die Kollegen meist stillschweigend solidarisch, indem sie schwiegen.

Zu den wenigen, die sich mit diesem Zustand nicht abfanden, gehörte Moszkowicz. Er war ein mutiger, ehrlicher Mann und ein genialer Chirurg.

Wie kam es überhaupt zu der „Affäre"?

Gersuny, Krankenhausdirektor und auch Chefarzt der Chirurgie, machte einer jungen Witwe und Krankenschwester namens Elsi den Hof. Eines Tages sagte er zu ihr: „Elsi, wenn du einmal glaubst, daß ich nicht mehr in der Lage bin zu operieren, sag es mir offen. Ich höre dann auf."

Elsi wurde zur Oberin befördert. Dann heiratete sie den Assistenten Moszkowicz, was Gersuny natürlich kränkte. Als Oberin wurde sie von allem, was im Krankenhaus passierte, unterrichtet. So erreichte sie auch die erste Nachricht über das Nachlassen der operativen Kräfte Gersunys. Sie hielt es für ihre Pflicht, ihn daran zu erinnern, daß die Zeit gekommen sei, um sich vom Operationstisch zurückzuziehen. Er aber war überzeugt, daß er noch vorzüglich operiere und Frau Moszkowicz ihn nur im Interesse ihres Mannes entfernen wolle. Moszkowicz wußte nichts von den Vorgängen. Er bemerkte nur, wie grob und aufbrausend Gersuny ihm gegenüber wurde. Er ließ sich natürlich nicht alles gefallen. Es hat lange Zeit gedauert, bis seine Frau die neue

Lage verstand. Ihre Versicherung, daß Moszkowicz damit überhaupt nichts zu tun habe, hat ihr Gersuny nicht abgenommen. So kam es zum Ausscheiden von Moszkowicz. Er war ein Gentleman und erwähnte die wahren Gründe nicht in der Zeitungs-Antwort, um Gersunys Prestige nicht zu schaden.

Die Folgen der von Gersuny aus verletztem Ehrgeiz getroffenen Entscheidung waren zunächst, daß der einfallsreiche jüngere Chirurg seine Stelle verlassen und seine zahlreichen Patienten in verschiedenen Privatkliniken unterbringen mußte. Das bedeutete die Aufzehrung seiner Kräfte, seiner Zeit. Wieviel mehr die Wissenschaft, d.h. die Patienten von ihm ohne die Affäre profitiert hätten, kann man sich nur vorstellen, wenn man die große Reihe der genialen Erfindungen Moszkowicz' kennt. Aber Moszkowicz ließ sich nicht an die Wand spielen. Er nahm sich die doppelte Zeit, verbrauchte die vierfache Energie, um den anderen zu zeigen, daß er sie trotz aller Hindernisse überragte.

Ludwig Moszkowicz, 1873 in Krakau geboren, war schon als Junge nach Wien gekommen. Sein Idol war sein um zwanzig Jahre älterer Bruder, der Landarzt war. Doch ihn zog die klinische Tätigkeit an. Er arbeitete drei Jahre in der Gynäkologie bei Professor Ernst Wertheim, der die nach ihm benannten Krebsoperationen erfand und ein vorzüglicher Lehrer und Operateur war. Diese Zeit hat eine Reihe späterer Erfindungen angeregt. Dann trat Moszkowicz ins Rudolfinerhaus ein. Dieses Krankenhaus war eine von Theodor Billroth 1882 gegründete Privatklinik, moderner eingerichtet als die Universitätskliniken. Im Gegensatz zu den riesigen Sälen der mehrere hundert Jahre alten Kliniken, hatte das größte Zimmer im Rudolfinerhaus nur vier Betten. Es liegt im vornehmen neunzehnten Bezirk Wiens, in einer wunderschönen Parkanlage, so daß den Ärzten die Arbeit in angenehmster Umgebung erhöhte Leistungen ermöglichte.

Schon nach zwei Jahren ließ sich Moszkowicz beurlauben und reiste zu den bedeutendsten Chirurgen seiner Zeit, u. a. nach Berlin, Königsberg, Heidelberg, um sich auf den neuesten Stand der Medizin zu bringen. Nachdem er die Lokalanästhesie bei Carl Ludwig Schleich in Berlin kennengelernt hatte, begann sofort seine Phantasie zu arbeiten. Er konstruierte 1901 einen Apparat, mit dessen Hilfe jede gewünschte Menge der betäubenden Flüssigkeit automatisch in einen Körperteil eingespritzt werden konnte.

Als er nach Wien zurückkehrte, führte er die aseptische Kleidung ein, was damals selbst im fortschrittlichsten Land – in Deutschland –

nicht gang und gäbe war und in Österreich in den konservativen Kreisen große Aufregung auslöste.

Moszkowicz' nächste Tat war nicht minder revolutionär. Bei einer Blinddarmoperation eines Mädchens fand er Hoden, d.h. er fand eine Zwitterbildung vor. Nie vor ihm hatte sich jemand eingehend und ernsthaft mit der chirurgischen Möglichkeit der Geschlechtsumwandlung beschäftigt. Intuitiv entfernte er die Hoden des „Mädchens", die anstelle der Eierstöcke vorhanden waren, um wenigstens einer späteren Vermännlichung des Äußeren vorzubeugen. Während anderen Chirurgen selbst diese einfache Lösung nicht eingefallen war, löste die Operation bei Moszkowicz eine Kettenreaktion wissenschaftlicher Forschung aus, die dreißig Jahre andauerte. Das erste Ergebnis war die präzise Einteilung der intersexuellen Formen. Seine Erkenntnisse drangen bis in die vierziger Jahre nicht durch – nicht, weil sie bedeutungslos gewesen wären, sondern weil sie totgeschwiegen wurden.

Schon 1907 hatte Moszkowicz, den man als Begründer der endokrinologischen Chirurgie betrachten kann, neue Wege für die Operation der Hirnanhangsdrüse beschrieben, Jahrzehnte vor Harvey Cushing, der durch diese Operationen weltberühmt wurde. Nur: Cushing war Professor an der berühmten Harvard-Universität, Moszkowicz ein im eigenen Land kaltgestellter Primarius.

In der Endokrinologie (Drüsenforschung) hat Moszkowicz 1926 eine weitere wichtige Entdeckung gemacht. Daß die weibliche Brust Größenschwankungen ausgesetzt ist, wissen die Frauen selbst. Kurz vor der Periode schwillt sie an, und in der Mitte des Zyklus ist sie empfindlicher. Moszkowicz fand die Zusammenhänge zwischen menstruellem Zyklus und Brust, wobei er auch einen hormonellen Zyklus entdeckte. Diese Beobachtungen werden heute für therapeutische und diagnostische Zwecke benützt.

Es ist nicht erstaunlich, daß eine Wiener Kollegin, Dr. Claricini, die mehrere Jahrzehnte mit Moszkowicz arbeitete, noch heute bei vielen Anlässen zu sagen pflegt: „Der alte Moszkowicz hat schon damals gesagt . . ." In der Tat: Moszkowicz war sehr vielseitig, einfallsreich und zukunftsorientiert. Daß seine Mitmenschen ihm dafür keine Anerkennung zollten oder von der Großartigkeit der Operationsmethoden und Instrumente, die er erfand, von seinen Forschungsergebnissen keinen Gebrauch machten, ist bedauerlich genug. Diese Erfindungen müßten für einen Wissenschaftler schon ausreichen, um seinen Namen der Nachwelt einzuprägen. Aber die Vielseitigkeit von Moszkowicz war größer. Er gehörte zu den ersten Chirurgen unseres Jahrhunderts, die Nasenkorrekturen vornahmen. Daß das in der damaligen Zeit recht gewagte Operationen waren, braucht man kaum zu betonen. Um diese Eingriffe zu vereinfachen, hatte er einen Hobel erfunden, mit dem man den überflüssigen Knorpel entfernen konnte.

Ein anderes Instrument, das besonders in Italien Anerkennung fand, war ein winziges vierkantiges, hohles Messer, mit dem man den Kern des Karbunkels entfernen konnte, wonach er bald heilte. Seine Improvisationskunst, eine wichtige Eigenschaft für einen Chirurgen, zeigt eine kleine Geschichte aus der Zeit des „Anschlusses" an Deutschland. In einem jüdischen Lager hatte jemand sein Gebiß verschluckt. Er drohte zu ersticken. Moszkowicz wurde gerufen; es waren aber keine Instrumente da. Da nahm er eine Saite, führte sie neben dem Gebiß in die Kehle, zog die Spitze zurück. Dann benützte er die Saite als Säge: sägte mit ihr das Gebiß durch und holte die Teile mit einer Pinzette heraus. Nach solchen Taten ist es nicht verwunderlich, daß er als „Wunderdoktor" galt.

Trotz der Vielbeschäftigung hielten ihn immer wieder wissenschaftliche Probleme in Atem. Wenn er eine Lösung suchte, schloß er sich in sein Zimmer ein. Er vertiefte sich sosehr in seine Gedanken, daß er

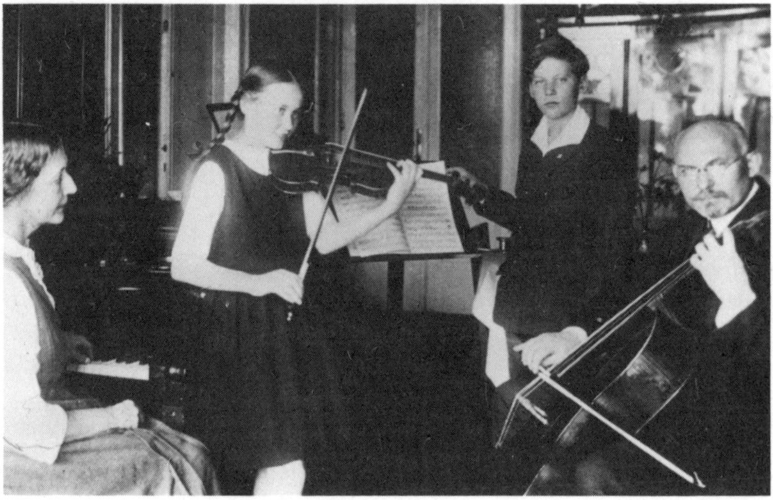

Ludwig Moszkowicz beim Musikabend im Kreise seiner Familie.

beim Essen nicht einmal die Fragen der Familie hörte. Die Kinder sagten dann: „Vater ist verreist." War das Problem gelöst, so war er wieder der aufmerksame Vater und Ehemann.

In solcher „Abwesenheit" erfand er auch die Instrumente für Magen- und Darmoperationen.

Es war bekannt, daß um die Jahrhundertwende die Hälfte aller Magen- und Darmoperierten starben, weil trotz der genialen operativen Lösung eines Theodor Billroth die Bauchhöhle bei der Operation durch den Magen- und Darminhalt infiziert wurde. Wenn die Widerstandskraft der Operierten nicht groß war, starben sie an Bauchfellentzündung. Die von Hümér Hültl und Aladár Petz erfundenen Magen- und Darmnähgeräte standen noch nicht zur Verfügung. Moszkowicz' erfinderischer Geist hat eine Reihe von Zangen, Klemmen und Quetschapparaten entwickelt, die die Därme und Mägen so dicht schlossen, daß nichts aus ihnen herausfließen konnte. Mit Moszkowicz' Instrumentarium gelang es, große Stücke des Darmes zu entfernen und miteinander zu vereinigen, ohne dabei die Lichtung des Darms überhaupt zu Gesicht zu bekommen. Diese Instrumente können auch heute noch verwendet werden; und diejenigen Chirurgen, die sie damals gebrauchten, konnten von einem auf ein Minimum reduzierten Sterblichkeitsgrad berichten.

Moszkowicz' Publikationen erschienen überall in der wissenschaftlichen Welt. Das brachte ihm 1929 eine Privatdozentur an der Universität Wien ein. Es war ein recht ungewöhnlicher Vorgang, daß jemandem, der nicht einmal an einer Klinik tätig war, dieser Titel verliehen wurde; in der Geschichte der ehrwürdigen Wiener Universität war es fast einmalig. Die Erfolge von Moszkowicz waren jedoch so erdrükkend, daß es der Fakultät unmöglich war, ihm nicht wenigstens diese Dozentur zuzusprechen. Allerdings ließ ihm der damalige Professor für Chirurgie Anton von Eiselsberg mitteilen, daß er ihm keinen Vorlesungsraum zur Verfügung stellen könne . . .

An solche Feindseligkeit gewöhnt, sah sich Moszkowicz nicht gehindert, eine Operationsmethode zu entwickeln, die ich hier als letzte erwähnen möchte, da ich der Überzeugung bin, daß er allein dafür einen Nobelpreis verdient hätte.

Schon als ich Student war, las ich in den Krankenhäusern von Budapest auf Tafeln, die die Operationen des nächsten Tags ankündigten, einen für mich zunächst unverständlichen Ausdruck: Operation nach Moszkowicz. Bald verstand ich, was diese Bezeichnung bedeutete.

Ende 1932 veröffentlichte das *Deutsche Zentralblatt für Chirurgie* in Leipzig einen Aufsatz von Moszkowicz mit dem Titel: „Chirurgische Verödungsbehandlung der Krampfadern". Millionen Menschen litten an Krampfaderbildung. Durch Hunderte von Behandlungsarten (wie Salben, Bäder, Bandagen, Operationen) wurde versucht, diese Leiden zu beseitigen. Wenn es jedoch so viele Möglichkeiten gibt, bedeutet das immer, daß keine von ihnen eine eindeutige Wirkung erzielt. Moszkowicz wußte das. Er suchte daher nach einer wirkungsvollen Methode, und er fand sie. Es gibt nichts Einfacheres als diese Methode:

Man sucht die erweiterte Vene auf, unterbindet sie und spritzt eine hochprozentige Zuckerlösung ein in Richtung Fuß. Diese Lösung verödet die Gefäße und verschließt sie. Dann werden die Seitenäste der Krampfadern aufgesucht und unterbunden. Im allgemeinen kann man mit drei kleinen Schnitten von vier bis fünf Zentimeter Länge die Krampfaderbildung in örtlicher Betäubung beseitigen. Moszkowicz ließ die Patienten danach gleich nach Hause gehen; nur den schwer Arbeitenden empfahl er, acht bis zehn Tage die Arbeit zu unterbrechen.

Wenn man bedenkt, welche Operationen mit langen, häßlichen Schnitten durchgeführt wurden, welch lange Bettlägerigkeit und große Blutergüsse sie mit sich brachten, dann staunt man nicht darüber, wie schnell die ganze Welt Moszkowicz' Vorschlag folgte. Wie viele Menschen, die von ihren Beschwerden und den äußerlich unansehnlichen Krampfaderbildungen befreit sind, wissen, wem sie das letztlich zu verdanken haben?

Nach all den vielen inneren und äußeren Kämpfen eines arbeitsreichen Lebens erlag Moszkowicz 1945 in Wien einem Herzinfarkt. Die Fachwelt nahm keine Notiz von seinem Tod.

Bis heute haben die chirurgischen Zeitschriften über ihn und sein Wirken keine Abhandlung gebracht. Die Gesellschaft der Österreichischen Chirurgen hat auf meinen Vorschlag, zu seinem hundertsten Geburtstag an ihn zu erinnern, nicht einmal geantwortet. Wurde keinem der Offiziellen eine Krampfaderbildung nach seiner Methode beseitigt?

12. HELFER DER MÜTTER

Die Kerzen leuchteten grell in der Morgendämmerung, als ein junger ungarischer Assistent an der Ersten Frauenklinik in Wien 1847 mit folgendem Satz seine Aufzeichnungen beendete: „Die Priester pflegen im Ornat unter Glockengeläute sich zu den Kranken zu begeben, um sie mit den Sterbesakramenten zu versehen. Man kann sich denken, welchen Eindruck das öfters am Tag hörbare verhängnisvolle Glöckchen auf die anwesenden Wöchnerinnen macht. Mir selbst ist es unheimlich zu Mute, wenn ich es an meiner Tür vorübereilen höre; ein Seufzer entschlüpft meiner Brust für den Menschen, der schon wieder *einer unbekannten Ursache* zum Opfer fällt. Dieses Glöckchen ist eine peinliche Mahnung, dieser unbekannten Ursache nach Kräften nachzuspüren."

Der junge Doktor, der diese Zeilen schrieb, war Ignaz Semmelweis, dem die Geschichte den Beinamen „Retter der Mütter" verlieh. Jede dritte Frau starb vor etwa 130 Jahren nach der Entbindung, ohne daß die Ärzte dahintergekommen wären, warum. Semmelweis suchte die Ursache wie ein Besessener. Aber auch er fand sie zunächst nicht. Er war schließlich verzweifelt, gesundheitlich und nervlich stark angegriffen. Niemand half ihm, niemand glaubte ihm, daß man die Lösung finden könne – man nahm den Tod im Kindbett als schicksalsbedingt hin. Nur er selbst gab sich damit nicht zufrieden.

Am 20. März 1847 kam er aus Venedig körperlich und seelisch gestärkt zurück. Aber eine traurige Nachricht erwartete ihn. Jacob Kolletschka, Professor der gerichtlichen Medizin, war an einem rätselhaften „Fieber" verstorben. Semmelweis erkundigte sich nach den Einzelheiten. Kolletschka war beim Sezieren von einem Studenten am Finger verletzt worden. Semmelweis fiel auf: Die Erscheinungen seiner kurzen Erkrankung und die, die sein Körper nach dem Tod aufwies, ähnelten ganz den Veränderungen der Wöchnerinnen, die starben. Mit genialer Intuition erkannte er die Zusammenhänge: Die Wöchnerinnen wurden also auch infiziert! Die Ursache war danach leicht zu finden: Die Ärzte und Studenten übertrugen die Infektion! Sie sezierten die Leichen von Frauen, die an Kindbettfieber gestorben waren und leiteten dann Geburten! Damals waren die Krankenhäuser noch nicht mit fließendem Wasser ausgestattet; man wusch sich kaum die Hände zwischen zwei Patienten. Die Folge war, daß man die Infektion von der Leiche auf die Gebärende übertrug.

Semmelweis ordnete sofort an, daß jeder seine Hände mit Chlorwasser waschen mußte, bevor er eine Patientin untersuchte. Er stellte Schüsseln auf und überwachte mit Argusaugen, daß man seine Anordnung befolgte. Obwohl die Sterbeziffer der Wöchnerinnen sofort sank, glaubte niemand an die Richtigkeit solcher Vorkehrungen. Höhnisch wurde er ausgelacht und endlich aus der Klinik vertrieben. Doch er setzte seinen unerbittlichen Kampf für die Rettung der Menschen von Budapest aus fort, wohin er berufen wurde.

Es gelang ihm selbst nie, die ganze wissenschaftliche Welt zu überzeugen. Er kämpfte gegen Unverständnis, Rückständigkeit, ja gegen die Böswilligkeit seiner Kollegen. Er starb an Sepsis, also der Krankheit, gegen die er ein Leben lang gekämpft hatte . . .

Semmelweis rettete Mütter, die schon entbunden hatten vor dem Sterben. Aber noch jahrzehntelang blieben zwei Probleme für jede Frau, die Mutter werden wollte, ungelöst: die Leibesfrucht während der Schwangerschaft und bei der Geburt nicht zu verlieren. Anders gesagt: Daß die Mütter nicht eine Fehlgeburt erlitten oder die Entbindung selbst nicht mit dem Tod des Kindes endete.

DIE RETTUNGSSCHLINGE
Vithal Nagesh Shirodkar

Endlich war die achtundzwanzigjährige Frau W. nach sechs kinderlosen Ehejahren schwanger. Endlich hatte sich ihr Wunsch nach einem Kind erfüllt. Sie strahlte Freude und Dankbarkeit aus, als ich die Schwangerschaft feststellte. Aber ich mußte ihre Freude zügeln. Ich hatte nämlich bei der Untersuchung etwas Ungewöhnliches entdeckt: eine pflaumengroße Geschwulst im Muttermund. Mir war aus der Literatur kein ähnlicher Fall bekannt. Meist verhindern Geschwülste die Befruchtung – daß die Samenfäden den Polypen „umgangen" hatten, war fast unverständlich. Auf die Gefahr hin, daß es zu einer Fehlgeburt kam, mußte ich die Geschwulst entfernen. Es mußte geklärt werden, ob es sich nicht um Krebs handelte!

Vorsichtig schälte ich die Geschwulst aus dem Gewebe des Gebärmutterhalses. Als sie entfernt war, zeigte sich ihr Bett so groß, daß man die Fruchtblase in der Gebärmutter sehen konnte. Diese Tatsache ließ befürchten, daß die Frucht von der Scheide her durch den breiten Muttermund infiziert wurde und daß es dadurch zu einer Fehlgeburt kommen würde. Eine Sekunde lang hielt ich inne, um zu überlegen, was die richtige Gegenmaßnahme wäre. „Machen Sie einen Shirodkar", bemerkte da meine Assistentin. Gemeint war eine Operation nach Shirodkar: man legt eine Naht um den Gebärmutterhals und verschließt damit den Weg für die Frucht, damit sie nicht aus der Gebärmutter herausrutscht. „Cerclage" nannte sie der Inder Shirodkar, als er 1954 diese einfache, doch so erfolgreiche Operation in Genf auf dem Internationalen Weltkongreß für Gynäkologie und Geburtshilfe ankündigte. Die Operation wurde sofort populär und nahm ihren Siegeszug in allen gynäkologischen Stationen. Heute kennt sie auch der jüngste Assistent. Mit dem genialen Einfall rettete Shirodkar zahllose Kinder; er ermöglichte, daß sie ausgetragen und geboren werden.

Ich traf Shirodkar zum ersten Mal anläßlich des Weltkongresses der „International Fertility Association" 1966 in Stockholm. Ich ließ im Ausstellungsraum dauernd ein Diapositivgerät laufen, das die verschiedensten Formen der Samenfäden projizierte. Da die Art der Demonstration etwas Ausgefallenes war und noch keine Serie von solchen Bildern existierte, war mein Stand gut besucht. Auch mein Nachbar schaute laufend hin. Er hatte Zeit. Seine Abbildungen erweckten kaum Interesse.

Die Diapositiv-Vorführungen kamen auch meinen an der Wand hängenden Bildern zugute. Sie zeigten, auf welche Weise ich einen Eileiterverschluß operiere, um die Zeugungsfähigkeit einer Frau herzustellen. Mein Nachbar stellte über das gleiche Thema aus; aber ich hatte nun mal einen besseren Lockvogel. Die Interessenten blickten unwillkürlich auf meine Operationsmethode, nicht nur auf meine Spermienbilder. Während ich umringt wurde und Frage auf Frage beantworten mußte, ließ man den Nachbarn links liegen. Im Rausch des Erfolges kümmerte auch ich mich nicht um ihn. Ehrlich gesagt: ich schaute gar nicht hin, wer er war; ich war viel zu sehr mit mir selbst beschäftigt. Kurz bevor wir am Ende des Kongresses das Demonstrationsmaterial verpackten, kam er zu mir, um Abschied zu nehmen. Er war ein kleiner, älterer Herr mit meliertem Haar. Seine Hautfarbe verriet sein Herkunftsland: Indien. Er stellte sich mit leisem Ton vor: Vithal Shirodkar.

Ich fiel aus allen Wolken. Ich schämte mich, daß ich ihn gar nicht beachtet hatte. Aber vom Gesicht her hatte ich ihn nicht erkennen können, da ich sein Bild nirgends gesehen hatte. Und so erging es auch vielen anderen Kongreßteilnehmern.

Ja, es war Vithal Nagesh Shirodkar, der hochberühmte Mann aus Bombay, der ruhig und bescheiden sein konnte, da er in seinem ganzen Leben nur den Erfolg kannte. Shirodkar wurde 1899 in Shirodka geboren, einem kleinen Städtchen der ehemals portugiesischen Kolonie Goa an der Westküste Vorderindiens. In Bombay wurde er Arzt und Gynäkologe; dann bildete er sich in England als Chirurg aus. 1932 kehrte er nach Bombay zurück, wo er nach anfänglicher chirurgischer Tätigkeit am Grant Medical College mit 36 Jahren Professor für Gynäkologie und Geburtshilfe wurde. Bis 1955 hatte er den Lehrstuhl inne. Merkwürdigerweise begann im wissenschaftlichen Sinne Shirodkars Welterfolg ein Jahr vor seinem Ausscheiden aus der Universität. Bis dahin operierte er Tausende von Frauen und entband sie; er war in Bombay und Umgebung bei der High-Society als Arzt sehr beliebt. Die praktische Tätigkeit füllte sein Leben ganz aus. Er behandelte nicht mechanisch, sondern beobachtete seine Erfolge, verfolgte die Krankengeschichte seiner Patientinnen. Die Erfahrungen bewahrte er jahrzehntelang in seinem Gedächtnis.

Sein Interesse konzentrierte sich, national bedingt, auf den Vorfall der Gebärmutter. Nach vielen Entbindungen – die indischen Frauen gelten als die empfänglichsten der Welt – werden die Gebärmutterbänder durch die Last, die sie zu tragen hatten, ausgedehnt wie Gummibänder, die zu lange und zu stark belastet worden sind. Die Gebärmutter rutscht teilweise oder ganz aus der Scheide: es entsteht der Prolaps, der Gebärmuttervorfall. Indische Frauen leiden, wie gesagt, häufiger an dieser Krankheit als die Frauen aller anderen Nationen. Es lag nahe, daß man sich gerade in Indien intensiv damit beschäftigte, wie man diesen Zustand, der unnatürlich ist, beseitigen kann. Die Bänder werden verkürzt und die Gebärmutter wird zur Bauchwand genäht. Diese Eingriffe sind zwar nicht sehr kompliziert durchzuführen; wenn aber die Patientin erneut entbindet, ist meist der ganze Erfolg der Operation wieder verloren. Shirodkar war mit den herkömmlichen Methoden unzufrieden. Er versuchte Dutzende von Operationsarten, aber immer wieder gab es Mißerfolge. Nach Jahren fiel die Gebärmutter erneut vor und oft auch dann, wenn die Frauen gar nicht mehr schwanger wurden. Der Grund kann durchaus an einer Veranlagung der Inderinnen liegen, zumal ihr Gewebe nicht elastisch genug ist. Es kommt nicht von ungefähr, daß seit Jahrtausenden in Indien Gymnastikübungen üblich sind, die zum Ziel haben, die Beckenbodenmuskulatur zu verstärken. Frauen sollen täglich mehrmals die Schließmuskel des Afters zusammenziehen, wie wenn sie Stuhlgang zurückhalten wollten; gleichzeitig wird dabei die Scheidenmuskulatur zusammengezogen. Dieses Training lehrt die Frauen, auch beim Geschlechtsverkehr die Scheidenwände zu bewegen und sie – falls sie weiter sind als das Glied – der Größe des Gliedes anzupassen. Trotz dieser sehr nützlichen Empfehlungen aus Zeiten, in denen noch keine operativen Lösungen möglich waren, haben sie in Richtung der Prolapsverhinderung wenig genützt.

Shirodkar suchte nach der Lösung, und er fand eine Methode. Die Gebärmutter ist u. a. am Beckenboden durch Bänder verankert wie ein mit Gas gefüllter Ballon, der mit starken Seilen am Boden festgehalten wird. Die zwei Hauptbänder befinden sich an der Hinterseite des Gebärmutterhalses. Shirodkar baute seine Methode auf diesen Bändern auf. Er schnitt sie durch die Scheide von der Gebärmutter ab; sie wurden vorne gekreuzt und dann an der Hinterseite des Gebärmutterhalses wieder angenäht. Somit verkürzte er die Bänder, und die Gebärmutter zog sich dadurch wieder in die Bauchhöhle zurück.

Was an dieser Operation interessant war, ist nicht, daß sie tatsächlich in vielen Fällen einen Prolaps verhinderte, sondern die Erfahrung, die Shirodkar dabei machte. 1952 nahm er an zwei Frauen den Eingriff vor, bei denen schon auf andere Weise versucht worden war, den Gebärmuttervorfall zu beheben. Die Patientinnen hatten nach der ersten Operation mehrmals Fehlgeburten; nachdem sie aber von Shirodkar nach der neuen Methode operiert worden waren, gelang es ihnen, eine erneute Schwangerschaft auszutragen und gesunde Babys zu entbinden. Das überraschte Shirodkar. Er meinte: „Ich spürte, daß man dieser Operation auch in der Geburtshilfe einen bestimmten Platz einräumen soll."

Er dachte darüber nach, wieso der unerwartete Erfolg zustande gekommen war und wo er seine Methode sonst noch anwenden konnte.

Abraham F. Lash in Chicago beschäftigte sich seit 1941 mit dem Problem der häufigen Fehlgeburten. Er bekam heraus, daß oft nach einer Entbindung und meist nach einer Fehlgeburt der Muttermund und der Gebärmutterhals offen blieben, obwohl sie sich schließen sollten. Zweifellos war die Muskulatur durch die Entbindung geschädigt worden und nicht mehr fähig, ihre ursprüngliche Lage einzunehmen. Es kam zu Fehlgeburten, weil die Frucht durch den gedehnt gebliebenen Weg buchstäblich aus der Gebärmutter fiel. Lash erfand eine Operationsmethode, indem er den Hals der Gebärmutter bald nach der Entbindung zusammenraffte. Damit gab er ihm seine ursprüngliche Form zurück. Er konnte über einen 88prozentigen Erfolg (d.h. Austragung der nächsten Schwangerschaft) berichten.

Allerdings war diese Methode nicht ungefährlich: bei der Entbindung ging die Narbe auf, es kam zu schweren Blutungen. Aber zu seiner Zeit gab es nichts Besseres.

1951 erklärte der Berliner Gynäkologe Felix von Mikulicz-Radecki nachträglich Lashs Erfolge damit, daß der innere Muttermund bei Mehrgebärenden in etwa siebzig Prozent der Fälle während der letzten Schwangerschaftsmonate fingerbreit offen ist. Das war auch die Begründung, warum die zwei von Shirodkar operierten Frauen Schwangerschaften austragen konnten: mit der Umschlingung der Gebärmutterbänder hatte er unwillkürlich auch den Geburtsweg im Gebärmutterhals eingeengt und damit eine Fehlgeburt verhindert.

Mikulicz-Radeckis Untersuchungen wurden Shirodkar nicht bekannt. So dauerte es einige Jahre, bis er seinen zufälligen Erfolg erklären und die Operation gezielt anderweitig einsetzen konnte.

An einem Oktobertag 1953 meldete sich bei ihm die dreiundzwanzigjährige Frau eines Edelsteinhändlers, Mrs. Singh. Sie war hübsch und reichlich mit Juwelen geschmückt wie auch andere wohlhabende

Inderinnen. Alles an ihr war klein, grazil und jugendlich. Aber im Gegensatz zu ihrem Äußeren waren ihre Geschlechtsorgane in einem Zustand wie bei einer Frau, die bereits zehn Kinder entbunden hatte. Sie hatte aber nur einmal entbunden, vor sechs Jahren. Ihre Bemühungen um weitere Kinder waren vergebens geblieben; sie hatte in jedem Jahr eine Fehlgeburt gehabt. Ihre Verzweiflung kannte keine Grenzen, und sie fuhr von Arzt zu Arzt; sogar in Rom und Genf hatte sie Spezialisten besucht. Alle hatten sie behandelt und ihr versichert, daß ihre Behandlungsart die richtige sei. Ein Professor spritzte monatelang fast täglich Hormone und Vitamine; ein anderer ließ sie während der ganzen Schwangerschaft liegen; ein dritter versuchte es mit homöopathischen Mitteln. Doch alle Schwangerschaften endeten nach drei bis fünf Monaten mit einer Fehlgeburt. Die Blutuntersuchungen, die man während und zwischen den Schwangerschaften vornahm, fielen negativ aus; es lag weder eine Unverträglichkeit zwischen ihrem Blut und dem ihres Mannes vor, noch war sie an Syphilis erkrankt, noch sonst durch Bakterien infiziert worden, die eine Fehlgeburt hätten auslösen können. Dann wurde die Gebärmutter geröntgt, obwohl man hier keine Ursache vermutete, denn ein Kind hatte sie ja ausgetragen. Tatsächlich fand man keine Begründung für die Fehlgeburten: die Gebärmutter zeigte keine Mißbildung.

Die verzweifelte Frau hörte eines Tages von einer Bekannten, daß sie nach einer Operation durch Professor Shirodkar ein gesundes Kind zur Welt gebracht habe. Sie war die eine der beiden glücklichen Frauen, über die im Zusammenhang mit den zwei Prolapsoperationen berichtet wurde. Shirodkar war Mrs. Singhs letzte Hoffnung. Es erschien ihr plötzlich etwas merkwürdig, daß sie fremde Ärzte konsultiert hatte, ohne in der eigenen Stadt den Spezialisten aufzusuchen. Sie fragte ihn, ob er bei ihr nicht eine solche Operation durchführen könne.

Nachdem er sie untersucht hatte, meinte er: „Patienten glauben häufig, daß sie an derselben Krankheit leiden wie andere. Die Dame, die Sie als Beispiel erwähnten, wurde wegen einer anderen Sache operiert. Nur zufällig behob ich mit derselben Operation zwei Erkrankungen, und sie konnte erneut ein Kind austragen. Aber vielleicht ergibt sich auch für Sie eine Lösung! Wir müssen jetzt sowieso noch einige Blutuntersuchungen vornehmen. Die Befunde bekomme ich erst in einer Woche. Dann sprechen wir weiter."

Voller Hoffnung verabschiedete sie sich. Es wurde sowohl für sie wie für Shirodkar eine bedrückende Woche.

Shirodkar schlief zunehmend unruhiger, je näher der Termin mit Mrs. Singh heranrückte. Tagsüber die Routine-Arbeit, abends gesellschaftliche Verpflichtungen: zuletzt war er nicht mehr bereit, seine Frau auf Parties zu begleiten. In seinem Zimmer versank er in Gedanken. Er ließ die Operation und die Befunde der zwei glücklich verlaufenen Fälle vor sich ablaufen und versuchte, sich an alle Einzelheiten zu erinnern.

Langsam kam Licht ins Dunkel. Er tastete die Frauen im Geiste nochmals mit seinen Fingern ab. Er erinnerte sich, daß sowohl bei den operierten Frauen als auch bei Mrs. Singh der Muttermund offen klaffte; er hätte seinen Zeigefinger durch den Zervikalkanal führen können. Das heißt: der Weg zur Gebärmutter war offen. Er schloß daraus mit Recht, daß man diesen Zustand mit den vorausgegangenen Fehlgeburten oder Geburten in Verbindung bringen mußte. Vielleicht war das sogar der Grund, warum diese unglücklichen Frauen immer wieder ihre Frucht verloren. Dann konnte man das verhindern, indem man den Weg einfach versperrte. Aber bevor jemand schwanger war, konnte er sich dazu nicht entschließen; er befürchtete, daß durch die Einengung des Weges die Samenfäden gehindert werden könnten, das

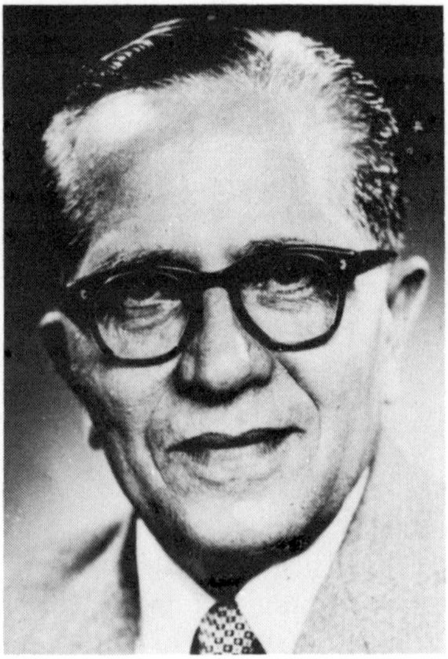
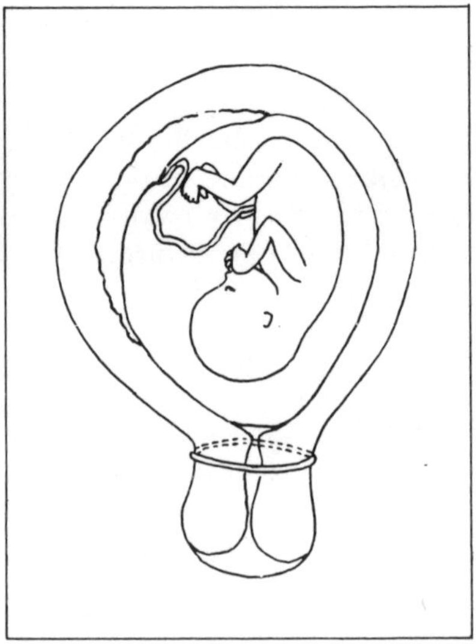

Vithal Shirodkar; schematische Darstellung der Umschnürungsoperation nach Skirodkar.

Ei zu erreichen. Der Vierundfünfzigjährige kam zu dem Schluß: ich warte, bis sie schwanger wird; dann erst schließe ich den Zugang zur Gebärmutter!

Als Mrs. Singh wieder in der Sprechstunde erschien, war Shirodkars Plan ausgearbeitet. Er gab gegenüber der Patientin offen zu: „Ich habe lange nachgedacht. Wir können nicht dieselbe Operation durchführen wie bei Ihrer Bekannten; aber wir machen etwas Ähnliches. Der sofortige Eingriff wäre für Sie zu riskant; er würde möglicherweise die Schwangerschaft gefährden. Ich habe mir etwas Einfacheres ausgedacht. Wir werden einen schmalen, fünf Millimeter breiten Streifen von Muskelhaut aus dem Oberschenkel nehmen. Sie ist stark und fest genug, sich wie ein Gürtel um den Gebärmutterhals zu legen. Aber Sie müssen wissen: ich habe noch niemals einen solchen Eingriff vorgenommen. Sie wären die erste Frau, an der ich es ausprobiere. Deswegen kann ich Ihnen keine Garantie geben. Doch ich meine: es wäre den Versuch wert. Sie haben bisher vieles versucht – ohne Erfolg. Für diesen Versuch spricht einiges. Aber die Entscheidung liegt bei Ihnen. Und besprechen Sie es auch mit Ihrem Mann; und wenn er Ihnen zurät, geben Sie mir Bescheid."

Die Singhs brauchten nicht lange zu überlegen: sie wollten mehrere Kinder. Im Lande kinderreicher Familien gilt es geradezu als Schande oder sogar als Gottesurteil, wenn man keine Kinder oder nur ein Kind hat. Telefonisch sagte Mrs. Singh Shirodkar am nächsten Tag zu. Der Arzt bat sie, sie solle sich sofort nach Eintritt der nächsten Schwangerschaft bei ihm melden.

Shirodkar sah die Patientin schon drei Monate später wieder. Er stellte fest, daß sie seit sechs Wochen in anderen Umständen war. Da er wußte, daß sie nie früher als gegen Ende des dritten Schwangerschaftsmonats eine Fehlgeburt hatte, zögerte er den Eingriff bis dahin hinaus. Ein anderer Grund, warum er es für richtiger hielt, nach den ersten drei Monaten den Eingriff vorzunehmen, war, daß die Gebärmutter in diesem Zeitraum am meisten zur Fehlgeburt neigt.

Die Wartezeit war bald um. Die Patientin wurde im Wadia Maternity Hospital aufgenommen, wo Shirodkar seine Privatpatienten behandelte. Zwei Tage später fand der Eingriff statt – es war die erste Operation nach Shirodkar in der medizinischen Geschichte. Die zwei jungen Ärzte, deren Aufgabe es war, die Beine der Patientin zu halten und zu assistieren, ahnten nicht, bei welch bedeutendem Ereignis sie Zeuge waren.

In derselben Zeit kämpfte ich in Budapest um das Leben einer jungen Frau, die eine Abtreibung vorgenommen und sich dabei infiziert hatte und im Sterben lag. Paradoxe Situation des Lebens: In dem schwach bevölkerten Ungarn wollte man kein Kind, in dem übervölkerten Indien riskierte man sein Leben dafür ...

Grüne Tücher bedeckten Mrs. Singh. Nur ein Streifen am rechten Oberschenkel blieb frei. Die Patientin lag in Narkose. Shirodkar öffnete die Haut, drang zur Muskulatur vor und schnitt von deren Hülle zwei fünf Millimeter breite und fünfzehn Zentimeter lange Teile aus. Sie wurden in körperwarmer physiologischer Kochsalzlösung aufbewahrt. Dann faßte er den Muttermund mit zwei Kugelzangen an und stellte dabei fest, daß der Zervikalkanal gut fingerdickbreit war. Er machte einen auf den Kopf gestellten T-förmigen Schnitt und schob das Gewebe und die Harnblase bis zu der Höhe ab, wo etwa der innere Muttermund lag. Dort umschlang er den Hals mit einem der Streifen wie mit einem Halstuch und zog ihn zusammen. Dann wurde er festgenäht. Operateur und Assistenten beobachteten, wie sich der Muttermund schloß.

Die Patientin bekam in den nächsten Wochen Gelbkörperhormon, um die Gebärmutter ruhigzuhalten und um Kontraktionen zu verhindern.

Die folgenden zwei Wochen verliefen für Shirodkar spannungsgeladen: Verhinderte die Naht (die Cerclage) eine erneute Fehlgeburt, oder war der Versuch nur eine Seifenblase der Hoffnung aus der Flasche nicht gelöster Probleme?

Mrs. Singh fühlte sich aber prächtig. Nach zwei Wochen durfte sie aufstehen und allmählich wieder ein normales Leben führen. Tag für Tag wuchs die Schwangerschaft. Die Schwelle des sechsten Monats wurde überschritten. Shirodkar selbst schöpfte Vertrauen. Obwohl der Erfolg der ersten Operation noch nicht feststand, sprach sich in Bombay die neue Methode schnell herum. Eine Patientin nach der anderen meldete sich. Bald hatte Shirodkar fünfundzwanzig weitere Operationen dieser Art durchgeführt.

Die Schwangerschaft von Mrs. Singh erreichte den letzten Monat. Wie aber würde die Geburt stattfinden? Der Weg war versperrt! In der 38. Woche öffnete Shirodkar die Pforte: er schnitt den Streifen durch. Obwohl er damit rechnete, daß darauf die Geburtswehen sofort eintreten würden, kam es nicht dazu. Die Tochter von Mrs. Singh erblickte zur rechten Zeit das Licht der Welt. Sie wog sechs Pfund.

Bald folgten die anderen Entbindungen. Nur vier von 26 Schwangerschaften der ersten Serie endeten mit einer Fehlgeburt; 22 wurden ausgetragen. Es war ein großer Erfolg für die Cerclage. Die wissenschaftliche Welt wurde sofort hellhörig, als Shirodkar 1954 in Genf dem Weltkongreß für Gynäkologie und Geburtshilfe von diesem Erfolg berichtete.

Bald hatte er in der ganzen Welt Nachahmer. Und man versuchte, seinen Namen in den Hintergrund treten zu lassen, um durch kleinere Verbesserungen an seiner Methode den eigenen Namen zu verewigen. Aber das gelang den Nachahmern nicht. Dagegen bestätigten alle Kliniken der Welt die Richtigkeit seiner Methode.

Shirodkars Name wurde jedem Studenten geläufig; seit Einführung der Desinfektion durch Semmelweis und der Geburtszange hatte kein Wissenschaftler mehr etwas Vergleichbares für die werdenden Mütter getan. Tausende von Kindern verdanken Shirodkar ihr Leben.

Dieser wissenschaftliche Erfolg brachte ihm Weltruhm ein. Von Tokio bis Los Angeles wurde er ein oft und gern geladener Gast. Er sprach auf vielen Kongressen und führte seine Operationsmethoden in der ganzen Welt vor. Er gehörte zu den wenigen Wissenschaftlern, die für ihre Erfindung nicht zu kämpfen brauchten, die sofort anerkannt wurden. Aber der höchste Preis blieb auch ihm versagt. Das war sehr schmerzlich für ihn, und er hielt es bis zu seinem Tod 1971 für eine persönliche Tragödie.

Doch war es wirklich so? Ist der Nobelpreis tatsächlich die höchste Auszeichnung, mit der Wissenschaftler geehrt werden können? Die höchste Auszeichnung bleibt unsichtbar: sie wird bezeichnet mit der Zahl der Menschen, die gerettet wurden, deren Leben erleichtert, denen durch eine erfolgreiche Behandlung zum Glück verholfen wurde. Und diese Auszeichnung konnte Shirodkar nicht vorenthalten werden.

DIE GEBURTSZANGE NACH KIELLAND
Christian Kielland

An einem Nachmittag im Jahre 1948 wurde der Leiter der Ersten Universitäts-Frauenklinik in Budapest sofort in den Kreißsaal gebeten: die Frau einer hochgestellten Persönlichkeit stand kurz vor der Entbindung. Der die Geburt leitende Oberarzt, der seit Tagen die Frau betreute, hatte gemeldet, daß plötzlich die Herztöne des Kindes ausblieben. Der Professor eilte zu der Patientin, legte in Sekundenschnelle die Geburtszange am Kopf des Kindes an, hob ihn heraus und entband einen Jungen. Leider mußte man jedoch feststellen, daß das Kind schon seit Tagen im Mutterleib tot war . . .

Der Professor wurde wütend, er tobte und warf den Oberarzt auf der Stelle aus der Klinik. Der hätte doch seit Tagen bemerken müssen, daß die kindlichen Herztöne nicht mehr zu hören waren! Wenn ein Kind im Mutterleib gestorben ist, dann ist die Anwendung der Zange nicht nur unnötig, sondern sogar gefährlich; denn ein toter Körper beginnt sich zu zersetzen und könnte die Mutter vergiften – besonders dann, wenn die Zange die Geburtswege verletzt und durch die Verletzungsstellen Keime in den Körper eindringen können.

Dem Professor wurde schier übel, als ihm das durch den Kopf ging. Gerade in der Klinik, deren erster Professor für Geburtshilfe Semmelweis gewesen war, der sein Leben für die Rettung der Mütter geopfert hatte, wäre ein Kindbettfieber fatal gewesen! Glücklicherweise war keine Verletzung erfolgt; außerdem waren es nicht mehr die Zeiten von Semmelweis: inzwischen standen Sulfonamide und Antibiotika zur Verfügung, mit denen eine Infektion nach der Entbindung bekämpft werden konnte. Auch kam ein solcher Fall äußerst selten vor.

Die Geburtszange gehörte erst seit hundert Jahren zu dem allgemeinen Instrumentarium eines Arztes – wie Hörer, Reflexhammer oder Blutdruckmesser. Der Geburtshelfer sah sich früher in Fällen, in denen die Verwendung einer solchen Zange notwendig gewesen wäre, vor die Frage gestellt: Soll man die Mutter oder das Kind retten? Wenn man eine Mutter fragt, wessen Leben ihr mehr wert ist, antwortet sie ohne Zögern: Retten Sie das Kind! Weil sich die Ärzte damit nicht zufriedengeben konnten, haben sie seit Jahrhunderten versucht, sowohl die Mutter als auch das Kind zu retten. Wenn die Gebärende ungenügende Geburtswehen hat, wenn die Geburtswege zu eng sind oder die Herz-

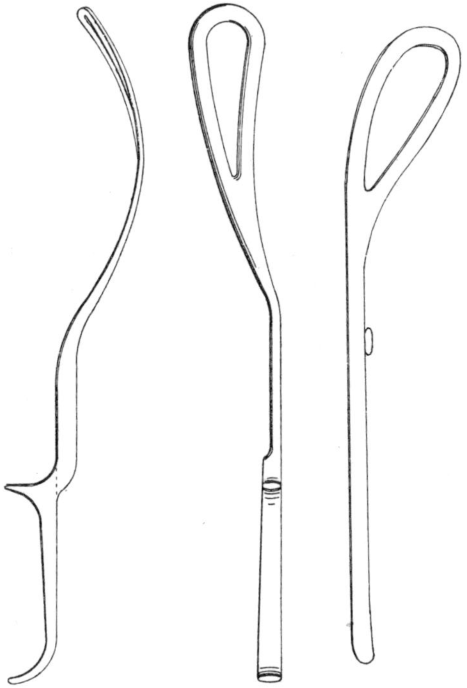

Geburtszangen: die Naegele-Zange (links) und die Kielland-Zange (rechts).

töne des Kindes eine Lebensgefahr signalisieren, dann muß das Kind schnellstens zur Welt gebracht werden. Früher war die Geburtszange die einzige Möglichkeit, in solchen Fällen lebende Kinder zu entbinden. Heute wird die Zange, besonders in den Vereinigten Staaten, auch sehr häufig angewandt, um die Geburt schnell zu beenden und der Mutter Schmerzen zu ersparen.

Die Geburtszange ist ein Instrument, um etwas zu fassen. Sie besteht aus zwei löffelähnlichen Teilen (deshalb der Name „Löffel"), die sich gegenüberstehen und die man zusammenhält. Die Löffel werden bei der Geburt um den Kopf, unter Umständen um den Steiß gelegt, indem man sie mit einem Spezialgriff in die Scheide einführt. Mit der Zange wird der Kopf des Kindes und damit das Kind aus dem Mutterleib herausgezogen; medizinisch ausgedrückt: Man entbindet mit Hilfe der Zange.

Die erste Geburtszange wurde von dem Londoner Arzt Peter

Chamberlain um die Wende des sechzehnten zum siebzehnten Jahrhundert erfunden. Viele Zangen wurden seither entwickelt, aber nur zwei sind bis heute im Gebrauch. Die eine entwickelte der Heidelberger Franz Josef Naegele (1777–1851). Sie galt als die „klassische" Zange. Jeder Student muß lernen, wie man sie bei den verschiedenen Haltungen des Kinderkopfes ansetzt. Ich erinnere mich, daß wir als junge Ärzte nur die Naegele-Zange verwenden durften, obwohl ihr Verwendungsgebiet begrenzt und die Gefahr der Verletzung mit ihr viel größer ist als bei der neueren, erst 1916 von dem Norweger Christian Kielland beschriebenen grazilen Zange. Es wurde uns gesagt, die Naegele-Zange „wisse", wohin sie gehen solle, sie lege sich „selbst" an. Dagegen könnten die Kielland-Zange nur die technisch begabteren Ärzte verwenden. Wenn wir jedoch selbst entscheiden durften, welche Zange wir nehmen sollten, fiel die Wahl immer auf die Kielland-Zange, da sie durch ihre Form selbst bei einer nicht sehr präzisen Anlegung eine weit geringere Verletzungsgefahr bot.

Christian Caspar Gabriel Kielland hatte zehn Jahre, nachdem er Arzt geworden war (1899), angefangen, die Geburtszange zu konstruieren. Er hatte in Oslo (damals Christiania) eine große geburtshilfliche Praxis und wurde häufig in die Provinz gerufen. Oft kam es vor, daß er keine Zeit mehr hatte, die Gebärende ins Krankenhaus einliefern zu lassen, denn damals standen ja nicht einmal Rettungswagen zur Verfügung. Der Arzt mußte sich allein auf seine Geschicklichkeit verlassen. In den Fällen, in denen wir heute einen Kaiserschnitt machen, konnte damals nur eine Geburtszange verwendet werden, wenn man das Kind retten wollte. Aber man mußte die Zange so weit ins Becken hochführen, daß die Frauen meist schwere Verletzungen davontrugen. Blutungen, Blasenverletzungen führten nach der Entbindung nicht selten zum Tode. Kielland wußte, daß an den meisten Verletzungen die Zange schuld war. Sie war zu groß, ihre Beckenkrümmung zu stark. Nach einer schweren Zangengeburt schlief er oft nächtelang nicht. Er zog sich zurück und war für niemanden zu sprechen. Dann „entband" er in intensiver Arbeit vieler Jahre ein graziles Instrument – ohne Beckenkrümmung. Diese norwegische Zange wurde von einem deutschen Instrumentenhersteller namens Bross geschliffen und immer weiter verfeinert. Das erste Kind, das mit Hilfe der Kielland-Zange 1904 geboren wurde, lebt zur Zeit der Niederschrift dieses Buchmanuskriptes noch immer – es ist Kiellands eigene Tochter. Wie Kielland berichtete, war die Zangengeburt in diesem Fall nicht unbedingt notwendig gewesen. Aber die Zange war schon seit einiger Zeit fertig und wartete auf ihre Erprobung. Er wollte gerade bei einem nicht dringenden Fall ausprobieren, ob seine Vorstellung richtig war. Sie war es! In seinem Haus herrschte doppelte Freude: die Tochter Ruth war da, und die Konstruktion des Vaters hatte sich glänzend bewährt!

Dann wurde es still um diese Zange. Das hieß aber nicht, daß sie nicht verwendet wurde. Ganz im Gegenteil. Kielland hat sie überall angewandt, mit Ausnahme der Universitäts-Frauenklinik in Oslo, wo er als Privatassistent von Professor Brandt siebeneinhalb Jahre arbeitete. Brandt hatte sich stur geweigert, auch nur einen Versuch mit ihr zu erlauben. Kielland wiederum war stolz genug, ihn nicht weiter darum zu bitten. Brandts Weigerung ging soweit, daß die Frauenklinik auch heute noch nichts von Kiellands Konstruktion wissen will. Eine Osloer Zeitung schrieb am 16. Mai 1925:

„Wir erinnern an Professor Brandts Haltung gegen die Kielland-Zange selbst, gegen ihr Prinzip und ihre Technik, die der Professor nicht erkannte, nicht verwendete und brandmarkte, während sie in der ganzen zivilisierten Welt einen Sieg erkämpfte und man Christian Kielland für den berühmtesten Arzt Norwegens in der Gegenwart hält."

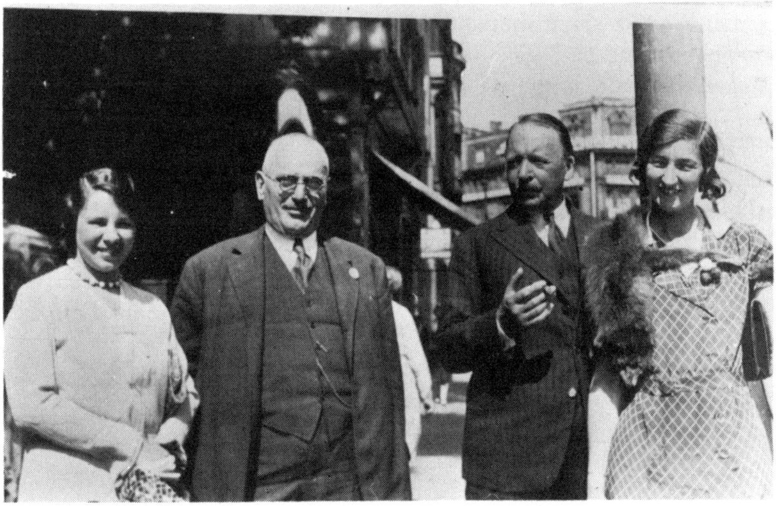

Christian Kielland (links) beim Kongreß der Deutschen Gesellschaft für Gynäkologie in Frankfurt am Main, 1937.

Kielland blieb nichts anderes übrig, als seine Zange im Ausland vorzuführen. Er fühlte sich gleichsam wie ein Missionar, der verpflichtet ist, die Lehre der neuen Zange zu verkünden, um vielen tausend Müttern zu helfen. Die erste offizielle Möglichkeit bot ihm die Universitäts-Frauenklinik in Kopenhagen, wo er 1915 drei Zangengeburten leitete. Dann lud Albert Döderlein ihn nach München ein, um die Zange deutschen Ärzten vorzuführen. Obwohl sein „Zangenkonkurrent", Naegele, Deutscher war, wurde die nordische Zange anerkannt und in das Instrumentarium der geburtshilflichen Abteilungen aufgenommen. Besonders befürwortete sie Professor Heidler in Wien, der sie als die vollkommenste pries.

Die weiteren Reisen führten Kielland u.a. nach Budapest, Frankfurt, Madrid, Sevilla. Überall wurde er mit offenen Armen aufgenommen. Dem Arzt aus dem hohen Norden kamen die vielen Ehrungen im Ausland schon verdächtig vor, während man ihn zu Hause vergaß. Nüchtern überprüfte er seine Entdeckung. Ein Zufall half ihm dabei.

Eines Tages im Jahre 1930 spazierte er mit seiner Tochter durch Sevilla und bewunderte die Kathedrale. Angefüllt mit Eindrücken entdeckte er im Schaufenster eines Instrumentenhändlers seine Zange. Sie gingen hinein und ließen sich das Instrument zeigen. Dann fing Kielland an, Zweifel an der Verwendbarkeit der Zange anzumelden. Je kritischer er wurde, um so mehr nahm der Händler die Zange in Schutz und nannte sie eine geniale Erfindung. Endlich gab Kielland seine Anonymität auf, und die Überraschung war auf der Seite des Händlers . . .

Es gibt keinen Zweifel: Die Kielland-Zange ist der größte instrumentelle Fortschritt in der Geburtshilfe seit hundert Jahren. Kielland arbeitete bis zum letzten Tag seines Lebens an ihr. Er starb am 8. März 1941 in Oslo. Die in- und ausländischen wissenschaftlichen Zeitungen vergaßen den Tag, und auch später erschien keine Notiz über ihn. Hatte er das vielleicht geahnt, als er auf einer Karte Hamlets Worte notierte:

„O Gott! Welch ein verletzter Name, Freund,
Bleibt alles so verhüllt, wird nach mir leiden,
Wenn du mich je in deinem Herzen trugst,
Verbanne noch dich von der Seligkeit
und atm' in dieser herben Welt mit Müh',
um mein Geschick zu melden."

Nachwort

Der zeitliche Abstand der einzelnen Schicksale von der Gegenwart und die geographische Entferntheit der Orte, an denen die Wissenschaftler wirkten, haben dem Verfasser unerwartete Schwierigkeiten bei der Zusammenstellung des Materials für dieses Buch und bei der Entscheidung, was Dichtung und was Wahrheit ist, bereitet. Dem abzuhelfen war nur dadurch möglich, daß Verwandte, Bekannte, Fachkollegen, d. h. zumeist Augenzeugen, bereitwillig ihre Kenntnisse und Erinnerungen zur Verfügung stellten. Deswegen gebührt ihnen allen nicht nur der persönliche Dank des Verfassers, sondern auch der Dank der lesenden Öffentlichkeit und der Fachwelt für ihre wertvollen Beiträge, dank derer diese vorbildlichen Gestalten der Medizingeschichte und Helfer der Menschheit nicht aus der Erinnerung verlorengehen sollen. Die Namen der Bereitwilligen sollen hier festgehalten werden. Es halfen beim Kapitel über:

Koller:	Professor Karl Hruby, Direktor der I. Universitäts-Augenklinik, Wien
	Augenklinik des Mount Sinai Hospital, New York
Freud:	Janko von Musulin, Vorstandsmitglied der Freud-Gesellschaft, Frankfurt a. M.
	Dr. János Paál, Facharzt für Psychiatrie, Sprendlingen
Wassermann:	Professor G. Blumenthal, Robert-Koch-Institut, Berlin
	Professor R. P. Gillert, Robert-Koch-Institut, Berlin
Fick:	Frau Catharina Fick, Herrsching am Ammersee
	J. Schulz, Erster Bürgermeister in Herrsching
	Dr. Hugo Hungerbühler, Stadtarchivar, Zürich
	Frau Margrit Scherer, Universitäts-Augenklinik, Zürich
	Dr. István Györffy, Augenarzt, Budapest
	Fa. Söhnges, München
Hinselmann:	Frau Margot Hinselmann, Eutin
	Dr. Günther Hinselmann, Chefarzt des Evangelischen Krankenhauses, Wesel
	Professor H. J. Wespi, Chefarzt im Kantonsspital, Aarau
	Dr. Bauer, Gynäkologe, Wiesbaden

	E. A. Seidlitz in Fa. Möller-Wedel, Wedel
Papanicolaou:	Professor Peter Stoll, Direktor der Frauenklinik der Städtischen Krankenanstalten, Mannheim
Böhler:	Universitätsprofessor Walther Ehalt, Graz
Küntscher:	Dr. S. Fischer, Hamburger Krankenhaus, Bevensen
	Professor Herbert Junghanns, Chefarzt des Unfallkrankenhauses, Frankfurt
Thoma:	Professor Jean Thoma, Zug
	Dr. Peter Thoma, Berlin
	Professor Wilhelm Dörr, Direktor des Pathologischen Institutes der Universität Heidelberg
	Dipl.-Ing. Becker in Fa. Leitz, Wetzlar
	Dr. Wustelt, Jenaer Rundschau, Jena
	R. Jung, Nußloch bei Heidelberg
Petz:	Frau A. Petz, Györ
	Dr. D. Pataky, Semmelweis-Museum, Budapest
	Dr. S. Székely, Dokumentationszentrale, Budapest
	Aesculap-Werke, Tuttlingen
Czerny:	Professor Hansen, Chefarzt der Kinderklinik, Düsseldorf
	Professor Kleinschmidt, Bad Honnef
	Professor Marianus Czerny, Frankfurt a. M.
Fraenkel:	Frau Liselotte Anschütz, Heidelberg
	Sylvester Wöhler, Pressechef der Fa. Boehringer, Mannheim
Quincke:	Professor Quincke, Freiburg
Bassini:	Professor P. G. Cévese, Direktor der Chirurgischen Universitäts-Klinik, Padua
Moszkowicz:	Frau Dr. D. Claricini, Ärztin, Wien
	Frau Professor Erna Lesky, Institut für Geschichte der Medizin, Universität Wien
Shirodkar:	Dr. M. D. Adatia, Hospital Jeevan Udyog, Bombay
	Professor H. de Watteville, Direktor der Universitäts-Frauenklinik, Genf
Kielland:	Frau Ruth Wahr-Hansen, Oslo
	Dr. F. Juhasz, Stadtarchivar, Oslo

Literaturverzeichnis

Ärzte mit und ohne Nobelpreis – eine Analyse

HEUSS, Th.: Deutsche Gestalten. Stuttgart 1947.
MEIER, E.: Alfred Nobel, Nobelstiftung, Nobelpreise. Duncker, Berlin 1954.
SCHUECK, H., & Mitarbeiter: Nobel, the man and his prizes. Elsevier, Amsterdam 1962.
STRINDBERG, A.: Ein Gerichtshof über Weltliteratur. Die Zukunft, 45:103, 1903.

Die schmerzlosen Eingriffe: Koller, Schleich

BERICHT über die 16. Versammlung der Ophthalmologischen Gesellschaft Heidelberg. Stuttgart, 1884, S. 60.
BRUNN, R. v.: Die Entdeckung der Anästhesie, Über die weitere Entwicklung der Anästhesie. Triangel.
FREUD, S.: Über Coca. Centralblatt für die gesamte Therapie, 2:21, 1884.
– : Briefe, Fischer, Frankfurt a. M., 1960.
GLASER, H.: Aufstieg der Heilkunde. Füssli, Zürich, 1958.
HONEGGER, H., & HESSLER, H.: Die Entdeckung der Lokalanästhesie durch Karl Koller. Klin. Monatsbl. Augenheilkunde, 157:428, 569, 714, 1970.
HÜGIN, W.: Möglichkeiten und Grenzen der modernen Anästhesie. Triangel.
JONES, E.: Das Leben und Werk von Sigmund Freud. Huber, Bern 1962.
KOLLER, K.: Über die Verwendung des Cocain zur Anästhesierung am Auge. Wiener mediz. Wochenschrift, 34:1275, 1310, 1884.
– : Preliminary report on local anesthesia of the eye. Archiv. Ophthalmometry 12:473, 1934.
SCHLEICH, C. L.: Schmerzlose Operationen. Springer, Berlin 1906.
– : Besonnte Vergangenheit. Rowohlt, Reinbek 1961.
TRENDELENBURG, F.: Die ersten 25 Jahre der Deutschen Gesellschaft für Chirurgie. Springer, Berlin 1923.

Die Befreiung von Tabus: Freud, Jung

ALEXANDER, F. G., & SELESNICK, S.T.: Geschichte der Psychiatrie. Diana, Konstanz 1969.
FREUD, S.: Gesammelte Werke. Fischer, Frankfurt a. M. 1941
JUNG, C. G.: Erinnerungen, Träume, Gedanken. Walter, Olten 1971.
KOLLE, K.: Große Nervenärzte. Stuttgart 1959.
MENG, H.: Aus: Leben als Begegnung. Hippokrates, Stuttgart 1971.
PETERS, H. F.: Lou. Kindler, München 1962.
STONE, I.: Der Seele dunkle Pfade. Droemer, München 1971.
WOLLHEIM, R.: Sigmund Freud. DTV, München 1972.

Sieg über die Geschlechtskrankheiten: Neisser, Schaudinn, Wassermann

BLUMENTHAL, G.: August von Wassermann zum 25. Todestage. Zeitschrift f. Immun.- u. Forschung, 107:380, 1950.
KRUIF, P. de: Mikrobenjäger.
LEUTNER, R.: Geschlechtskrankheiten 1971. Deutsches Ärzteblatt, 49:3229, 1972.
MENGEL, H.: August von Wassermann zum 100. Geburtstag. Münchener mediz. Wochenschr., 108:1434, 1966.
PLESCH, J.: Janos erzählt aus Berlin.
SILLO-SEIDL, G.: Die Frau und ihre Gesundheit. Ullstein, Berlin 1973.
SCHNEIDER, G. H.: Zum 100. Geburtstag August von Wassermann. Deutsches Ärzteblatt, 43:586, 1966.
SCHÖNFELD, W.: Albert Neißer zum 100. Geburtstag. Hautarzt, 6:94, 1955.
SÖNNISEN, N.: Schaudinn. Zit. Orvosi Hetilap, 113:1676, 1972. Die Weltwoche: Sorgen mit der Syphilis. 2. 5. 1969.
STOECKEL, W.: Erinnerungen eines Frauenarztes. Kindler, München 1966.
STÜHMER, A.: Albert Neißer. Dermatologische Wochenschrift, 214, 1955.
ULRICH, K. L.: Nicht wie eine Grippe. Frankf. Allg. Zeitung, 19. 2. 1972.
WASSERMANN, A. v.: Über biologische Gleichgewichtszustände. Festschrift der Kaiser-Wilhelm-Gesellschaft zu ihrem 10jährigen Jubiläum, Springer, Berlin 1921.

Sehen ohne Brille: Fick

FICK, A. E.: Eine Contactbrille. Archiv f. Augenheilkunde, 18:279, 1888.
– : Jedem das Seine. Archiv f. Augenheilkunde, 28:422, 1894.
– : Verwahrung. Archiv f. Augenheilkunde, 28:127, 1894.
SULZER, F.: Antwort an Fick. Archiv f. Augenheilkunde, 28:236, 1894.
FICK, A. E.: Einige Bemerkungen über die Contactbrille. Klinische Mbl. Augenheilkunde, 30:306, 1892.
– : Hydrodiaskop und Contactglas. Klin. Mbl. Augenh., 35:129, 1897.
LOHNSTEIN, T.: Erwiderung. Klin. Mbl. Augenh., 35:132, 1897.
FICK, A. E.: Das Entstehen des Haftglases. Münchener med. Wschr., 77:495, 1930.
GRAHAM, R.: The Evolution of Corneal Contact Lenses. American J. Optometry, 36:55, 1959.
HEINE-COMBERG: Lehrbuch der Augenheilkunde.
MANN, I.: The history of contact lenses. Transactions Ophthalmological Society of the United Kingdom, 58/1:109, 1938. Neue Zürcher Zeitung: Nekrolog. 17. 3. 1937.

Die Entdeckung des Stresses: Selye

KENEZ. J.: Hans Selye. Orvosi Hetilap, 103:125, 1962.
SELYE, H.: The Stress of Life. McGraw-Hill, New York 1956.
– : Vademecum eines Wissenschaftlers. Econ, Düsseldorf 1965.
SOLYMOSS, B.: Selye. Orvosi Hetilap, 108:221, 1967.

Diagnose Gebärmutterkrebs: Papanicolaou, Hinselmann

BERKOW, S. G.: A Visit with G. N. Papanicolaou. Obstetrics & Gynecology, 16:243, 1960.
PAPANICOLAOU, G. N.: Über die Bedingungen der sexuellen Differenzierung bei Daphniden. Biologisches Centralblatt, 30, 1910.
– : New Cancer Diagnosis. Proceedings, Third Race Betterment Conference, 8:528, 1928
– , & TRAUT, H. F.: Diagnosis of uterine cancer by the vaginal smear. The Commenwealth Fund, New York 1943.
– , & TRAUT, H. F.: Atlas of exfoliative cytology. Harward, Cambridge, Mass. 1954.
STOLL, P.: Nachruf auf Professor Georg Nicholas Papanicolaou. Zbl. f. Gyn., 84:1025, 1962.
GANSE, R.: Kolposkopie. Akademie Berlin, 1953.
GLATHAAR, E.: Die Entwicklung der Kolposkopie im Rahmen der Frühdiagnostik des Kollumkarzinoms. In Seitz-Amreich: Biologie und Pathologie des Weibes, B. III.
HINSELMANN, H.: Einführung in die Kolposkopie. Hartung, Hamburg 1933.
MARTINS, H.: Hans Hinselmann. Deutsche med. Wschr., 84:1423, 1959.
MESTWERDT, G.: In memoriam Professor Dr. H. Hinselmann. Zbl. f. Gyn., 81:1249, 1959.
WESPI, H. J.: In memoriam Professor Dr. H. Hinselmann. Geburtsh. u. Frauenkr., 18:840, 1959.

Revolution in der Unfallchirurgie: Böhler, Küntscher

BÜRKLE DE LA CAMP, H.: Lorenz Böhler und die Unfallheilkunde. Hefte Unfallheilkunde, 1970, S. 173.
JUNGHANNS, H.: Die Unfallchirurgie seit der Jahrhundertwende und ihre zukünftigen Auflagen. Arch. klin. Chir., 315:759, 1969.
EHALT, W.: Lorenz Böhler zum 70. Geburtstag. Ztschr. f. Orthopädie, 85:513, 1955.
– : Lorenz Böhler 80 Jahre. Arch. f. Orthop. u. Unfall-Chirurgie, 57:1, 1965.
BÖHLER, L.: Die Technik der Knochenbruchbehandlung. Maudrich, Wien 1951.
FISCHER, S.: Gerhard Küntscher. Deutsche med. Wschr., 98:515, 1973.
KÜNTSCHER, G.: Die Marknagelung von Knochenbrüchen. Arch. klink. Chir., 200:443, 1940.
– : Marknagelung in Bildern. Mediz. Bild-Dienst, H. 11:3, 1960, H. 4:3, 1962.

Die Ärzte-Techniker: Thoma, Petz

DOERR, W.: Morphologische Untersuchungen zur Entstehung der Aortensklerose. Deutsche med. Wschr., 85:1401, 1960.
LUBARSCH, O.: Nachruf Richard Thoma. Virchows Archiv, 250:81, 1924.
SCHOELER, H.: Genese und Therapie der Angina pectoris und des Myokardinfarktes. Der Landarzt, 49:1003, 1973.

THOMA, R.: Die Zählung der weißen Zellen des Blutes. Arch. f. pathol. Anatomie, 87:201, 1882.
– : Untersuchungen über die Histogenese und Histomechanik des Gefäßsystems. Enke, Stuttgart 1893.
– : Die Viskosität des Blutes und seine Strömung im Arteriensystem. Deutsch. Arch. f. klin. Med., 99:565, 1910.
WALTER, F.: Richard Thoma. In Freund, H., & Berg, A.: Geschichte der Mikroskopie, Bd. II, Umschau, Frankfurt 1964.
VERSO, M. L.: The evolution of blood cell countring technics. Medical History, 8:149, 1964.
HEDRI, E.: Aladár Petz. Orvosi Hetilap, 97:670, 1956.
KIRSCHNER, M.: Allgemeine und spezielle chirurgische Operationslehre. Bd. II, Springer, Berlin 1932.
LOESSL, J.: Unsere Erfahrungen mit dem von Petzschen Magen-Darm-Nähapparat. Zbl. f. Chir., 52:1, 1927.
PETZ, A. v.: Zur Technik der Magenresektion. Zbl. f. Chir., 49:179, 1924.
– : A györi kórház története. I. B., 1958.
TADDEI, D.: Per la tecnica delle sezioni gastro-intestinali. Annali italiani di chirurgia, 12:1183, 1926.
SCHMITT, P.: Dr. Aladár von Petz. Zbl. f. Chir., 97:1017, 1956.

Die unsichtbaren Pioniere: Czerny, Fraenkel, Quincke

CZERNY, A.: Der Arzt als Erzieher des Kindes. Deuticke, Wien 1908.
– : Die Pädiatrie meiner Zeit. Springer, Berlin 1939.
– : Des Kindes Ernährung, Ernährungsstörungen und Ernährungstherapie. Deuticke, Wien 1906/1918.
FANCONI, G.: Wandel der Diagnose und der Therapie der Ernährungsstörungen und anderer Krankheiten in den letzten 50 Jahren. Schweiz. med. Wschr., 92:501, 1962.
KAPRONCZAY, K.: A. Czerny. Orvosi Hetilap, 114:942, 1973.
KLEINSCHMIDT, H.: Zum 100. Geburtstag von Adalbert Czerny. Die med. Welt, S. 598, 1963.
– : Persönliche Erinnerungen an A. Czerny. Berl. Medizin, 14:467, 1963.
OPITZ, H.: In memoriam A. Czerny. Deutsche med. Wschr., 88:723, 1963.
SCHIFF, E.: Adalbert Czerny. The Journal of Pediatrics, 48/391, 1956.
FRAENKEL, A.: Arzt und Forscher. C. F. Boehringer & Söhne, Mannheim 1963.
– , & THAUER, R.: Strophanthin-Therapie. Springer, Berlin 1933.
HATZING, H.: Albert Fraenkel. Tribüne, 3:983, 1964.
HEDINGER, M.: Albert Fraenkel und seine intravenöse Strophanthintherapie. Münchener med. Wschr., 99:306, 1917.
JASPERS, H.: Schicksal und Wille. Piper, München 1967.
BETHE, H.: Heinrich Quincke. Wachholtz, Neumünster 1968.
KOLLE, K.: Große Nervenärzte. DVA, Stuttgart 1959.
NAUNYN, B.: Erinnerungen, Gedanken und Meinungen. Bergmann, München 1925.

QUINCKE, H.: Über den Druck in Transsudaten. Dtsch. Arch. klin. Med. 21:453, 1878.
– : Über Hydrocephalus. Verhandl. Kongr. inner. Med., 10:322, 1891.
– : Die Lumbalpunktion des Hydrocephalus. Berl. klin. Wschr., 28:929, 1965, 1891.
– : Über Lumbalpunktion. Berl. klin. Wschr., 32:889, 1895.
– : Einige Apparate zur Krankenpflege. Berl. klin. Wschr., 33:358, 1896.
– : Über akutes umschriebenes Ödem und verwandte Zustände. Med. Klinik, 17:575, 705, 741, 1021.
– , & GARRE, C.: Grundriß der Lungenchirurgie. Jena 1903.

Operationen, die Millionen halfen: Bassini, Cushing, Moszkowicz

BASSINI, E.: Nuovo metodo operativo per la cura dell'ernia inguinale. Draghi, Padova 1889.
– : Nuovo metodo operativo per la cura radicale dell'ernia crurale. Draghi, Padova 1893.
EISELSBERG, A.: Zum 50. Jubiläum der Radikaloperation der Hernie inguinalis. In: Scritti di chirurgia erniaria, Padova 1937, S. 30.
VALGIMIGLI, M.: Edoardo Bassini. In: Scritti di chirurgia erniaria, Padova 1937, S. I.
ZIMMERMANN & VEITH: Great Idees in the History of Surgery. Williams & Wilkins, Baltimore 1961.
FULTON, J. F.: Harvey Cushing. Thomas, Springfield 1946.
ODY, F.: Unter der weißen Lampe. Diana, Konstanz 1958.
SIGERIST, H.W.: Große Ärzte. Lehmanns, München 1959.
SZEKELY, S.: Harvey Cushing. Orvosi Hetilap, 110:2353, 1969.
MOSZKOWICZ, L.: Ein Apparat für Schleich'sche Infiltrationsanästhesie. Centralbl. f. Chir., 26:1, 1901.
– : Zur Technik der Operationen an der Hypophyse. Wiener kl. Wschr., 20:1, 1907.
– : Aseptische Darmoperation. Arch. f. klin. Chir., 86:1, 1908.
– : Über den monatlichen Zyklus der Brustdrüse. Arch. f. klin. Chir., 142:374, 1926.
– : Chirurgische Verödungsbehandlung der Krampfadern. Zbl. f. Chir., 57:2755, 1932.
– : Die Entstehung des Scheidendefektes. Arch. f. Gyn., 151:338, 1932.
– : Zur Genese der Mißbildungen. Virchows Archiv, 193:79, 1934. Neues Wiener Journal: Ausscheiden des Dr. Moszkowicz aus dem Rudolfinerhaus. 1. 2. 1914.
SILLO-SEIDL, G.: Der Mann und seine Gesundheit. Ullstein, Berlin 1975.

Helfer der Mütter: Shirodkar, Kielland

LASH, A. F., & LASH, S. R.: Habitual Abortion. Amer. J. Obst. & Gynaec., 59:68, 1950.
SHIRODKAR, V. N.: A new conception of the endopelvic fascia. Proceedings Intern. Congr. of Obst. & Gynaec., Genf 1954.
– : Surgical treatment of habitual abortion. Proceedings Intern. Congr. of Obst. & Gynaec., Genf 1954.

SZENDI, B.: Das totale Vernähen des äußeren Muttermundes. Zbl. f. Gynäk., 83:1083, 1961.
BESOLD, Fr.: 40 Jahre nordische Zange. Zschr. Geburtsh., 148:168, 1957.
– : Lebensbild Chr. C. G. Kielland. Münch. med. Wschr., 97:856, 1955.
BURGER, K.: Lehrbuch der Geburtshilfe. Springer, Berlin 1955.
DÖDERLEIN, G.: Persönliche Mitteilung.
SILLO-SEIDL, G.: Die Wahrheit über Semmelweis. Ariston, Genf 1978.

Bildquellennachweis

Das Bildmaterial wurde mit freundlicher Genehmigung der nachstehend genannten Berechtigten abgedruckt:

Institut für Geschichte der Medizin, Wien, S. 26 rechts, 54 rechts; Vier Falken Verlag, Berlin, S. 37, aus C. L. Schleich, *Besonnte Vergangenheit;* Sigmund Freud Copyright Ltd. S. 54 links; Sigmund Freud Verein, Wien, S. 61; Archiv der Universität Wien, S. 54 links; Propyläen Verlag, Berlin, S. 68 rechts aus R. Grossmann, *Der Querschnitt,* Vol. IX, No. 10, 1929; Archiv des Robert-Koch-Institutes, Berlin, S. 82; Deutsche Contactlinsen GmbH, München, S. 89; Firma Söhnges, München, S. 90; Papanicolaou Cancer Research Institute, Miami, S. 105; J. D. Möller, Optische Werke, Wedel, S. 112 rechts; Jenaer Rundschau, Jena, S. 145; R. Jung, Nußloch bei Heidelberg, S. 149; Firma Jetter und Scheerer, Tuttlingen, S. 154, 157, 159, 161; Firma Boehringer, Mannheim, S. 179; Hr. Bavert, Bürgermeister, Badenweiler, S. 186; bei den übrigen Abbildungen handelt es sich um Fotos des Autors.

Für die Gewährung der Bildrechte sei den Berechtigten bestens gedankt. Sollte dem Verfasser bei der Ermittlung oder Zitierung der Bildquellen ein Versehen unterlaufen sein, möge man ihm dies im Hinblick auf die zum Teil alten Unterlagen aus seinem Fotoarchiv nachsehen; selbstverständlich würde ein eventuelles Versehen bei der ehesten Gelegenheit in Ordnung gebracht werden.